El rostro oculto de la CIA

Antesala de Playa Girón

El rostro oculto de la CIA

Antesala de Playa Girón

Manuel Hevia Frasquieri
Andrés Zaldívar Diéguez

Editorial Capitán San Luis
La Habana, Cuba, 2015

Edición y corrección: Laura Álvarez Cruz
Diseño de cubierta, pliego gráfico y Composición digital: Zoe Cesar Cardoso

ISBN: 978-959-211-409-8

Editorial Capitán San Luis, Calle 38, no. 4717
entre 40 y 47, Playa, La Habana, Cuba
Email: direccion@ecsanluis.rem.cu
Web: www.capitansanluis.cu
www.facebook.com/editorialcapitansanluis

A los que ofrecieron sus vidas
y desafiaron la muerte
en aquellas gestas heroicas,
que antecedieron los días luminosos
de la victoria en Playa Girón.

A los Cinco Héroes,
herederos de aquel ejemplo de lealtad
y sacrificio por la Patria.

Agradecemos la colaboración brindada
por los investigadores y personal del CIHSE,
quienes con dedicación y profesionalidad
contribuyeron a esta obra.

LOS AUTORES

Prefacio

La derrota de la invasión mercenaria en Playa Girón constituyó el capítulo final de un tenebroso programa de terrorismo de Estado, creado y ejecutado por el gobierno de Estados Unidos a través de la Agencia Central de Inteligencia (CIA) para destruir el proceso revolucionario cubano.

Aquella conjura terrorista había nacido mucho antes del triunfo revolucionario del 1ro. de enero de 1959, cuando el gobierno de Estados Unidos percibió una futura amenaza a sus intereses hegemónicos en el pujante y heroico movimiento popular liderado por el Movimiento 26 de Julio y el Ejército Rebelde. A partir de entonces, decidieron "prevenir la victoria de Castro",[1] según palabras del entonces director de la CIA, Allen Dulles, y dirigieron su atención a la búsqueda de una "tercera fuerza" que, convenientemente manipulada, sirviera como punta de lanza para dividir y debilitar el movimiento revolucionario y, en una perspectiva mediata, fuera capaz de asumir el poder bajo las riendas de Estados Unidos.

[1] Departament of State: *Foreign Relations of the United States. Cuba 1958-1960.* Volume VI. Memorandum of discussion at the 392d meeting of the National Security Council, Washington, december 23, 1958. United States Government Printing Office, Washington, 1991, p. 303.

En una reunión del Consejo de Seguridad, en los días finales de diciembre de 1958, el presidente Dwight D. Eisenhower consideró que la "tercera fuerza" podría crecer en influencia y fortaleza si se seleccionaba a la persona capaz y se le garantizaba el dinero y el armamento necesarios.[2] La posible "identificación" y "apoyo" a una tercera fuerza que fuera capaz de oponerse al Ejército Rebelde había constituido hasta ese momento una línea de acción de la CIA y otros servicios especiales norteamericanos.

La CIA ya había desplegado una fuerte actividad de inteligencia en Cuba desde su creación en julio de 1947. Para ello utilizó su estación local en la embajada de La Habana y frecuentes visitas al país de sus principales jefes, que recomendaron al gobierno de Batista organizar un aparato encargado de desarrollar la actividad represiva contra el movimiento comunista, incluyendo a los dirigentes de organizaciones políticas y estudiantiles considerados hostiles o enemigos de los intereses de la dictadura y de Estados Unidos en Cuba. En 1955 se creó el Buró para la Represión de las Actividades Comunistas (BRAC).

A través de los estrechos vínculos de la CIA con los órganos represivos batistianos, el gobierno de Washington conocía en detalle la abierta oposición y el repudio popular contra el régimen de Batista y los crímenes cometidos contra el pueblo cubano; pero nunca condenó la represión ni repudió los asesinatos y las violaciones de los derechos humanos. Los asesores norteamericanos en las misiones militares y en el BRAC se mantuvieron impasibles ante el secuestro, la tortura y el asesinato.

La CIA y otros órganos secretos norteamericanos, a pesar de contar con un profundo trabajo de inteligencia dentro de Cuba, no tributaron a su gobierno una evaluación equi-

[2] Ídem.

librada de la naturaleza política del movimiento social que se estaba gestando: el 22 de noviembre de 1958 —solo cinco semanas antes del 1ro. de enero de 1959— el Estimado Nacional Especial de Inteligencia sobre "La situación en Cuba"[3] exponía que el "jefe rebelde Fidel Castro", junto a otros grupos de la oposición, probablemente no pudieran derribar al gobierno en los próximos meses. Los estrechos vínculos y compromisos con la tiranía y la oligarquía criolla impedían brindar a su gobierno una visión más real de lo que estaba ocurriendo.

No pocos funcionarios norteamericanos consideraban que la mayoría de los cubanos aceptaban con beneplácito el estado de neocolonia que Estados Unidos les imponía. La valoración errónea del carácter y objetivos de la propia revolución emancipadora que tenían ante sí y la falsa creencia de que ellos, al final, podían resolver el problema por la fuerza, expresaban también su arrogancia y menosprecio hacia nuestro pueblo.

A finales de diciembre de 1958 fracasaron los nuevos planes para tratar de escamotear la victoria del movimiento revolucionario. Mientras esto ocurría, en los centros de decisión política estadounidense reinaba la incertidumbre y el malestar. Los acontecimientos en la Isla estaban ya fuera del control de la CIA, del Consejo de Seguridad Nacional, del Departamento de Estado y del propio presidente Eisenhower.

El 1ro. de enero de 1959, Estados Unidos abrió las puertas a la pandilla de malversadores, esbirros y criminales que ensangrentaron la patria, y promovió días después una enorme campaña propagandística contra los actos de justicia revolucionaria que se aplicaban a los asesinos y torturadores que no tuvieron tiempo de escapar.

[3] Special National Intelligence Estimate —SNIE 85-58— Washington, november 24, 1958. The situation in Cuba. FRUS, 1958-1960, Volume VI, Cuba, p. 265.

A ello siguió una conjura tras otra, con el apoyo de otras tiranías del Caribe, detrás de las cuales actuó la CIA, avivando la campaña fabricada de una supuesta intromisión comunista en Cuba y, por ende, en el hemisferio, reclutando a reformistas pro yanquis y traidores del patio, promoviendo o tolerando bombardeos de poblaciones y centrales azucareros con avionetas piratas basificadas en La Florida. Estados Unidos desató una brutal guerra económica y la preparación de una conspiración armada monitoreada por la propia Agencia, que pretendió organizar una insurrección armada y convertir el sur de Las Villas en punto clave de una invasión de mercenarios patrocinada por el dictador Trujillo, frustrada en agosto de 1959 por las fuerzas revolucionarias.

La CIA y el gobierno de Estados Unidos trataron de evitar a cualquier precio que la Revolución Cubana adquiriera armas para su defensa, apelando a presiones diplomáticas en diferentes países europeos y al criminal sabotaje realizado en el puerto habanero, en marzo de 1960, contra el vapor *La Coubre*, que llenó de luto a la familia cubana.

La estrategia de guerra irregular constituyó un aspecto importante en el Programa de Acciones Encubiertas contra Cuba del presidente Eisenhower, en marzo de 1960. Este programa pretendió fabricar, con el favor de la CIA, una oposición contrarrevolucionaria interna, promover una acción de propaganda sucia contra la nación cubana, desencadenar un proceso de desestabilización interna mediante atentados y actos terroristas con toneladas de explosivos y armamentos introducidos ilegalmente, organizar la insurrección armada y una posible autoagresión a la Base de Estados Unidos en Guantánamo. Aquel programa encubierto intentó también, como su más preciado y secreto objetivo, la eliminación física del líder de la Revolución Cubana. Este escenario fue el preludio de la invasión que sobrevendría después.

A pesar de la amplitud de lo que se ha publicado hasta ahora en Cuba sobre este suceso de excepcional trascendencia histórica para el estudio de la Revolución, existe un amplio espacio no investigado, y muchas de las obras y documentos publicados en el exterior requieren, con la mayor urgencia, de su adecuada refutación, precisión o puntualización. Esto es particularmente válido para el conocimiento de las acciones de terror y guerra sucia desatadas, previas a Playa Girón.

El libro que presentamos no es una crónica de aquellas jornadas históricas, incluso ni de la propia batalla de Girón, cuya riqueza y grandeza rebasan el marco apretado de esta obra. Intentamos enmarcar, a partir de documentos cubanos y norteamericanos desclasificados, el rostro oculto de la CIA en la guerra injusta y criminal desatada desde el 1ro. de enero de 1959, tomando como punto de partida los antecedentes más inmediatos a finales de los años cincuenta, destacando su enorme carga de responsabilidad en aquellos crímenes, ofreciendo elementos novedosos, poco conocidos o inéditos, de sus operaciones secretas en el escenario cubano en aquellos tiempos.

El estudio toma como punto de partida tres ejes temáticos: El primero centra su atención en los intentos de la CIA por fortalecer los cuerpos represivos de la dictadura, contrarrestar el liderazgo de Fidel y oponer una "tercera fuerza" como alternativa a la victoria del Ejército Rebelde que se vislumbraba en 1957, así como evaluar el carácter hostil de la política norteamericana que caracterizó el decurso de 1959, al ver frustrados sus propósitos. El acercamiento se hizo a partir de la hipótesis que establece una relación de continuidad entre las acciones desplegadas por Estados Unidos para impedir el triunfo rebelde y la agresividad manifiesta desde la embajada norteamericana en La Habana, a partir de ese primer año, para frenar la consolidación del proceso revolucionario y contribuir a su derrocamiento.

La documentación desclasificada por Estados Unidos permitió delinear y probar la naturaleza de las medidas de inteligencia y subversión aplicadas por la CIA, que son a su vez los más importantes antecedentes de los sucesos que culminaron en Playa Girón. La extensa documentación de los archivos cubanos, muchos hasta ahora inéditos, permitió rechazar argumentos utilizados por la CIA para encubrir la magnitud y la naturaleza subversiva de algunos proyectos criminales desarrollados en esa etapa. Estos análisis posibilitan refutar las pretensiones de algunos autores en Estados Unidos que intentan hacer creer que existió cierta "luna de miel" con la Revolución en los primeros momentos o que la decisión de eliminarla fue el resultado, aunque sea risible solo imaginarlo, de los "continuados ataques" cubanos a su vecino del Norte después del triunfo.

El segundo eje temático fija su atención en la etapa preparatoria de la operación que concluyó en Girón. Como apreciará el lector, se demuestra que el Programa aprobado por el presidente Eisenhower, el 17 de marzo de 1960, no incluyó solo cuatro componentes, como se ha reiterado en los últimos cuarenta años. Existieron desde los primeros momentos derroteros priorizados no reconocidos hasta ahora como parte del plan original. Uno de ellos era asesinar a Fidel Castro.

A pesar de que algunos de esos planes magnicidas fueron reconocidos por la CIA hace ya algunos decenios, lo novedoso ahora es la demostración —tomando como base la documentación norteamericana desclasificada y los documentos cubanos de la época— de que aquello formó parte integrante, consustancial, del proyecto subversivo original y no un asunto de contingencia ajeno a la más alta voluntad gubernamental de ese país. Se confirma igualmente que el reconocimiento por la CIA y el Comité Selecto del Senado de algunos de estos complots de asesinato contra Fidel Castro examinados en 1975, intentaba ocultar detalles de un involucramiento mayor de la agencia o minimizar los efectos terroristas de determinados proyectos.

El tercer eje temático gira alrededor de la precisión y la ampliación de los componentes de aquel Programa, lo que brinda la oportunidad de abordar aspectos referidos a la creación y manipulación del *frente político* en el exterior, origen de la actual mafia terrorista con asiento en Miami, con énfasis en la falsedad de las pretensiones de presentarse como "aliados" del gobierno norteamericano y los argumentos que los caracterizan como marionetas de aquel; sobre la incorporación por la CIA de las organizaciones contrarrevolucionarias en el país en su aparato interno de inteligencia y terrorismo, brindando una breve secuencia cronológica de sus actos de terror en campos y ciudades cubanos entre 1960 y abril de 1961; y se revelan aspectos, hasta ahora no divulgados, acerca de las acciones propagandísticas con las que pretendieron engañar a la opinión pública internacional. Como parte de este último eje, se confirma la activa participación de las estaciones de la CIA de La Habana y Miami y sus esfuerzos por conformar un esquema pre Girón: organizar una insurrección interna, una autoagresión a la Base Naval de Estados Unidos en Guantánamo y el asesinato del Jefe de la Revolución, lo que contribuiría decisivamente, según sus pretensiones, a los resultados de la proyectada invasión.

Estos aspectos, al igual que las medidas de guerra económica y de aislamiento internacional, previstos desde la etapa preparatoria de esta operación, prueban que las verdaderas direcciones de este programa, incluyendo las medidas que debían ser rectoradas por los Departamento de Estado, del Tesoro y Comercio o por la extrema derecha del Pentágono y la propia CIA, rebasan el plan de la CIA aprobado el 17 de marzo de 1960.

Muchos de los principios y métodos subversivos que caracterizaron el pensamiento operativo de la CIA en aquellos días se mantienen aún inalterables y fijan su atención en los nuevos procesos revolucionarios que tienen lugar en nuestro continente. Las operaciones de guerra sucia puestas en práctica por la CIA en los primeros años contra la naciente Revolución Cubana tienen una vigencia real en las actuales condiciones de países latinoamericanos que libran una intensa lucha contra el imperialismo norteamericano por defender su soberanía.

Los autores

La CIA en Cuba: impedir el triunfo del Ejército Rebelde

EL ORIGEN DE LA HOSTILIDAD

No es posible comprender los hechos que en su evolución trajeron consigo la victoria de las fuerzas revolucionarias cubanas en Playa Girón, si se asume al 17 de marzo de 1960[1] como el momento de arrancada de las acciones de Estados Unidos para acabar con la Revolución Cubana. Este concepto está presente en la obra de autores que mal interpretan las palabras del ex presidente norteamericano, Dwight D. Eisenhower, cuando escribe en sus memorias que en aquella fecha había ordenado el inicio del "entrenamiento" de los que serían luego integrantes de la brigada invasora y la creación de una red de inteligencia y terrorismo en el interior del país,[2] a pesar de que

[1] Este día fue aprobado, por el presidente Eisenhower, el Programa de Acción Encubierta contra el régimen de Castro.

[2] "El 17 de marzo de 1960 [...] ordené a la CIA que comenzara a organizar el entrenamiento de los exiliados cubanos, principalmente en Guatemala [...]". Ver Dwight D. Eisenhower: *Mis años en la Casa Blanca. Segundo Mandato, 1956-1960*. Editorial Bruguera, S.A., 1966, p. 513. En otras ediciones aparecen importantes expresiones no recogidas en esta traducción, por ejemplo: "Otra idea fue la de que comenzáramos a construir una fuerza

en otra obra expresa también que "[...] durante las semanas posteriores a la entrada de Castro en La Habana, nosotros, en la administración, comenzamos a examinar medidas que pudieran ser eficaces para frenar a Castro si este llegaba a convertirse en una amenaza".[3] Muchos en el extranjero ignoran que la hostilidad no comenzó "durante las semanas posteriores a la entrada de Castro en La Habana" sino mucho antes, cuando el apoyo norteamericano a los órganos represivos de la tiranía batistiana contra todo brote de descontento estaba al mismo nivel que otras acciones de la CIA o el FBI en el enfrentamiento a las ideas comunistas, punto focal de la política de guerra fría característica de la posguerra y que abarcó toda la década de los cincuenta.

Otro punto de vista retrotrae en muchos años los hechos que en su devenir trajeron consigo el fracaso de la CIA en Playa Girón. Según los periodistas norteamericanos Warren Hinckle y William Turner, autores de *El pez es rojo,* los antecedentes de la actividad subversiva contra la Cuba revolucionaria pueden encontrarse en 1933, cuando la mediación norteamericana inclinó la balanza hacia el lado favorable a Estados Unidos en ocasión de la Revolución del 30. Hinckle y Turner inician su obra sobre estos temas: "Este libro es la historia del revólver humeante con que Estados Unidos encañona a Cuba. Se remonta al primer período del presidente Franklin Roosevelt, cuando Cuba se convirtió en el primer país del hemisferio cuyo gobierno fuera derrocado

---

anticastrista en la propia Cuba". Juan Carlos Rodríguez: *Girón: La batalla inevitable. La más colosal operación de la CIA contra Fidel Castro,* ed. ampliada. Editorial Capitán San Luis, La Habana, 2005, p. 23, que cita a Dwight D. Eisenhower: *Los años en la Casa Blanca.* Doubleday and Co., Nueva York, 1966, p. 401.

[3] Dwight D. Eisenhower: *Mis años en la Casa Blanca.* Ed. cit., p. 504.

por Estados Unidos sin la utilización de la fuerza militar directa".[4]

Otra línea de análisis sitúa la hostilidad del gobierno norteamericano a los anhelos revolucionarios en Cuba en los marcos del conflicto Este-Oeste, durante los cincuenta. No deja de tener cierto componente ridículo el que, a partir de este enfoque, los servicios de espionaje norteamericanos perdiesen su tiempo en tratar de probar una inexistente relación conspirativa entre Moscú y la Sierra Maestra,[5] en el momento de la lucha guerrillera en las montañas.

Jacob Esterline, uno de los más reconocidos cuadros dirigentes de la CIA y quien preparó y dirigió las acciones contra Cuba que culminaron en Girón al frente de la rama 4 de la División del Hemisferio Occidental (WH-4) de la Agencia, al ser inquirido en el encuentro de 1996 acerca del momento en que podían situarse los orígenes más lejanos de los sucesos que culminaron en Girón, expresó que se remontaban al período inmediatamente posterior al fin de la Segunda Guerra Mundial, momentos en que Estados Unidos se abocó a "la dirección del mundo libre en la lucha contra el bloque soviético".[6]

Este enfoque posibilita relacionar la brutal manifestación de cacería de brujas de que fueron objeto los comunistas, los asaltos a sindicatos y la eliminación de los más honestos líderes de la clase obrera como parte de la política de los gobiernos auténticos —influencia del macartismo en

[4] Warren Hinckle and William Turner: *The fish is red, the Story of the Secret War Against Castro.* Harper&Row, Publishers, New York, 1981, p. 11.

[5] Aunque pueda parecer increíble, aún en nuestros días afloran tesis semejantes. En el seminario por el XXXV aniversario de Girón realizado en Estados Unidos en Musgrove Plantation, en 1996, uno de sus participantes intentó, sin mucho éxito, hacerla revivir.

[6] James G. Blight and Peter Kornbluh, eds.: *Politics of Illusion, The Bay of Pigs Invasion Reexamined.* Lynne Riener Publishers, Boulder-London, 1998, p. 40.

la política doméstica—, con el respaldo gubernamental de Estados Unidos a la alternativa batistiana a partir de 1952, tomando en cuenta la posibilidad de que el poder hubiese pasado, en las elecciones de aquel año, a grupos políticos que, aunque respaldaban el dominio norteamericano sobre la Isla, crearían posibilidades de apertura que no resultaban convenientes al imperialismo norteamericano. Esta historia nos traslada hasta los momentos de la posguerra, en que la "política de contención" del gobierno norteamericano comenzaba a centrar todos sus esfuerzos en enfrentar el auge de las ideas comunistas y progresistas en todo el mundo,[7] lo que en América Latina dio base al denominado "corolario Kennan de la Doctrina Monroe", según el cual "los comunistas eran un peligro claro y presente en toda la América Latina".[8] De ello se derivó la estimulación y respaldo a gobiernos fuertes y autoritarios en la región y el directo monitoreo e incluso intervención norteamericana en los casos en que la "amenaza comunista", real o imaginaria, alcanzase determinado nivel no permisible, como sucedió en la Guatemala de Jacobo Arbenz en 1954.[9]

Puede afirmarse que en el ambiente enrarecido de "guerra fría", "política de contención" y "corolario Kennan de la Doc-

[10] Ver Roberto González Gómez: *Estados Unidos: doctrinas de la guerra fría 1947-1991*. Centro de Estudios Martianos, La Habana, 2003, pp. 17-59. Con amplia información sobre sus efectos en América Latina, Luis Suárez Salazar: *Madre América. Un siglo de violencia y dolor (1898-1998)*. Centro de Estudios Martianos, La Habana, 2003.

[8] Carlos Alzugaray: *Crónica de un fracaso imperial. La administración Eisenhower y el derrocamiento de la dictadura de Batista*. Editorial de Ciencias Sociales, La Habana, 2000. El político y diplomático norteamericano George Kennan contribuyó decisivamente en la conformación de la política de contención, que aplicada a América Latina debía relacionarse obligatoriamente con la Doctrina Monroe.

[9] Ver Piero Gleijeses: *La esperanza destrozada. La revolución guatemalteca y los Estados Unidos 1944-1954*. Editorial de Ciencias Sociales, La Habana, 2004.

trina Monroe" de los primeros años de la década del cincuenta, las proyecciones de la lucha iniciada en el Moncada —expuestas por Fidel Castro en su alegato *La historia me absolverá*— causaron una profunda inquietud en los estrategas de la política norteamericana hacia Cuba. No hubo reacción condenatoria alguna por parte de las autoridades norteamericanas contra las atrocidades policiales con los prisioneros detenidos y ultimados después del ataque al cuartel Moncada. No obstante lo anterior, "la única reacción sobrevino durante el juicio, en octubre de 1953, cuando calificaron al líder del movimiento, Fidel Castro, con palabras injuriosas".[10] Este temprano rechazo hacia el joven dirigente rebelde por las autoridades norteamericanas solo puede encontrar explicación en el contenido del programa de lucha expuesto por él, que en su justo reclamo de alcanzar en Cuba la independencia económica y la justicia social afectaba las bases de sometimiento que Estados Unidos implantaba en el país. Sin duda alguna fue un momento decisivo, a partir del cual la CIA dedicó su esmerada atención sobre el otrora dirigente estudiantil, del que ya poseían antecedentes en ocasión de los sucesos en Bogotá tras el asesinato de Jorge Eliécer Gaitán, y de su valiente postura frente al golpe de Estado de Batista el 10 de marzo de 1952.

La CIA y los cuerpos represivos batistianos

Transcurridos los primeros años de la década del cincuenta, la CIA y otros servicios de la comunidad de inteligencia

[10] Carlos Alzugaray: Ob. cit., p. 79, se basa en Thomas G. Paterson: *Contesting Castro: The United States and the triumph of the Cuban Revolution.* Oxford University Press, New York, 1994, p. 18, quien a su vez cita el Telegrama 525, del 13 de octubre de 1953, Legajo 3371, 737.00/10-1353, en los Fondos del Departamento de Estado, del Archivo Nacional de Estados Unidos.

norteamericana desarrollaron una intensa actividad operativa dentro del país con el propósito de evaluar y tratar de frustrar la creciente efervescencia revolucionaria existente. Aquella labor tuvo dos vertientes.

La primera los involucró directamente en la realidad cubana, cuando utilizó sus medios y métodos propios del trabajo de inteligencia para penetrar los sectores políticos, militares y económicos de nuestra sociedad, incluidos los movimientos revolucionarios, con propósitos informativos y de influencia, en aras de encauzar los acontecimientos de su interés en una dirección que les resultase provechosa.

La CIA organizó la recolección de inteligencia en la Isla, para hacerla llegar a Estados Unidos atendiendo a los enormes intereses económicos que tenía en Cuba. La literatura especializada que se refiere a su actividad señala que, desde sus orígenes, la Agencia tuvo entre sus objetivos de trabajo los principales movimientos estudiantiles y juveniles.[11]

Los servicios especiales de Estados Unidos, según resalta el destacado investigador Mario Mencía, intentaron monitorear las actividades de los jóvenes revolucionarios nucleados alrededor de Fidel Castro en el Movimiento de la Generación del Centenario. Las actividades revolucionarias de los clubes de emigrados cubanos en territorio norteamericano eran estrechamente vigiladas por el Buró Federal de Investigaciones (FBI).

La segunda vertiente consistió en el asesoramiento a los organismos represivos de la tiranía y, de forma muy especial, al Buró para la Represión de Actividades Comunistas (BRAC), a los que brindó respaldo moral en sus crímenes y atrocidades contra el movimiento revolucionario.

[11] Víctor Marchetti and John D. Marks: *The CIA and the Cult of Intelligence.* Dell Publishing Co. Inc., New York, 1975; Philip Agee: *Inside the Company, CIA Diary.* Penguin Books, 1975; Jeffre Richardson: *The U.S. Intelligence Community.* Ballanger Publishing Company, Cambridge, 1998.

Con la firma entre Estados Unidos y Cuba, en marzo de 1952, del Acuerdo de Asistencia Mutua para la Defensa, como resultado del establecimiento del Tratado Interamericano de Asistencia Recíproca (TIAR) un lustro antes,[12] so pretexto de estar en condiciones de enfrentar una inexistente amenaza externa —esencia de la política de contención—, se inició un proceso de fortalecimiento y modernización del ejército de la tiranía y la presencia en el país de una nutrida asesoría de todas las armas (ejército, marina, fuerza aérea, además de un Grupo de Asistencia y Asesoría Militar) que sería, entre otros objetivos, un valladar para enfrentar la situación revolucionaria en que se encontraba la nación. Si este fermento revolucionario no hubiera constituido una preocupación para los estrategas norteamericanos, no tendría explicación que el ejército cubano recibiese de Estados Unidos, en 1956, el segundo y mayor programa de asistencia militar de toda América Latina,[13] por encima de países que le multiplicaban en varias veces la población, extensión geográfica y cuantía de sus fuerzas, y que incluso más de 500 de sus oficiales, hasta 1958, recibiesen entrenamiento en bases militares en la Zona del Canal de Panamá y en territorio norteamericano.[14]

[12] El primero de los tratados militares de la posguerra que dio origen al sistema de alianzas de esa naturaleza en todo el mundo, pieza clave en la política de contención, fue el Tratado Interamericano de Asistencia Recíproca (TIAR), de 1947.

[13] La información está tomada de Carlos Alzugaray: Ob. cit., p. 99, que cita a Morris H. Morley: *Imperial State and Revolution. The United States and Cuba, 1952-1986.* Cambridge University Press, Gran Bretaña, Cambridge, 1987. Morley cita el testimonio de E. Perkins McGuire, vicesecretario de Defensa Adjunto para los Programas de Ayuda Mutua, del 9 de mayo de 1959, en United States Congress, Senate, Committee on Foreign Relations: *Executive Sessions of the Senate Foreign Relations Committee,* vol. VIII (Historical Series), 84 th. Congress, 2nd Session, 1956 (Washington D.C.: United States Government Printing Office, December, 1978).

[14] Ídem.

La comunidad de inteligencia norteamericana intentó elevar también la capacidad y efectividad de los órganos represivos de la tiranía. Aquel apoyo tuvo su equivalente en la creación, asesoramiento, abastecimiento de medios y entrenamiento del personal de los órganos represivos policiales, lo que indicaba no solo un esfuerzo más de apuntalar a la dictadura, sino de ampliar la cobertura y posibilidades de inteligencia de la CIA y otros servicios especiales norteamericanos dentro del país. Entre los órganos represivos que recibieron tutela de la CIA, además del BRAC, recibían también apoyo el Servicio de Inteligencia Militar, el Departamento de Investigación de la División Central de la Policía Nacional, el Servicio de Inteligencia Naval, la Policía Secreta y la Policía Judicial.

Existen numerosas facetas del trabajo de estos órganos represivos y su interrelación con otros grupos paramilitares. Uno de ellos, conocido como Movimiento de Integración Democrática Americana (MIDA),[15] dirigido por el ministro batistiano Ernesto de la Fe, tenía en su nómina al matón a sueldo de los gobiernos de Carlos Prío y Fulgencio Batista, e incluso del tirano Trujillo, Rafael Soler Puig, alias *El Muerto,* asesino del dirigente comunista portuario Aracelio Iglesias y del exiliado dominicano Manuel *(Pipi)* Hernández Santana. La planilla de ingreso al MIDA implicaba aceptar un "Mensaje de Guerra al Comunismo", y daba fe de que "al solicitar su ingreso en el MIDA

[15] En el informe de Soler Puig, de julio de 1954, esclarecía que el MIDA —dirigido por el ministro sin cartera del gobierno de Batista, Ernesto de la Fe— "no era un movimiento clasista con intenciones de apoderarse de la dirección sindical, ni con otras intenciones en este sentido, sino que acogía en su seno a todos los elementos que se sintieran cubanos o anticomunistas para la erradicación del comunismo de todos los sectores de la vida nacional [...]", y que su labor "se ceñía a denunciar a todos los que permitieran la penetración comunista o que colaboraran con los comunistas". Archivos del MININT: Expediente de Rafael (*El Muerto*) Soler Puig.

solo le alienta el deseo de luchar contra el comunismo y en defensa de la más amplia y justa democracia". En esta organización, Soler Puig desempeñaba el pomposo cargo de Comisionado General de Organización del Consejo Supremo Nacional, subordinado directamente a Ernesto de la Fe. Una de las tareas a realizar era el engrosamiento de los archivos con las caracterizaciones de los miembros de los sindicatos que pudiesen ser identificados como comunistas. Refiriéndose a los asaltos a los sindicatos, decía *El Muerto* Soler Puig en carta al periódico *Prensa Libre* de julio de 1954: "[...] desde que el amigo y compañero Eusebio Mujal me demostró —bajo los gobiernos de Grau y de Prío— que para sacar a los comunistas de los sindicatos, de las federaciones y de la CTC era necesario ser 'prácticos' y 'realistas', abandoné todo escrúpulo [...] Comprendí [...] que con los procedimientos normales era imposible vencer a los comunistas [...] para vencer a los comunistas se hacen necesarios los procedimientos excepcionales".[16] Pocos años después él sería uno de los integrantes de la brigada mercenaria de Playa Girón.

El tipo de democracia que defendían sujetos como Rafael Soler Puig era el mismo que apuntalaba la CIA en Cuba en aquel momento. Este ejemplo muestra la estrecha imbricación de los servicios norteamericanos —la CIA, en particular— con los servicios represivos de la tiranía y los matones que formaban parte de aquellos aparatos de terror. No por coincidencia, sino como muestra del alto nivel de penetración en el sistema represivo descrito, el secretario de la jefatura del Departamento de Investigación, Francisco Muñoz Olivé, era contacto de la estación de la CIA de La Habana en aquel órgano represivo y después del triunfo revolucio-

[16] Archivos del MININT: Expediente de Rafael (*El Muerto*) Soler Puig, Carta a Mario Marrero. Periódico *Prensa Libre*, 24 de julio de 1954.

nario jefe de una destacada red de espías organizada y dirigida por la CIA. No resultó extraña, por tanto, la visita a Cuba de Allen Dulles, cabeza visible de toda la comunidad de organismos de espionaje de Estados Unidos, en mayo de 1955, en ocasión de la creación del BRAC.[17]

A la influencia y control sobre el ejército de Cuba y el tutelaje de su cuerpo de oficiales, se unía su equivalente sobre los cuerpos policíacos, en particular aquellos de carácter político, que tendrían como objeto de trabajo no solo a los comunistas —la creación de aquel órgano era una muestra de la importancia que se le concedía al control de sus acciones, que trascendían el marco nacional e influían en otros movimientos comunistas de la región— sino todos aquellos que propugnasen soluciones revolucionarias, a diferencia de los políticos reformistas tradicionales que se acomodaban a las apariencias "democráticas" que Batista pretendía dar a su gobierno, tras las espurias elecciones de 1954, la ley de amnistía y la restitución de la Constitución del 40.[18]

[17] El BRAC se creó al amparo del Decreto-Ley 1456, el 3 de mayo de 1955, según las resoluciones de la X Conferencia Internacional Latinoamericana, celebrada en Bogotá en 1954, y la VIII Resolución sobre la consolidación de la seguridad interna, aprobada en la IV Conferencia Consultiva de Ministros de Relaciones Exteriores de los Estados Americanos, de 1951, en Washington. Ver Wilfredo Sánchez Núñez: *Breve historia de los aparatos represivos desde 1902 hasta 1958.* Tomado de http://www. Bnjm.cu./librinsula/2005/febrero/58 documentos/documento 214 html.

[18] El estudio de los pasos dados por los políticos reformistas a partir de aquella fecha para intentar un diálogo con Batista, a través de un Frente de Oposición Unido o un Diálogo Cívico, del que se derivara una flexibilización del régimen y la adopción de medidas que quitasen legitimidad a la búsqueda de una solución revolucionaria, que tuvieron a uno de su principales ideólogos en José Miró Cardona desde la Sociedad de Amigos de la República, y a entusiastas seguidores en otros como Antonio (*Tony*) Varona, en oposición a la política de principios de Fidel Castro, es uno de los principales argumentos que pueden ser utilizados para destruir la bandera de lucha que intentaron contra la Revolución poco después del triunfo, bajo una consigna elaborada

La comunidad de inteligencia norteamericana apreciaba en el horizonte político nacional una polarización hacia posiciones revolucionarias, propugnada en lo fundamental por la vanguardia dirigida por Fidel Castro y defendida por José Antonio Echeverría al frente de la FEU, en la misma medida en que se desvanecían las pretensiones "insurreccionales" de algunos políticos reformistas y quedaba demostrado que la dictadura haría caso omiso a sus tibias demandas constitucionalistas. Coincidencia o no, la creación del BRAC y la visita a Cuba de Dulles se realizó pocos días antes de la excarcelación de los asaltantes al cuartel Moncada, el 15 de mayo de 1955, por la enorme presión popular que obligó a la dictadura a incluirlos en la ley de amnistía de inicios de aquel mes,[19] y en el mismo año en que los estudiantes universitarios defendían públicamente la solución revolucionaria y el ejemplo del dirigente comunista Rubén Martínez Villena.[20]

La visita de Allen Dulles abrió las puertas a otras similares. Quizás una mayor importancia operativo-práctica tuvo las que realizó el Inspector General de la CIA —uno de los cargos

---

por la CIA de que la Revolución había sido traicionada. La realidad es que ninguno de aquellos políticos deseó nunca una revolución, e incluso trataron denodadamente de evitarla. Ver Jorge Renato Ibarra Guitart: *Sociedad de Amigos de la República. Historia de una mediación.* Editorial de Ciencias Sociales, La Habana, 2003; y *El fracaso de los moderados en Cuba. Las alternativas reformistas de 1957 a 1958.* Editora Política, La Habana, 2000. Ambas resultan claves para la comprensión de este proceso.

[19] Mario Mencía: *La prisión fecunda.* Editora Política, La Habana, 1980, pp. 185-234. Una interesante tesis ha sido expuesta recientemente por la historiadora Marilú Uralde Cancio: aquella ley de amnistía incluía también a los militares del batistato, muchos acusados de masacrar a los asaltantes del Moncada. Aquella ley los exoneraba de toda culpa.

[20] Participación de José Antonio Echeverría en el acto en el Muelle de Luz, convocado por la Sociedad de Amigos de la República, del 19 de noviembre de 1955. Ver Jorge Ibarra Guitart: *Sociedad de Amigos de la República.* Ed. cit., p. 63.

de mayor nivel en aquella institución— Lyman Kirkpatrick. Para la más completa comprensión de la directa intervención de la comunidad de inteligencia norteamericana en el apuntalamiento de la tiranía batistiana y el enfrentamiento a las acciones revolucionarias, posee gran importancia el seguimiento de las tres visitas al país de este alto funcionario de la Agencia. Cada una de ellas trajo consigo un incremento de las acciones directas de la CIA contra el movimiento revolucionario y, coincidentemente, la información existente muestra que paralelamente a aquellas visitas aparecían o reaparecían oficiales o agentes de la CIA en tareas de penetración o control en determinados ambientes cubanos, lo que demuestra un trabajo en sistema de elevada profesionalidad por parte de esa agencia en aquellos años.

La primera de esas visitas del Inspector General de la CIA se realizó en junio de 1956, en momentos en que los intentos de diálogo con la dictadura por parte de los políticos reformistas habían resultado un fracaso. En igual sentido se apreciaban los intentos oposicionistas de más alcance, entre ellos la conspiración dentro del ejército encabezada por el coronel Ramón Barquín y el ataque al cuartel Goicuría de Matanzas por jóvenes provenientes de las filas del autenticismo, que con aquella acción actuaban a contrapelo de la claudicante posición de los principales representantes de las diferentes facciones de este movimiento. Eran momentos también en que la vanguardia revolucionaria dirigida por Fidel Castro se preparaba en México y se reorganizaban los clubes patrióticos 26 de Julio en Estados Unidos.

Según sus memorias, Kirkpatrick valoró el trabajo investigativo e informativo que se realizaba por los órganos represivos y la coordinación entre ellos, y sostuvo reuniones con el tirano Batista y con su ministro de Gobernación, Santiago Rey, máximo funcionario a quien se encontraba adscrito el BRAC. Según expresara Kirkpatrick más tarde: "La política de Estados Unidos en aquel momento era la de brindar apoyo total al gobierno de Batista, incluyendo asistencia militar [...]",[21] y parte importante de su labor se encaminó a defender la necesidad de que los oficiales de la CIA pudiesen mantener contactos con opositores a Batista. Kirkpatrick comprometió "[...] todo el apoyo de la Agencia para eliminar 'el peligro comunista en Cuba'", lo que implicaba también un reforzamiento de las medidas de hostigamiento y control que a la sazón se realizaban contra todos los revolucionarios, aun sin evidencias de su filiación comunista.

Resultaba congruente con esta política las visitas de altos funcionarios de la CIA a Cuba en 1956, y en particular la del coronel J. C. King, jefe de la División del Hemisferio Occidental de la Dirección de Planes de la CIA, en ocasión de una reunión de jefes de estación de la CIA en América Central y la zona del Caribe. La anécdota, a continuación, de E. Howard Hunt, explica el grado de dominio de los representantes de la CIA asistentes sobre la situación revolucionaria: "Encontrándose todos aquellos funcionarios reunidos el 2 de diciembre de 1956 con el entonces embajador norteamericano en la capital cubana Arthur Gardner, este recibió una llamada de Batista, para informarle sobre el desembarco de Fidel Castro por la provincia de Oriente, y su supuesta muerte, aquel mismo día [...]".[22] Una muestra adicional del dominio informativo que sobre el joven líder rebelde poseían aquellos funcionarios —incluido el embajador— lo corrobora el tema de la conversación abordada tras haberse recibido la noticia, y era nada menos que la participación de Fidel Castro, cuando todavía era dirigente estudiantil en la Universidad de La Habana, en los disturbios

[21] Lyman Kirkpatrick: *The Real CIA*. The Macmillan Company, Nueva York, 1968, pp. 156-164.

[22] E. Howard Hunt: *Give Us These Day*. Popular Library, Nueva York, 1973, pp. 19-20.

populares en Colombia tras el asesinato del líder progresista Jorge Eliécer Gaitán.[23]

Lyman Kirkpatrick volvió a visitar Cuba en abril de 1957, apenas transcurridos unos meses del desembarco del *Granma* por la costa sur de la provincia oriental y el levantamiento armado en Santiago de Cuba, dos días antes, el 30 de noviembre de 1956. Solo un mes antes se había producido el ataque al Palacio Presidencial por jóvenes miembros del Directorio Revolucionario. Según Kirkpatrick, la CIA estaba muy interesada en la obtención del máximo de información sobre la explosiva situación interna. En sus memorias expone que a la sazón pensaban "[...] que se podía hacer mucho más en el reclutamiento de investigadores y personal de vigilancia, y que había una necesidad desesperada de consolidar los archivos de todas las agencias investigativas, de las cuales habían bastante",[24] dentro de las que seguramente incluía, además del BRAC, organizaciones paramilitares neofascistas como el MIDA o los "Tigres" de Masferrer.

A finales del tercer trimestre de 1958 se produjo la tercera y última visita de Lyman Kirkpatrick a Cuba, mientras ganaban en organización y fortaleza las acciones del Ejército Rebelde y resultaban cada vez más infructuosos para la CIA los intentos por encontrar una "tercera fuerza" que las contrarrestara. La finalidad era la de "fortalecer el Buró de Represión de Actividades Comunistas y hacer que su trabajo [...] fuera más efectivo".[25]

El asesoramiento, control y dirección que tras bambalinas realizaban los servicios especiales norteamericanos sobre los órganos represivos de la tiranía no se limitaban a las visitas de Allen Dulles o J. C. King, o las que anualmente

[23] Ídem.

[24] Lyman B. Kirkpatrick: Ob. cit., p. 174.

[25] Ibídem, p. 173.

hacía Lyman Kirkpatrick. Aquel asesoramiento fue sistemático a través de los oficiales de la estación local de la CIA radicada en la embajada norteamericana en la capital cubana, los representantes del FBI y, con toda seguridad, de otros servicios con incidencia notable en el país, como el Servicio de Inteligencia Naval, que dada su competencia en los asuntos relacionados con la Base Naval en Caimanera incidía con fuerza, sobre todo, en la región oriental. No deben existir dudas de que en los restantes puertos del país se movían también sus oficiales y agentes.

"No era un asesoramiento desinteresado a Batista", relata el investigador Manuel Fernández Crespo. "Se trataba de incrementar la eficiencia de los aparatos policíacos de la dictadura como una vía para elevar la disponibilidad y calidad de la información por ellos requerida. Aunque pueda resultar insólito, hasta la información sobre quienes solicitasen licencias de conducción se remitían, a través de los mecanismos de coordinación existentes, para los bancos de datos de la comunidad de inteligencia norteamericana. Qué decir entonces de la información acerca de los que se procesaban por comunistas. Esos tenían la máxima prioridad".[26]

Mientras existió, en el museo del Ministerio del Interior, actual Memorial de la Denuncia, se expusieron carnés de miembros honorarios del Buró de Investigaciones de la División Central de la Policía Nacional, conferidos a oficiales de la estación de la CIA, entre ellos al agregado diplomático David Morales, quien después del triunfo revolucionario desarrolló una intensa actividad subversiva con grupos terroristas internos. En los interrogatorios al agente de la CIA, Francisco Muñoz Olivé, detenido en 1976, confesó

[26] Entrevista con el general de división Manuel Fernández Crespo, asesor del Centro de Investigaciones Históricas de la Seguridad del Estado (CIHSE). Archivo de los autores.

que mantuvo relaciones de colaboración con oficiales de la CIA desde que había trabajado como secretario del Buró de Investigaciones en la década de los cincuenta, y que tenía instrucciones del coronel Orlando Piedra, jefe de este, de ofrecer a los norteamericanos todos los datos que solicitasen y facilitarles los resultados de los interrogatorios de detenidos que fueran de su interés. En 1959 el oficial de la CIA, David Morales, contactó nuevamente con Muñoz Olivé y le orientó la creación de una red de espionaje con la que continuó trabajando para la agencia hasta su detención años después.

La relación estrecha de la CIA con los órganos represivos de la tiranía posee también otra faceta importante: su complicidad con los deleznables procedimientos de bárbaras torturas y asesinatos contra los revolucionarios detenidos. Kirkpatrick, en sus memorias del segundo viaje a Cuba en 1957, expresó que: "existían evidencias de que el BRAC se entusiasmaba mucho en sus interrogatorios".[27] Pero es aún más revelador lo que el investigador Carlos Alzugaray resalta con respecto a la tercera visita a Cuba de este funcionario, a finales de 1958. Después de reseñar que Kirkpatrick había tenido que dejar atrás su supuesto escepticismo "sobre la brutalidad de la represión desatada por el régimen" y haber comprobado las torturas a que había sido sometida una persona, maestra por más señas, sin delito alguno, además de comprobar que el BRAC "estaba participando en la escalada represiva", su reacción era solamente el de tibias protestas por el uso de la violencia en los interrogatorios, agregando que había abordado ese asunto con el coronel Mariano Faget, jefe del BRAC, quien admitió que eso estaba sucediendo, pero que no podía impedirlo. Según el Inspector General de la CIA, se entregó un memorando en el que se trataba ese tema al ministro de Gobernación, Santiago Rey.[28]

[27] Lyman Kirkpatrick: Ob. cit., p. 165.

[28] Carlos Alzugaray: Ob. cit., p. 152. Cita a Lyman Kirkpatrick: Ob. cit., pp. 172 y 175.

El gobierno norteamericano estaba consciente del repudio popular al régimen batistiano y de los numerosos crímenes que cometía. Pero nunca se produjo la condena oficial contra aquella represión o la repulsa moral contra los crímenes y violaciones de los derechos humanos. Aquellos asesores norteamericanos en las misiones militares y en el BRAC fueron impasibles ante la tortura y el asesinato.

La estación de la CIA conservaba, desde los cincuenta, posiciones encubiertas en la administración de hoteles —a título de ejemplo, el hotel Victoria, situado en la zona de El Vedado, a solo tres cuadras de su embajada, tenía habitaciones habilitadas con técnicas secretas de escucha y otras facilidades para el trabajo de inteligencia. Contaba con oficiales encubiertos en cargos de dirección de líneas aéreas que operaban en el país, como por ejemplo la Pan American, firmas comerciales, empresas constructoras, negocios de todo tipo y grandes almacenes en diferentes áreas de la capital, que poseían medios independientes de comunicación que garantizaban un rápido enlace con la estación CIA en la embajada e incluso con el exterior.[29] Otras posibilidades operativas estaban dadas por sus estrechos vínculos con centros educacionales privados, en los que operaban sus oficiales o colaboradores secretos para el reclutamiento de nuevos agentes en el seno de familias burguesas. Después de 1959 estos centros fueron utilizados para fines clandestinos como la falsificación de pasaportes y otros documentos, la propaganda contrarrevolucionaria y el ocultamiento de armas y explosivos, como se hizo en la Roston Academy y la Universidad de Santo Tomás de Villanueva, centros de estudio para los hijos de familias adineradas.

[29] General de división Manuel Fernández Crespo. Estudio de casos de espionaje. Documentos CIHSE, 2005.

Desde septiembre de 1958 la estación local fue dirigida por el oficial James A. Noel, quien desarrolló una intensa actividad subversiva contra Cuba y ocupó su cargo hasta el cierre de la sede diplomática en enero de 1961. De inmediato, se incorporó desde la estación de la CIA en Miami a dirigir la esfera paramilitar de la actividad de inteligencia y subversión contra la Isla.

David Atlee Phillips: un oficial CIA de fachada profunda

En 1955 arribó a Cuba como oficial de la CIA de fachada profunda[30] el norteamericano David Atlee Phillips, que aparecía públicamente como dueño de una oficina de relaciones públicas denominada David A. Phillips y Asociados, con oficinas en la calle Humboldt, en El Vedado, dedicada a las relaciones públicas y a la promoción de servicios de mercadotecnia.

Luego de haber servido en los órganos de inteligencia y análisis de la fuerza aérea norteamericana durante la Segunda Guerra Mundial y haber trabajado como publicista en Chile en la posguerra, Phillips fue reclutado por la CIA y se destacó por sus habilidades en el campo de la propaganda. En esta área desempeñó un importante papel en la planificación y dirección de las acciones de propaganda radial subversiva contra el gobierno popular de Jacobo Arbenz, en Guatemala, como parte de la Operación Pbsuccess, con transmisores instalados en la Isla Swan, en el golfo de Honduras, cuya labor, según los especialistas, fue determinante en el desenlace de aquellos sangrientos sucesos.

[30] En el argot de la CIA, los agentes encubiertos que se desenvuelven en un país bajo un determinado manto privado de empresario, profesional, trabajador o residente, sin vínculo conocido con la estación.

El hecho de que la CIA destinase para su trabajo encubierto en Cuba a un oficial con esta aureola de triunfo, coincidentemente con la creación del BRAC y la visita a Cuba del director de la CIA, Allen Dulles, constituyen elementos de sumo interés para aquilatar la enorme importancia que le confería a la evaluación y control del ambiente político interno y a la caracterización minuciosa, desde la envidiable posición de un particular sin vínculo oficial alguno con la embajada norteamericana, de las diversas agrupaciones y personalidades en los medios políticos y profesionales, periodísticos, culturales, educacionales y otros afines de la sociedad cubana en que se desenvolvía. Según su libro autobiográfico, realizaba una muy rica actividad social en Cuba —formaba parte incluso de un grupo teatral—, lo que le posibilitaba relacionarse con determinados círculos intelectuales, en que era reconocido por su cultura y dominio en asuntos de la política latinoamericana, temática en la que había fungido como conferencista en medios políticos y académicos en Estados Unidos.

Luego de una breve estancia en un tercer país antes de 1959, es ubicado nuevamente en Cuba, donde permaneció durante el último año de la dictadura batistiana. Según revela el investigador Fabián Escalante Font, cuando el inspector general de la CIA Lyman Kirkpatrick visitó el país en el segundo semestre de 1958, recibió de Batista y sus colaboradores una visión edulcorada de la situación política, por lo cual se entrevistó en secreto con David A. Phillips, quien le dio una opinión opuesta y vaticinó un cercano desplome de la tiranía.[31]

Phillips fue llamado a las oficinas centrales de la CIA a inicios de 1960, entonces todavía en Washington, para ser uno

[31] Fabián Escalante Font: *Cuba: la guerra secreta de la CIA*. Editorial de Ciencias Sociales, La Habana, 1993, pp. 12-17.

de los cuadros dirigentes de la rama WH-4 de la CIA a la que se le había encomendado la rápida liquidación de la Revolución. Ocupó la plaza de jefe del área de propaganda —como en la Operación Pbsuccess—, y se convirtió en el ejecutor directo de la puesta en marcha de la emisora subversiva que nuevamente desde la Isla Swan dirigiría sus emisiones contra Cuba.[32]

Crear una fuerza de choque de derecha

Si bien la CIA había alcanzado un alto desarrollo operativo y logístico, y elevado su presupuesto financiero antes del gobierno de Eisenhower, no es hasta su mandato en que asume más altos niveles para el desarrollo de sus acciones encubiertas, en las que llega a admitirse cualquier tipo de actuación necesaria para cumplir con los fines para los que había sido creada. No se trataba solo de acciones políticas, guerra económica, operaciones diversionistas, asistencia a grupos clandestinos y agrupaciones insurgentes. Las acciones encubiertas, aunque no se admitiera públicamente, podían llegar al crimen y al asesinato político, como quedó ampliamente demostrado en la guerra sucia desatada contra Cuba desde 1959.

Los principales recursos para tal manipulación de la realidad se conoce como *negación plausible,* requisito de actuación de sus servicios de espionaje y terrorismo al que se le confirió rango de política estatal en 1948, en momentos

[32] Informaciones existentes en los archivos del MININT señalan la participación de este personaje en el reclutamiento del terrorista Antonio Veciana, quien organizó poco después, con la participación de otros miembros de la organización Movimiento Revolucionario del Pueblo (MRP), uno de los más peligrosos planes de atentado contra Fidel Castro y otros dirigentes revolucionarios, en la terraza norte del Palacio Presidencial.

en que las denominadas operaciones encubiertas se incorporaron a la práctica de la política exterior norteamericana a través de la CIA, con la única condición —esencia de aquella *negación plausible*— de que el gobierno norteamericano pudiera negar, con cierto margen de verosimilitud, cualquier responsabilidad.

Otros oficiales encubiertos de la CIA, poco conocidos por nuestro pueblo, realizaron una significativa actividad contra Cuba desde los cincuenta. Uno de ellos, John M. Espiritto,[33] había nacido en 1924 en la ciudad californiana de Los Ángeles. Ingresó en las fuerzas armadas en 1942, y participó en la campaña del Pacífico contra las fuerzas japonesas. Teniendo como telón de fondo el ascenso de la política de guerra fría, trabajó en tareas de la Agencia de Información de Estados Unidos (USIA) bajo el manto del Departamento de Agricultura. Años más tarde, según su testimonio, participó en las tareas de un grupo de trabajo de la CIA involucrado en el derrocamiento del presidente Jacobo Arbenz en Guatemala y, posteriormente, en 1956, tomó parte en labores de vigilancia sobre miembros del Movimiento 26 de Julio, liderados por Fidel Castro, que se encontraban en México en los preparativos de la expedición del yate *Granma.*[34]

[33] John Meckples Espiritto arribó a Cuba por vía marítima con fachada de turista, en abril o mayo de 1957, para cumplir las misiones que la CIA le había asignado. Luego de una larga actividad de espionaje y subversión, fue detenido en 1962 y guardó prisión hasta finales de los setenta, en que abandonó el país y marchó a Estados Unidos. Estudio de casos CIA. Archivos CIHSE.

[34] En testimonio brindado por Espiritto al periodista Luis Báez, expone que el objetivo "era participar en unión de varios oficiales en la vigilancia de Castro y de otros miembros del 26 de Julio". A la pregunta de qué hacían con la información que obtenían, respondió: "Me imagino que la Estación la mandaba para Washington, aunque existían comentarios de que nuestros jefes en México mantenían estrechas relaciones con el coronel Orlando Piedra, jefe del Buró de Investigaciones de Cuba y el capitán Juan Castellanos, director de Investigaciones de dicho cuerpo policíaco, quienes viajaban a ese país

Al establecerse en Cuba en 1957, trasladó sistemáticamente a la CIA información de inteligencia sobre las zonas montañosas del centro del país (Villa Clara, Sancti Spíritus y Cienfuegos) hasta el final de la guerra de liberación.

Aprovechando sus relaciones con residentes en la provincia de Las Villas logró contactar en agosto de 1958 con la organización II Frente Nacional del Escambray, bajo el manto de periodista. Participó en la denominada Operación Triángulo, de la CIA, que tenía como propósito respaldar a las figuras principales de este grupo armado, como "tercera fuerza" que se opusiese al triunfo del Movimiento 26 de Julio en la lucha contra la dictadura en la zona central del país. En esta misión recibió la colaboración del también agente de los servicios norteamericanos William Morgan, uno de los cabecillas de ese frente.[35] Según declaró Espiritto, debía abastecer financieramente a Morgan, utilizarlo como elemento de choque contra el Movimiento 26 de Julio, informar sobre su comportamiento a la CIA y caracterizar a los principales dirigentes de los movimientos revolucionarios que actuaban en la zona, entre otras tareas.

Los cabecillas del II Frente Nacional del Escambray promovieron la desunión con otros movimientos revolucionarios que combatían a la tiranía en el Escambray. Su jefatura engañó a muchos revolucionarios que se habían incorpo-

---

regularmente en busca de información sobre los revolucionarios". Ver Luis Báez: *El mérito es estar vivo.* Editorial La Buganville, Barcelona, 2002, pp. 281-315.

[35] Según testimonio brindado por Espiritto, la CIA había decidido "crear una fuerza de choque de derecha que contrarrestara las tendencias de izquierda del Movimiento 26 de Julio y del Directorio Revolucionario que operaban en aquella zona. Ya Morgan trabajaba en esa dirección [...] teníamos caracterizadas a las principales figuras del II Frente: Eloy Gutiérrez Menoyo, Nazario Sargent, Armando Fleites [...] no fue difícil enfrentarlos con el 26 de Julio y el Directorio". CIHSE.

rado honestamente en las filas de este grupo armado con el afán de combatir a la dictadura.

La historia demostró cómo algunos de sus miembros, en especial sus principales jefes, traicionaron al pueblo, sirviendo a las órdenes directas de la CIA y formando parte de las bandas criminales de alzados que esta agencia organizó desde finales de 1959.

Años después de su detención, Espiritto declaró que la CIA le garantizó los medios de comunicación con el centro principal en Estados Unidos a través de plantas transmisoras operadas secretamente desde Matanzas y La Habana, y lo abasteció de otros recursos a través de pilotos de la empresa aérea Pan American. En esta operación participaban algunos oficiales y colaboradores radicados en la embajada norteamericana en la capital así como agentes encubiertos que trabajaban en firmas comerciales, empresas de carga aérea y otros negocios que operaban desde Miami.

Con maniobras como esta, la CIA intentaba bloquear el triunfo de las fuerzas revolucionarias, a la cabeza de las cuales se encontraba el Movimiento 26 de Julio, mediante la estimulación y respaldo de una "tercera fuerza", contraria a Batista y al movimiento genuinamente revolucionario. La Operación Triángulo, según palabras de Espiritto, fue suspendida "temporalmente" por la CIA a principios de 1959. Este agente, amparado por el traidor William Morgan, llegó a obtener el grado de capitán en esa organización, el que mantuvo hasta 1959. Fue detenido en 1962 cuando participaba en actividades terroristas con bandas de alzados en el Escambray.

Paralelamente, la CIA intentó repetidamente establecer vínculos directos con los movimientos opositores, con el objetivo de penetrarlos e influirlos. En ocasión de su viaje a Cuba en 1956, Lyman Kirkpatrick se refirió a la necesidad "de que los oficiales de la CIA tuvieran contactos con elementos revolucionarios". A esto se refiere el investigador Jorge Renato Ibarra Guitart: "La política oficial norteamericana hacia el régimen de Batista, asentada en una aparente neutralidad, permitía una colaboración amplia con la dictadura. Sin embargo, la CIA pretendía acercarse y estudiar detalladamente los sectores revolucionarios".[36]

La Agencia desplegaba su principal esfuerzo en estudiar detalladamente el amplio abanico de organizaciones y representantes de la oposición a Batista, lo que constituía parte importante de la labor de la treintena de oficiales operativos de que disponían en su estación local en aquellos tiempos. Un fin práctico resultante de este estudio y acercamiento a las figuras de la oposición era determinar quiénes podían ser reclutados para sus planes de promoción de la "tercera fuerza" dirigida a frustrar el triunfo de las ideas más revolucionarias. La información existente muestra una clara diferencia entre el comportamiento de la vanguardia revolucionaria ante tales intentos y la de los políticos reformistas, cuyas motivaciones no iban más allá que la de sustituir al tirano, sin alterar el *status quo* existente.

En carta a Frank País, Fidel Castro subrayaba la política de principios ante estos intentos:

> No debemos temer esa visita si tenemos la seguridad de que en toda circunstancia sabremos mantener en alto el pendón de la dignidad y la soberanía nacional. ¿Que nos hacen exigencias? Las rechazamos. ¿Que desean conocer nuestras opiniones? Las exponemos sin temor alguno. ¿Que desean estrechar lazos de amistad con la democracia triunfante en Cuba? ¡Magnífico! [...] ¿Que nos proponen una mediación amistosa? Respondemos que

[36] Jorge Renato Ibarra Guitart: *El fracaso de los moderados en Cuba. Las alternativas reformistas de 1957 a 1958*. Ed. cit., p. 115.

no hay mediación honrosa, ni mediación patriótica, ni mediación posible en esta lucha.[37]

Frank Sturgis: aventurero y espía

Ejemplo de un temprano intento de penetración de las fuerzas revolucionarias por parte de la CIA en plena contienda liberadora, fue el caso del norteamericano Frank Sturgis, aventurero y espía al que la CIA encomendó trabajar contra el movimiento revolucionario cubano. Meses después del triunfo del 1ro. de enero, propició la traición del jefe de la Fuerza Aérea Rebelde, Pedro Luis Díaz Lanz, en julio de 1959, participando con este en el bombardeo y ametrallamiento de la capital en octubre de 1959 y en otras acciones terroristas, hasta alcanzar una cuestionada celebridad al ser acusado de participar en el asesinato del presidente Kennedy en 1963 y haber sido posteriormente uno de los "plomeros" en el caso Watergate, que le costó la presidencia a Richard Nixon, suceso por el que fue enjuiciado.

En entrevista que le realizó en abril de 1977 el periodista Ron Rosenbanm, de la revista *High Times,* se aprecia el proceso a través del cual los servicios norteamericanos crearon esta categoría de aventureros que utilizaron profusamente durante todo el período de la guerra fría contra los movimientos progresistas y revolucionarios. Sturgis le dijo que después de haber formado parte del cuerpo de la Marina y haber sido herido dos veces de gravedad —la última en la batalla de Okinawa— y por tal causa desmovilizado, la "psiconeurosis histérica" de la que padecía le impulsó a volver nuevamente

[37] Carta de Fidel Castro a Frank País. William Gálvez: *Frank, entre el sol y la montaña.* Ediciones Unión, La Habana, 1991, t. II, p. 539. Tomada de Jorge Renato Ibarra Guitart: *El fracaso de los moderados en Cuba.* Ed. cit., p. 117.

al servicio donde "[...] me entrenaron y me lavaron el cerebro para que matara personas en los diferentes aspectos de la guerra y en combate mano a mano [...] Ir detrás de las líneas. Matar personas con estiletes, con cuchillos. Muertes silenciosas. Me entrenaron en esto y era muy bueno [...]".

El oscuro proceso a partir del cual Estados Unidos formó su ejército subversivo en los marcos de la "guerra fría" se aprecia en esas revelaciones en las que no es difícil percibir, como telón, a los servicios de inteligencia norteamericanos, no solo la CIA sino también los correspondientes a las diferentes armas —ejército, marina, fuerza aérea—, los que luego se dieron la mano en la guerra sucia contra la Revolución Cubana. Haber sido objeto de un fuerte entrenamiento durante la contienda es lo que, según Sturgis, terminada la guerra "[...] uno tiene a un profesional que ha sido entrenado y que no puede ajustarse mentalmente a la vida civil, por lo que cuando me rebajaron de la Marina me convertí en un policía [...] posteriormente me vi involucrado en vuelos de entrenamiento [...]". Lo único que puede afirmarse es que difícilmente pueda alguna vez conocerse la verdad sobre este tipo de personaje. La "negación plausible", quintaesencia de las medidas de encubrimiento de la actividad subversiva del gobierno norteamericano, siempre va a cubrir historias semejantes. Cuando hechos como el asesinato de Kennedy o los sucesos de Watergate los hacen aparecer bajo escrutinio público, toda la maquinaria hace hasta lo indecible para intentar pasar inadvertido el cordón umbilical que los creó y amamantó.

A través de los vínculos de Sturgis con los políticos del autenticismo que se movían alrededor del ex presidente Carlos Prío Socarrás en Estados Unidos, se inició su acercamiento al movimiento revolucionario comandado por Fidel Castro. Según sus declaraciones en 1977, uno de sus primeros pasos fue su participación en uno de los actos presididos por Fidel y Juan Manuel Márquez, en la ciudad de Miami en noviembre de 1955. Sus contactos posteriores con grupos de revolucionarios cubanos emigrados, en 1957, le permitieron introducirse en la lucha revolucionaria y marchar a la Sierra Maestra. El propio Sturgis explicó cómo llegó a Cuba y estableció los contactos iniciales con las fuerzas en el interior del país: "A través de la clandestinidad [...] de La Habana fui para Santiago de Cuba [...] luego hasta [...] Manzanillo donde el cura me entregó al administrador general de la fábrica Coca-Cola [...]. Él me ayudó a llegar a una pequeña finca donde esperé a una patrulla del 26 de Julio".

Luego de permanecer algún tiempo con las fuerzas rebeldes, y en el crucial primer semestre de 1958, después del fracaso de la huelga de abril y del inicio de la "ofensiva de verano" de la tiranía, momentos de extrema necesidad de parque y avituallamiento, Sturgis logró convencer al mando rebelde de sus posibilidades para colaborar en tareas de abastecimiento, dada su condición de extranjero, de no estar fichado por la policía batistiana y de no existir conocimiento público de sus vínculos con los revolucionarios. En su nueva tarea bajó al llano y entró en contacto con el movimiento clandestino en Santiago de Cuba, "para organizar una red de suministros".[38]

"Ese debe haber sido, si no el primero, por lo menos uno de los primeros de los agentes de la CIA que trabajó contra nosotros",[39] respondió el entonces integrante de las células clandestinas del Movimiento en aquella ciudad, Orestes del Río. "Poco antes de alzarme en el II Frente Oriental, lo que

[38] Entrevista realizada el 27 de enero de 2006 con el miembro del clandestinaje en Santiago de Cuba, Orestes del Río Herrera. Grabación en archivo de los autores.

[39] Ídem.

hice a finales de marzo del 58, estábamos un grupo de compañeros en los altos de La Violeta, la antigua casa de William Soler al servicio del movimiento clandestino, cuando se nos apareció allí Frank Sturgis [...] Venía con un plan para organizar una red de suministros [...]. Nosotros desconfiamos, pero [...] desvaneció la desconfianza con que lo recibimos".

El entonces combatiente clandestino Raúl Camacho contó una experiencia junto a Sturgis:

> Fui a dar a Santiago de Cuba por el Movimiento 26 de Julio, yo soy de Santa Clara. Una mañana en los altos de La Violeta —que era una casa del Movimiento donde yo estaba hospedado—, me dicen que había llegado un periodista americano que bajaba de la Sierra [...] era Frank [Sturgis] [...] Esa noche durmió allí. En la mañana siguiente llegaron tres perseguidoras y nos llevaron a todos [...] Nos tuvieron tres días en unas celdas en el cuartel Moncada, al lado de las caballerizas [...]. Al llegar allí, Frank se mantuvo apartado, sacó una libretica que tenía y empezó a comerse los papeles. Se comió completa la libretica. A los tres días nos montaron en un avión y nos trajeron para el SIM aquí en La Habana, era un domingo, y nos metieron a ocho en una celda, incluyéndolo a él. Como a los 10 minutos abrieron las rejas y nos dijeron: "¡Salgan!", nos pusieron en una fila y empezaron a darnos "bicho de buey"[40] [...]. Frank decía "¡yo soy merican, yo soy merican!", pero le dieron una sonada igual que a nosotros. Por la mañana, me sacan a mí y a unos compañeros a

[40] Instrumento de tortura utilizado por la dictadura, especie de látigo también conocido como "vergajo".

> declarar, y cuando paso por una oficina veo a un médico curando a Frank. A partir de ahí se desapareció para nosotros. No fue más para la celda [...].
>
> Me enteré ya después aquí en La Habana, después del triunfo, que él estaba con Pedro Luis Díaz Lanz [...]. Fue el 18 de julio de 1958 cuando nos cogieron presos.[41]

Sturgis no hizo mención a este suceso durante las entrevistas que le realizara la prensa años después. Al referirse a los catorce meses y medio que pasó en prisión cuando los sucesos de Watergate, años más tarde, explicó que "Nunca había estado en la cárcel anteriormente".[42]

No se poseen informaciones confiables acerca de las relaciones entre Sturgis y Díaz Lanz durante la estancia del primero en Santiago de Cuba, aunque algunas fuentes señalan que su encuentro se había producido en México.[43] Lo que sí puede asegurarse es que para finales de mayo de 1958 ambos estaban en contacto en Miami,[44] momento en que pudo

[41] Entrevista realizada al combatiente de la clandestinidad y posteriormente del Ejército Rebelde, Raúl Camacho. Grabación en el archivo de los autores.

[42] Mirta Ojito: "Fin de exiliados era dar un golpe contra Castro". *El Nuevo Herald,* Miami, Florida, domingo 14 de junio de 1992. En el artículo publicado por Ron Rosenbanm, en 1977, en la revista *High Times,* Sturgis no mencionó haber estado preso pero desliza esta frase, hablando de su supuesto trabajo como "entrenador" guerrillero y haber sido posteriormente reclutado por el vicecónsul en Santiago de Cuba, oficial de la CIA : "Allí era un oficial rebelde, entrenando guerrilleros de Castro contra Batista. Si Batista me cogía —y el servicio de inteligencia de Batista llegó a cogerme— y la embajada hizo que me soltara. Si Fidel se enteraba de quién era, me mataba también. Estaba en una posición peligrosa".

[43] Fabián Escalante Font: Ob. cit., 1993, p. 18.

[44] Testimonio del combatiente del Ejército Rebelde Orestes del Río Herrera, brindado a los autores. CIHSE, 2006.

haberse iniciado el reclutamiento de Díaz Lanz por la CIA, que derivó pocos meses más tarde en su abierta traición a la Revolución, so pretexto del "peligro comunista" en Cuba.

El 14 de agosto de 1958, Díaz Lanz —con la colaboración de Sturgis en Miami— trasladó al país, a bordo de un Beech Craft D-18, un cargamento de armas y dos combatientes que venían a reforzar la lucha, tocando tierra en la pista rebelde en Mayarí Arriba.[45]

Sturgis viajó a Cuba acompañando un vuelo de Pedro Luis Díaz Lanz a finales de ese mes, con la encomienda de incorporarse a las fuerzas. La nave que lo había conducido hasta territorio liberado fue destruida por la aviación de la tiranía y resultó un asunto de fuerza mayor su permanencia en la guerrilla. Tiempo después se reunió en Santiago de Cuba en el hotel Casa Granda con el oficial de la CIA, Robert D. Wiecha, vicecónsul en Santiago de Cuba, a quien le trasladó la información solicitada. En las entrevistas realizadas después del escándalo Watergate, por alguna razón ha intentado demostrar que fue aquel el momento de su reclutamiento por la CIA, teoría que no tiene sustentación. La esencia del interés de la CIA en aquel contacto de fines de 1958 la resume Sturgis, en la entrevista de 1977: "Me dijo que deseaba saber si Fidel tenía comunistas con él".

La CIA propone crear una "tercera fuerza"

En su libro autobiográfico, el alto funcionario de la CIA, David Atlee Phillips, expresó que la paternidad de aquella idea —la creación de una tercera fuerza, ni batistiana ni

[45] Comisión de Historia de la Fuerza Aérea Rebelde: Ob. cit., Anexo titulado: Principales operaciones de la Fuerza Aérea Rebelde II Frente Oriental Frank País. Anotación correspondiente al 14 de agosto de 1958.

fidelista, que permitiese eliminar a la dictadura, que ya no controlaba la situación como era requerido, y que a su vez neutralizase las posturas más radicales— le correspondió al Jefe de la estación local de la CIA en la capital habanera:

"El jefe de la estación de la CIA me dijo, en una de nuestras poco frecuentes reuniones [...] que había sugerido que Estados Unidos patrocinara discretamente la acción de una tercera fuerza política en Cuba, un grupo moderado entre Castro a la izquierda y Batista a la derecha".[46]

Aquella concepción se encontraba enraizada en la mentalidad de los políticos reformistas cubanos —la Sociedad de Amigos de la República (SAR), fundada por Jorge Mañach en 1948, era representativa— como estandarte en sus relaciones con Batista, por lo que propugnaban una solución en la que el gobierno eliminase sus rasgos dictatoriales —dejase de ser lo que era— para evitar que las amplias mayorías optaran por las posiciones más revolucionarias. Según el historiador Jorge Ibarra Guitart, "[...] la SAR tenía una muy bien perfilada estrategia política: evitar que las jóvenes generaciones promovieran una revolución popular".[47] De esta concepción, a la de una "tercera fuerza" —ni dictadura ni Revolución— no hay más que un paso, y fue efectivamente la mantenida por aquellos políticos reformistas a partir del fracaso de los intentos mediacionistas[48] desde inicios de 1957.

En correspondencia, en momentos en que la política norteamericana era encontrar una "tercera fuerza" que evitara la Revolución, ciertos políticos la propugnaban internamente. Jorge Ibarra Guitart se refiere a ello.

[46] David Atlee Phillips: *The Night Watch.* Ballantine Books, New York, 1977, p. 80.

[47] Jorge Ibarra Guitart: *Sociedad de Amigos de la República.* Ed. cit., p. 3.

[48] Ibídem, pp. 158-166.

> La tercera fuerza fue un movimiento de instituciones cívicas privadas que representando el sentir de sectores importantes de la burguesía y la pequeña burguesía promovió gestiones de paz y conciliación con el régimen. El impulsor, bajo cuerdas, de todas las gestiones fue José Miró Cardona, quien desde la Sociedad de Amigos de la República ya había planeado la táctica de movilizar a las instituciones burguesas para forzar al régimen a llegar a un acuerdo. Este era el momento de poner en práctica dicha táctica, pues había circunstancias que la favorecían: la burguesía, al notar que cada día más las organizaciones revolucionarias ganaban terreno, estaba alarmada por el peligro que representaba para sus intereses políticos y económicos el desarrollo de una guerra civil con una participación popular activa.[49]

Esa "tercera fuerza" era la única salida para los que temían la solución revolucionaria, entre ellos la alta jerarquía eclesiástica, que se pronunció, cuando ya era evidente que Batista no podía controlar la situación, haciendo un llamado para "El establecimiento de un gobierno de unión nacional, que pudiera preparar el retorno de nuestra patria a una vida política pacífica y normal".[50]

En este contexto de búsqueda de la "tercera fuerza" por parte de la CIA dentro de la oposición burguesa a la dictadura —que de hecho era también oposición a la solución revolucionaria— creemos encontrar uno de los más impor-

[49] Ibídem, pp. 158-159.

[50] "Exhortación del Episcopado", en *Bohemia,* no. 10, 9 de marzo de 1958, p. 71. Citada por Jorge Ibarra Guitart: *Sociedad de Amigos de la República.* Ed. cit., p. 165.

tantes antecedentes de la utilización que hizo el gobierno norteamericano, a partir de 1959, de aquella antigua oposición, devenida entonces en oposición política a la Revolución ya triunfante. El análisis es sencillo: los mismos mecanismos que se utilizaron para intentar evitar o conjurar la Revolución, desde 1957, serían los que se utilizarían luego, a partir de 1959, para desviarla o destruirla. Quizás lo más inmoral es que el pretexto utilizado para destruirla en la operación que concluyó en Girón, con la activa utilización de los más conspicuos políticos reformistas que hicieron hasta lo indecible para evitar el triunfo revolucionario, fue proclamar que "había sido traicionada".

El estudio realizado por el profesor norteamericano Thomas G. Paterson, que plasmó en su libro *Contesting Castro: the United States and the Triumph of the Cuban Revolution,* da fe de la participación de algunos de aquellos políticos reformistas [Justo Carrillo, Antonio *(Tony)* Varona, José Miró Cardona] en complots de la CIA encaminados a evitar el triunfo de la Revolución a fines de 1958, los mismos que, tras una corta aceptación formal de la Revolución e incluso haber detentado algunos importantes cargos en los primeros momentos, rompieron públicamente con ella y se convirtieron en la cabeza visible de una operación contrarrevolucionaria dirigida por la CIA, que concluyó en Girón meses más tarde.

En 1957 ocurrieron dos hechos que protagonizaron elementos de la oposición burguesa que, a falta de documentos que prueben un común acuerdo con los norteamericanos, resulta evidente que estaban en absoluta sintonía con ellos. El primero fue la actitud mantenida por representantes de la denominada "ortodoxia histórica", invitados a viajar a la Sierra Maestra en julio de 1957 para intentar conciliar los esfuerzos en la lucha contra la tiranía, quienes se opusieron tajantemente a una radical declaración de principios. El segundo, el intento de mediatización de la

Revolución a través del denominado Pacto de Miami, del 15 de octubre de 1957; en él se vio inmerso el "[...] movimiento auténtico que dirigía de manera concertada Carlos Prío desde el exterior, amenazando con una insurrección y Tony Varona en el interior de la Isla, manteniendo una postura abstencionista [...]", que se habían propuesto "hacerse del mando de la Revolución de la forma más cómoda". Según ese pacto, una espuria Junta de Liberación con sede en Estados Unidos pretendía arrebatar la dirección del movimiento revolucionario a los que luchaban desde las montañas cubanas.[51]

Se frustra el golpe de Estado

Desde finales de 1957 y a lo largo de 1958, fracasados los intentos de organizar una "tercera fuerza" por la vía política y las escasas posibilidades del grupo armado de Menoyo para contribuir a estos fines, la comunidad de inteligencia norteamericana y otros sectores del gobierno —lo que es apreciable en el estudio de la documentación desclasificada de Estados Unidos en aquellos días— comienzan a manejar cada vez más insistentemente la posibilidad de fomentar un golpe de Estado militar.

Una evaluación realizada por el órgano de Inteligencia e Investigaciones del Departamento de Estado, integrante de la comunidad de inteligencia, el 1ro. de abril de 1958, expresaba en términos duros e irrespetuosos: "Si el Movimiento 26 de Julio tiene éxito en su intento de derrocar al gobierno de Batista, hay poco acerca de su más alto liderazgo que inspire confianza en que mostrará las cualidades de integridad,

[51] Jorge Renato Ibarra Guitart: *El fracaso de los moderados en Cuba*. Ed. cit., pp. 93-99 y 141-149.

moderación y responsabilidad que serán necesarias para restablecer el orden y la tranquilidad en Cuba [...] De esta lucha por el poder, una posible tercera alternativa a la continuación de Batista, o a la instalación de un régimen revolucionario encabezado por Castro, pudiera ser el surgimiento de una Junta Cívico-Militar que expulsara a Batista, pero no permitiera a Castro asumir una posición dominante".[52]

Pocos días antes, Tony Varona había propuesto al Departamento de Estado norteamericano la alternativa de una Junta Cívico-Militar para derrocar la tiranía, bajo el argumento de que ello sería "lo mejor para los intereses de Estados Unidos en Cuba".[53]

La bibliografía existente, que toma como fuente original la investigación de Thomas G. Paterson, refiere al menos cuatro operaciones de la CIA de finales de 1958 para evitar el triunfo rebelde. Una de ellas estaba relacionada con el grupo armado de Menoyo en el Escambray. Las otras tres eran variantes de un supuesto golpe cívico-militar a espaldas del pueblo, lo que constituía el tema habitual en aquellos días de debates en las reuniones del Consejo de Seguridad Nacional norteamericano.[54]

Uno de aquellos complots de golpe de Estado fue reconocido por el coronel J. C. King, jefe de la División del Hemisferio Occidental de la CIA, al testimoniar ante la Comisión Taylor que investigaba las causas del fracaso de la invasión por Playa Girón, el 23 de abril de 1961, y que aparece reflejada en la documentación desclasificada

[52] Department of State: Ob. cit., *Memorandum From the Deputy Director of Intelligence and Research (Arneson) to the Secretary of State.*

[53] Department of State: *Foreign Relations of United States.* Ob. cit., pp. 68-70, *Memorandum From the Deputy Director of the Office of Middle American Affairs (Stewart) to the Deputy Assistant Secretary of State for Inter-American Affairs (Snow),* en pp. 68-70.

[54] Thomas G. Paterson: Ob. cit., pp. 216-219, 223-225.

en 1996 por el gobierno norteamericano.[55] En el centro del supuesto plan se encontraba Justo Carrillo, cabeza de la Agrupación Montecristi, que había fungido como ala civil de la denominada conspiración de los puros, militares de academia, liderados por el coronel Ramón Barquín, presos por conspirar contra Batista. Según lo planeado, Barquín encabezaría una junta militar que llamaría a Carrillo a ocupar la presidencia provisional de la república.[56]

Otro intento, evidentemente relacionado con el anterior, se derivaba de la propuesta del jefe del ejército batistiano, Francisco Tabernilla, quien previamente había conversado con el embajador estadounidense Earl Smith, para que en dicha junta participara el jefe de su estado mayor, Eulogio Cantillo, además de Manuel Urrutia y Ramón Barquín, entre otros. La participación de Cantillo en el complot como la figura militar que al final fue utilizada, da pie a Alzugaray para añadir: "Cantillo, por su parte, también mantuvo contactos con la CIA, durante todas las maniobras y conspiraciones que desarrolló a finales de diciembre, con el objetivo de promover una Junta Militar —con él mismo a la cabeza— para neutralizar así al Movimiento 26 de Julio".[57]

Sobre esta maniobra, que comenzó a materializarse con la entrevista solicitada al Jefe de la Revolución por parte del general Eulogio Cantillo, designado jefe de operaciones militares del ejército en la provincia de Oriente, y que se realizó el 28 de diciembre, el propio Fidel Castro rememoraría.

[55] Ver de esa documentación, *Memorandum for the Record. First Meeting of General Maxwell Taylor´s Board of Inquiry on Cuban Operations Conducted by CIA, April 23 1961.*

[56] Ver Thomas G. Paterson: Ob. cit., pp. 216-219; Carlos Alzugaray: Ob. cit., p. 187; Jesús Arboleya: *La contrarrevolución cubana.* Editorial de Ciencias Sociales, La Habana, 2000, p. 41.

[57] Carlos Alzugaray: Ob. cit., p. 187.

> Él [Cantillo] llegó en un helicóptero, se reunió conmigo cerca de Palma Soriano [...] y le puse tres condiciones, porque insistía en venir a la capital. Le dije: "no vayas a la capital, no hace falta; subleve el Regimiento de Santiago de Cuba y le garantizo que el régimen no dura 24 horas". Yo quería buscar una salida elegante en vista de que Cantillo venía a parlamentar y reconocía que habíamos ganado la guerra, pero preguntando cómo la terminábamos [...] Entonces yo le pongo tres condiciones: primero, que no haya golpe de Estado en la capital; segundo, que no se permita escapar a Batista; tercero, que no se negocie con la embajada yanqui. Cantillo viene a La Habana y organiza las tres cosas: el golpe de Estado en la capital, la fuga de Batista y las conversaciones con la embajada yanqui [...].[58]

El cuarto intento de la CIA de oponer resistencia al Ejército Rebelde, según Paterson, "[...] giró en torno a Manuel Antonio (*Tony*) Varona, quien intentó 'tomar' Camagüey entrando ilegalmente al país por esa provincia con un cargamento de armas para sus 'seguidores' y se alojó en la casa principal del King Ranch para allí, con el apoyo de las tropas del ejército batistiano en la capital provincial, hacerse fuerte antes de que llegaran los combatientes rebeldes desde Oriente".[59] Según el investigador Jesús Arboleya: "La última de las tentativas la coordinó la CIA con Tony de Varona y José Miró Cardona, consistente en el envío de Varona con una expedición a Cuba. Varona

[58] Tomado de Luis M. Buch Rodríguez: *Gobierno Revolucionario Cubano: génesis y primeros pasos*. Editorial de Ciencias Sociales, La Habana, 1999, pp. 32-33. En cita al pie aparece que fue tomado de periódico *Granma*, La Habana, 1ro. de enero de 1993.

[59] Carlos Alzugaray: Ob. cit., pp. 187-188.

debía ponerse en contacto con un grupo de militares disidentes en Camagüey y asumir el mando de la provincia; pero [...] no encontró a nadie para hacer los contactos y presenció tranquilamente la caída de Batista en casa de su madre".[60]

Otro intento, patrocinado por el Departamento de Estado y la CIA para tratar de precipitar la salida de Batista y que una Junta Cívico-Militar contuviese a las fuerzas rebeldes, fue la utilización del empresario norteamericano William D. Pawley, quien amparado en sus relaciones con el dictador durante más de 30 años debía convencerlo —en entrevista con él realizada en los primeros días de diciembre— de entregar el poder a una junta con aquel fin.[61]

El 23 de diciembre, cuando la exitosa lucha en las montañas y llanos anunciaba la cercana debacle de la tiranía, el Consejo de Seguridad Nacional de Estados Unidos evaluó nuevamente la situación cubana. El director de la CIA, Allen Dulles, resumió con unas palabras lo que aquel gobierno había intentado hasta entonces: "Debemos evitar la victoria de Castro". En esa reunión, el presidente Eisenhower había juzgado como "esperanzadora" la alternativa de la "tercera fuerza".[62] Tres días después, el 26 de diciembre, muy disgustado, el presidente Eisenhower se quejó de que "[...] por una razón u otra, los elementos fundamentales de la situación en Cuba no se le habían presentado", y que "se requería una mayor coordinación"[63] en aras de impedir el triunfo rebelde.

[60] Jesús Arboleya: Ob. cit., pp. 41-42.

[61] Ver de la Comisión Taylor: *Memorandum for the Record. First Meeting of General Maxwell Taylor's Board of Inquiry on Cuban Operations Conducted by CIA, April 23 1961.*

[62] Department of State: Ob. cit., pp. 302-303.

[63] Ibídem, p. 311.

El investigador norteamericano, Thomas G. Paterson, demuestra la falsedad de aquellas palabras, ya que aunque ni la CIA ni el Departamento de Estado "le transmitieron la severidad e inmediatez de la crisis cubana, quizás porque creían que alguno de los complots contra Castro tendría resultado",[64] la indicación entonces dada por Eisenhower fue que no deseaba que "los detalles de las operaciones encubiertas fueron presentados al Consejo de Seguridad Nacional".[65] Los elementos expuestos muestran fehacientemente la enorme participación gubernamental norteamericana a través de la CIA para evitar el triunfo revolucionario en Cuba.

El 15 de noviembre de 1958 tuvo lugar una conversación entre el embajador norteamericano Earl Smith y Andrés Rivero Agüero, recién electo presidente en las espurias elecciones celebradas ese mes. Sin el menor recato, el Embajador informó al Departamento de Estado en la misma fecha que atendiendo a la conveniencia de aplicar medidas que posibilitasen el retorno a la normalidad constitucional, similares a las que en 1940 habían puesto coto a la inestabilidad provocada con la Revolución del 30, que Rivero Agüero trasladaba la idea de que "Fidel Castro debía ser asesinado o capturado".[66] Existen muchas posibilidades de que esta fuese la primera ocasión en que un importante funcionario norteamericano se hiciera eco de semejante proyecto. ¿Guardaría esto alguna relación con los planteamientos del presidente Eisenhower el 26 de diciembre de 1958, cuando orientó que no quería que los planes de la CIA para evitar el triunfo de la Revolución se expusiesen ni siquiera ante el cerradísimo coto del Consejo de Seguridad Nacional? Cualquiera que sea la

[64] Thomas G. Paterson: Ob. cit., p. 219.

[65] Department of State: Ob. cit., p. 254.

[66] Ibídem, pp. 279-281.

respuesta, lo que sí puede afirmarse es que el asesinato de Fidel Castro se convirtió en la más importante alternativa norteamericana para acabar con la Revolución en Cuba, como veremos más adelante.

Un mensaje enviado por el Departamento de Estado, el 8 de diciembre de 1958, a las embajadas estadounidenses en todo el hemisferio, nos muestra la frustración y la impotencia imperial en aquellos días. En él indicaba a sus diplomáticos que, en contactos "informales" con los principales funcionarios de sus países respectivos, trasladaran la apreciación norteamericana de la evolución de los acontecimientos en Cuba e hiciesen un llamado a "algún sentimiento de responsabilidad hemisférica en ocuparse de la deteriorada situación cubana, que ha creado problemas humanitarios y complicaciones internacionales".[67] Aquel patético llamado bien podía interpretarse como un estímulo a oídos receptivos para la ejecución de cualquier acción capaz de evitar el complicado proceso que podría poner en peligro la dominación yanqui en Cuba, después de la estruendosa caída de la tiranía batistiana que ya se vislumbraba. Constituía quizás, el antecedente más cercano a las futuras campañas intervencionistas que años después emprenderían en el mundo los propios norteamericanos con fines "humanitarios". Pero aún era pronto para una acción de este tipo.

La "negación plausible" los comprometía a otros cursos de acción más encubiertos y solapados. No resulta extraño que pocos días después, en pleno enero, transcurridos solo unos días desde el triunfo revolucionario en Cuba, la naciente contrarrevolución edificaba sus primeros rediles en territorio norteamericano, como La Rosa Blanca, mientras

[67] Carlos Alzugaray: Ob. cit., p. 178. El documento aparece en Department of State: Ob. cit., pp. 279-281.

que el sátrapa Rafael Leónidas Trujillo organizaba desde Santo Domingo una de las primeras operaciones de subversión y terror que se ejecutaría poco después contra la naciente Revolución Cubana, bajo la dirección de la CIA.

De acuerdo con estos elementos, puede afirmarse que 1958 no solamente dejó para la posteridad una cadena de triunfos del Ejército Rebelde y la fuga del tirano, sino la evidencia de una enorme frustración en el seno del gobierno norteamericano por no haber impedido el triunfo revolucionario en Cuba, así como las condiciones creadas para comenzar de inmediato los planes para eliminarlo.

El desenlace de ese enfrentamiento a favor de las fuerzas revolucionarias el 1ro. de enero de 1959 trajo consigo que el gobierno norteamericano intentara unificar a todas las fuerzas de la reacción bajo el mando de la CIA para restablecer el *status quo* anterior. Esta línea de análisis —que sitúa como polos de la lucha a Estados Unidos por un lado y en el otro extremo las fuerzas y anhelos populares cubanos— posibilita apreciar en su evolución a figuras que habiendo tenido una postura revolucionaria durante las luchas antimachadistas fueran utilizadas como una "tercera fuerza" para intentar evitar el triunfo rebelde encabezado por Fidel Castro en los años finales de la lucha contra Batista.

La hostilidad y la agresión después del Primero de enero de 1959

DETENER LA JUSTICIA REVOLUCIONARIA

La creciente hostilidad que se desplegó contra la naciente Revolución Cubana por el gobierno de Estados Unidos, desde los primeros días de enero, permite asegurar que no se trataba de hechos aislados, sino la continuidad de una colosal operación subversiva iniciada durante la derrotada tiranía batistiana. Causas objetivas han contribuido a oscurecer la percepción acerca de aquellos actos subversivos, realizados en la más estricta clandestinidad pero que respondían a la voluntad gubernamental de los vecinos del Norte para intentar frenar el proceso revolucionario y encauzar la marcha de los procesos políticos en una dirección que les resultase favorable.

Para la ejecución de las acciones clandestinas no se crearon estructuras especiales por parte de la CIA, sino se contó con las existentes, lo que ha llevado a algunos autores a afirmar, erróneamente, que nada extraordinario ocurrió entre ambos países en aquellos meses. Para los que piensen así, solo hay que recordarles que el centro de la CIA en La Habana rondaba la treintena de personas, y se utilizaba también la base de Miami, fuerzas suficientes —sin contar la del centro principal de la CIA, todavía en Washington—[1] para intentar una empresa como aquella.

No existe tampoco duda de que la jefatura máxima de la CIA —en lo que desempeñó un papel central el inspector general, Lyman Kirkpatrick— dedicaba una atención especial al tema cubano.

Aunque diversas razones impedían desenmascarar a los agresores, la jefatura de la Revolución percibía claramente las acciones como una conjura fraguada desde Estados Unidos para atenazar e impedir la marcha del programa por el que se había luchado. "Todas esas maniobras coinciden perfectamente con una serie de hechos que se han venido observando aquí desde el 1ro. de enero", decía Fidel Castro en una participación en el programa televisivo Ante la Prensa el 2 de julio de 1959, "Nadie debe olvidarse de las batallas que ha tenido que librar el Gobierno Revolucionario desde los primeros días, porque contra él se desataron todas las campañas imaginables".[2]

Un elemento básico en la conjura fue la enorme campaña propagandística desplegada para detener la aplicación de la justicia revolucionaria contra los torturadores y asesinos batistianos. No era suficiente brindar refugio y protección a los que habían ensangrentado al pueblo llenando de luto a la familia cubana. La opinión pública nacional exigía la aplicación de la justicia, por rigurosa que fuera, como único modo de dejar definitivamente atrás la etapa de *terrorismo de Estado* que caracterizó a la tiranía, y que la prensa, tras el triunfo, revelaba en toda su brutalidad. Un artículo de la más conocida revista semanal del país,

[1] En 1962 se trasladó para las nuevas edificaciones en Langley, Virginia.

[2] Fidel Castro: "Participación en el programa Ante la Prensa". Periódico *Revolución*, 3 de julio de 1959.

del 11 de enero, acompañado de numerosos ejemplos gráficos, reportaba:

> La dictadura de Fulgencio Batista no tiene comparación alguna [...] Después de la vergonzosa huida de Batista se van conociendo, día a día, nuevas páginas de horror. Aparecen cementerios particulares que los esbirros del régimen mantenían en lugares apartados, o en sus propios cuarteles; se conoce de más y más muertos y de nuevos métodos de tortura [...].
> Para esos verdugos no puede haber piedad. Para los que arrancaban uñas, sacaban ojos y partían huesos no puede alzarse una voz de conmiseración. Con cien vidas que tuviesen no pagarían las vidas que arrancaron ni la sangre que derramaron [...].[3]

Los pie de fotos no podían ser más elocuentes: mostraban "cepos de hierro con una abertura para introducir los dedos", acompañados de las "tenazas que desprendían una a una las uñas de los torturados"; de los calabozos de la policía de la ciudad de Santa Clara, "numerosos instrumentos de martirio", entre ellos, "la soga, el palo, el vergajo, hasta tenazas, aparatos para arrancar uñas, saca-ojos, rompe-huesos. Todo aparece en esta macabra colección".[4] Testimonios de sobrevivientes mostraban el clima de terror que había quedado atrás. No era propaganda gratuita. En las memorias del Inspector General de la CIA se habla sobre esto, al menos en dos oportunidades. Refiriéndose a su viaje de septiembre de 1958, expresó que era escéptico

[3] "Así torturaban los esbirros de Batista". Revista *Bohemia,* año 51, no. 2, 11 de enero de 1959, pp. 96 y 127.

[4] Ibídem, p. 96.

acerca de la práctica sistemática de torturas por la tiranía pero a la vez reflejó cómo en una conversación cambió de opinión:

> Ellos llevaban fotografías para probarlo, que habían sido tomadas por un médico a una mujer a la que había atendido. Era una maestra y había sido arrestada con uno de sus alumnos, sobre el que existían sospechas de que conspiraba contra el gobierno. Fueron enviados a prisión, donde fueron torturados. Ella fue severamente golpeada, hasta dejarla inconsciente. Fue liberada porque, por fortuna, su hermana tenía amigos de alto nivel en el gobierno, capaces de abrir las puertas de la prisión. El médico que la trató dijo que nunca había visto un cuerpo humano más maltratado [...] Las horribles lesiones en la mujer eran convincentes, al igual que los reportes de casos y más casos de hijos de prominentes familias [...] que habían sido arrestados y asesinados.[5]

En sentido opuesto al clamor general de justicia, al que con hipocresía el Inspector General aparentemente se adhiere en sus memorias aparecidas en 1968, Estados Unidos ofreció refugio seguro a los que escaparon y llegaron a sus costas y aeropuertos. Desde el 7 de enero de 1959 y en comunicaciones que se repitieron el 9, 12, 20 y 26 del propio mes, el Gobierno Revolucionario —amparado en los tratados bilaterales existentes— solicitó la detención y extradición de al menos 19 de los prófugos. La petición encontró oídos sordos en las autoridades de aquel país y, de inmediato, se inició una campaña propagandística que

[5] Lyman B. Kirkpatrick Jr.: *The Real CIA*. Ed. cit., pp. 168-169.

antes, ni por asomo, se había insinuado, cuando las torturas y crímenes de la tiranía habían alcanzado en 1958 un inusitado y dramático nivel. Desde los momentos previos al triunfo, la jefatura de la Revolución había asegurado al pueblo que no se vería en la necesidad de aplicar medidas extremas por sus manos, conjurando el fantasma de los hechos posteriores a la frustrada Revolución del 30. No la venganza sino la justicia sería la encargada de demostrar que estábamos en un proceso que se proponía romper con un pasado de oprobios e injusticias, y el mecanismo para lograrlo sería la Ley Penal de Cuba en Armas, vigente durante la Guerra de Independencia, y correspondería su aplicación a los Tribunales Revolucionarios.

"Una de las primeras medidas de la Revolución fue castigar ejemplarmente a los principales responsables de los crímenes cometidos por la tiranía batistiana. Los torturadores y asesinos, victimarios de incontables patriotas a lo largo de nuestra historia, jamás habían tenido que rendir cuenta de sus hechos. Este elemental acto de justicia, que reclamaba unánimemente nuestro pueblo, dio lugar a una feroz campaña de la prensa imperialista contra la Revolución".[6]

El gobierno norteamericano alentó una furibunda campaña internacional y arrastró tras de sí a destacadas figuras del Congreso, acusando al gobierno cubano de someter a la Isla a un baño de sangre.[7] La prensa estadounidense trasladaba a la opinión pública internacional una visión de caos interno, que pretendía contribuir a enajenar el apoyo

[6] Partido Comunista de Cuba: *Informe del Comité Central del PCC al Primer Congreso.* Departamento de Orientación Revolucionaria del CC del PCC, La Habana, 1975, p. 30.

[7] Entre estos políticos se encontraban Wayne Morse, presidente de la subcomisión de Relaciones Exteriores, los senadores John Sparkman, George A. Smathers y el representante Wayne Hayes, presidente de la subcomisión de la Cámara de Representantes para América Latina.

internacional al primer Gobierno Revolucionario. De esa campaña propagandística se hacían eco los más reconocidos exponentes del periodismo, y su posición privilegiada, en el control de las agencias noticiosas en el hemisferio, les posibilitaba la repercusión inmediata en la mayor parte de los países de la región, en los que las estaciones de la CIA pronto tendrían como una de sus respuestas el máximo respaldo a las campañas contra Cuba.[8]

La gravedad de tales acciones no escapaba a los dirigentes revolucionarios, y en una de las primeras muestras de la verdadera democracia que a partir de entonces caracterizaría a la Revolución, el 21 de enero de 1959, a través de la denominada Operación Verdad, una multitudinaria concentración popular presidida por Fidel Castro, en presencia de centenares de periodistas de todo el mundo, respaldaron inequívocamente, a mano alzada, las medidas de justicia que venían aplicándose.

La CIA apoyó la campaña de propaganda

Algo desconocido para nuestro pueblo constituye la participación protagónica que tuvo en aquella campaña propagandística la estación local de la CIA que operaba desde la embajada norteamericana. La seguridad cubana conoció muchos pormenores de la operación, algún tiempo después, cuando

[8] Según testimonio del antiguo oficial de la CIA, Philip Agee, pionero en el desenmascaramiento de las actividades de espionaje y subversión de la Agencia, el trabajo sobre los periodistas y la prensa era una de las prioridades de las estaciones en terceros países. Agee expone varios ejemplos de los procedimientos usados a finales de los años cincuenta e inicios de los sesenta para potenciar informaciones de interés o, en sentido contrario, reducir la cobertura de aquellas que no estuvieran interesadas en su divulgación. Ver Philip Agee: *Inside the Company: CIA Diary.* Penguin Books, London, 1975, pp. 78-79 y ss.

enfrentaba la intensa actividad ilegal de la estación y la de uno de sus principales agentes encubiertos dentro de Cuba, la ciudadana norteamericana residente Geraldine Shamma.[9]

A esta mujer se refieren Warren Hinckle y William Turner, basándose en sus declaraciones en 1975 al periodista Paul Meskil, del *New York Daily News,* donde narra los primeros años de la Revolución y el trabajo de la estación CIA en La Habana:

> Uno de los espías de la CIA que menos apariencia tenía de ello era Geraldine Shamma, viuda yanqui bien formada, oriunda de Boston, que se había casado con un millonario tabacalero. Durante algunos años, Shamma mantuvo una residencia cerca de la costa, en el elegante barrio de Miramar, en La Habana. Después de la Revolución, en frecuentes ocasiones departió con funcionarios del gobierno. Con el decursar del tiempo, las charlas de cóctel se tornaron en desafectas al régimen [...] Su oficial de caso de la CIA en la embajada [era] el mayor Robert Van Horn.[10]

Un agente de la seguridad cubana, estrechamente relacionado a Shamma en enero de 1960, comentaba: "Ella nos dijo que había comenzado a conspirar desde los primeros días de enero de 1959 [...] tenía contactos con el doctor Arístides Dacosta, el cual había sido abogado defensor de algunos de los criminales de guerra [...] se hacía pasar por secretaria del doctor Dacosta [...]".[11] Tiempo después

[9] Caso Ópera. Archivos del MININT.

[10] Warren Hinckle and William Turner: Ob. cit., p. 49. Citan como fuente a Paul Meskil: "In Havana, Rooms Under the Pool", *New York Daily News,* New York, 20 de junio de 1975.

[11] Expediente del Caso Ópera. Archivos del MININT.

se obtendrían nuevos detalles. "Se pudo conocer que obtenía fotos de las ejecuciones de criminales de guerra y otros datos [...] los cuales envió a las oficinas de la AP, que los remitía a los periódicos [norte]americanos [...] También, que ella misma fue quien preparó la mayor parte de los artículos aparecidos en las revistas *Time* y *Life*".[12]

Aquellos artículos no elaborados de buena fe por un periodista honesto y objetivo, sino provenientes de la malintencionada óptica de quienes trabajaban sin descanso para evitar la supervivencia de la joven revolución, lograron un profundo impacto en la prensa de todo el continente.

Geraldine Shamma destacó también en la organización de planes de atentado a dirigentes revolucionarios y en el traslado clandestino a las bases de entrenamiento en el exterior de cabecillas contrarrevolucionarios.[13] Organizó el alojamiento en Miami de los reclutas contrarrevolucionarios que luego fueron enviados a los campos de entrenamiento en Centroamérica; mantuvo contactos con organizaciones terroristas en Miami, incluidas las de origen batistiano;[14] realizó otras tareas de enlace de la CIA en nuestro territorio y tuvo estrechos vínculos con la denominada "conspiración trujillista", sobre la que hablaremos después. Fue detenida a finales de 1960, juzgada por su actividad de espionaje y subversión en la causa 651 y condenada a prisión, en la que no llegó a cumplir la pena impuesta. Por razones humanitarias fue excarcelada a inicios de 1963 y marchó a Estados Unidos.

[12] Ídem.

[13] De ahí el título del reportaje sobre ella aparecido en el *New York Daily News* citado: escondía a estas personas, hasta su salida, en dos habitaciones camufladas que poseía debajo de la piscina de su residencia.

[14] En particular, el denominado Movimiento de Recuperación Revolucionaria de los Comandantes (MRRC), un desprendimiento del MRR creado por Manuel Artime.

Aquella primera campaña de propaganda subversiva nunca decayó, y continuó siendo desenmascarada en numerosas oportunidades por los principales dirigentes revolucionarios.

El fantasma del comunismo

El anticomunismo fue la principal bandera de lucha para impedir la unidad de las fuerzas revolucionarias. Fue la tiranía de Batista quien la utilizó primero contra las fuerzas rebeldes y el movimiento insurreccional. Documentos desclasificados norteamericanos de aquella etapa, muestran los frenéticos esfuerzos por descifrar las posiciones comunistas en el movimiento revolucionario y el minucioso rastreo sobre cualquier antecedente de este carácter en sus principales líderes.

Los primeros agentes enemigos —reclutados por la CIA— que penetraron los medios revolucionarios tenían este objetivo entre sus principales misiones. Puede citarse la petición del Departamento de Estado en enero de 1958 a sus embajadas en La Habana, Colombia, Argentina, Guatemala, México, El Salvador, Costa Rica y el consulado en Santiago de Cuba, en la que se solicitaba una caracterización política de Fidel Castro,[15] y en febrero de ese año del comandante Ernesto Guevara.[16] Otro de los documentos, firmado por el secretario de Estado, Foster Dulles, dirigido a la embajada norteamericana en La Habana el 2 de julio de 1958, demandaba un estudio especial

[15] Department of State: Ob. cit., document 18, *Despatch From the Consulate at Santiago de Cuba to the Department of State,* pp. 30-36.

[16] Department of State: Ob. cit., document 25, *Despatch From the Embassy in Cuba to the Department of State,* pp. 46-48.

sobre el aparente incremento de la influencia comunista en líderes potenciales del movimiento revolucionario, partidos políticos, círculos estudiantiles e intelectuales, movimiento obrero y medios de comunicación. Y, según se expresaba, debía realizarse "en consulta con las agencias norteamericanas apropiadas" [léase CIA].[17] Otro memorando dirigido al Secretario Asistente de Estado, elaborado a finales de septiembre de 1958, se refería también a la "penetración comunista" en el Movimiento 26 de Julio.[18]

El anticomunismo fue retomado con fuerza desde enero de 1959 por el gobierno norteamericano para incrementar la campaña de aislamiento internacional que se iniciaba. En medio del ambiente político provocado por la guerra fría,[19] la acusación de "comunista" era el peor de los anatemas, no así el anuncio de acciones de fuerza para acabar con cualquier gobierno que fuera acusado como tal. Esa acusación había contribuido decisivamente al derrocamiento de Jacobo Arbenz en 1954. Era un arma probada en el combate

[17] Department of State: Ob. cit., document 77, *Instruction From the Department of State to the Embassy in Cuba,* pp. 124-125.

[18] Department of State: Ob. cit., document 135, *Memorando From the Chief of the Division of Research and Analysis for American Republics (Wardlaw) to the Assistant Secretary of States for Inter-American Affairs Special Assistant (Hill),* pp. 216-217.

[19] Los documentos básicos de su política anticomunista en el continente, impuestos por el gobierno norteamericano, habían sido hasta entonces la Resolución XXXII, *La preservación y defensa de la democracia en América,* de la Novena Conferencia de Estados Americanos, de Bogotá, marzo-mayo de 1948; la Resolución III, *Cooperación militar interamericana,* de la Cuarta Reunión de Consulta de los Ministros de Relaciones Exteriores de los Estados Americanos, en Washington, el 7 de abril de 1951; y la *Declaración de solidaridad para la preservación de una política de integridad de los estados americanos contra la intervención del comunismo internacional,* en la Décima Conferencia Interamericana, en Caracas, el 28 de marzo de 1954, directamente enfilada contra el gobierno de Jacobo Arbenz en Guatemala, que contribuyó decisivamente a su aislamiento.

contra cualquier gobierno o persona que abrazara las ideas del progreso y la independencia frente a Estados Unidos. Ello puso de moda que "la acusación de comunista fuese lo que se utilizase contra el gobierno que se quisiese derrocar o la postura o demanda política que se quisiese reprimir".

La profunda orientación de la Revolución hacia el socialismo se derivaba de la formación marxista de algunos de sus líderes y del análisis de la realidad socioeconómica que vivía el país —expuesta magistralmente en el juicio por los sucesos del Moncada. "La gravedad de los males de la sociedad cubana determinaron la opción socialista, como una solución de fondo".[20]

En el *Informe Central del Primer Congreso del Partido,* el Comandante en Jefe Fidel Castro expresó:

> Ya desde los primeros meses de la Revolución el imperialismo y la reacción, acudiendo a los métodos clásicos, lanzaron una feroz campaña anticomunista apoyada por todos los medios de divulgación, que estaban todavía en sus manos. El arma del anticomunismo fue empleada a fondo para confundir a las masas cuando eran débiles todavía políticamente; con ello esperaban dividir al pueblo, a las organizaciones revolucionarias y al propio Ejército Rebelde, restar apoyo al gobierno y alentar las corrientes reaccionarias. Pero la confianza del pueblo en la Revolución, la autoridad política de sus dirigentes, el firme espíritu de unidad revolucionaria y sobre todo los hechos y las medidas incuestionablemente justas de la Revolución, fueron factores que ayudaron tremendamente a derrotar

[20] Luis M. Buch Rodríguez y Reinaldo Suárez Suárez: *Otros pasos del Gobierno Revolucionario Cubano.* Editorial de Ciencias Sociales, La Habana, 2002, p. 95.

esta peligrosa maniobra que, de prosperar, habría dado al traste con el proceso revolucionario.[21]

Luis M. Buch expresó en sus memorias "[...] que la acusación de comunista era en extremo peligrosa. Había servido para combatir a políticos tan dispares como Gamal Abdel Nasser, Rómulo Betancourt o Jacobo Arbenz. La reacción acusó de comunistas, por igual, a Guiteras y a Grau San Martín, separados por abismos ideológicos. Era una poderosa y manida arma, de la que convenía protegerse [...]".[22]

Mientras la campaña propagandística de Estados Unidos, que tomaba como pretexto el ajusticiamiento de los criminales de guerra, pretendía hacer creer que el caos y la anarquía se habían apoderado del país, el anticomunismo estaba enfilado a combatir la radicalización de la Revolución, sembrando la división entre sus filas y sumando a la naciente contrarrevolución a los reaccionarios, a los que solo aspiraban a reformas, a los que no pudieron apuntalarse como "tercera fuerza" a finales de 1958 y ahora gustosos se aprestaban a hacer el juego al imperialismo. Estas eran las nuevas "piezas" disponibles con que contaba la CIA para enfrentar la Revolución. A esta brutal campaña anticomunista se sumaban las presiones económicas perpetradas contra Cuba en aquellos primeros meses de 1959, que perseguían, según reconoció posteriormente un importante funcionario del Departamento de Estado, "fortalecer a los moderados con la esperanza de que la extrema izquierda pudiera ser desacreditada o empujada a un lado".[23]

[21] Partido Comunista de Cuba: *Informe del Comité Central del PCC al Primer Congreso.* Departamento de Orientación Revolucionaria, Editora Política, La Habana, 1975, pp. 34-35.

[22] Luis M. Buch Rodríguez y Reinaldo Suárez Suárez: Ob. cit., p. 95.

[23] Department of State: Ob. cit., document 328, *Cuban Economic Prospects, 1959 and Proposed U. S. Action,* pp. 546-551.

Entre las medidas se encontraban: declaraciones amenazantes sobre la suspensión de la cuota azucarera en el mercado norteamericano; la negativa al otorgamiento de un empréstito solicitado por el Banco Nacional de Cuba para estabilizar las finanzas internas; el otorgamiento al Presidente por el Congreso —el 8 de julio de 1959— de mayores facultades para suspender la ayuda a los países que confiscaran propiedades norteamericanas sin justa compensación.

Pero aquello no se lograría tan solo a través de la diplomacia. ¿A qué "otras operaciones" se referían los gobernantes norteamericanos en una fecha tan temprana? La respuesta se encuentra en un insólito documento desclasificado, casi desconocido en nuestro país, del 14 de abril de 1959, titulado "Crecimiento del comunismo en Cuba", enviado por la embajada de Estados Unidos en La Habana al Departamento de Estado. Uno de sus principales redactores había sido James Noel, el jefe de estación CIA.[24] La elaboración de un plan de este tipo parece haberse derivado de la reunión 400 del Consejo de Seguridad Nacional, del 26 de marzo, ocasión en que el director de la CIA se explayó en lo referido al ascenso en Cuba de las posiciones más radicales, y según fuentes del Departamento de Estado, aquel parece ser el momento referido por el presidente Eisenhower, en sus memorias, en que "pocas semanas después del arribo de Castro a La Habana" comenzaron "a examinar medidas que pudiesen ser eficaces para frenar a Castro", citadas más atrás.

[24] Department of State: Ob. cit., document 278, *Despatch From the Embassy in Cuba to the Department of State*, pp. 458-466.

La ofensiva "anticomunista" de la primavera de 1959

Los gobernantes norteamericanos optaron por la guerra abierta contra lo que pudiera oponerse a su esquema de dominación política en Cuba, utilizando como pretexto la cruzada contra el comunismo. El documento, "Crecimiento del comunismo en Cuba", luego de una breve introducción sobre la situación política imperante descrita como crítica y desfavorable hacia los intereses norteamericanos en el país, ponía al descubierto un vasto plan de influencia sobre la sociedad cubana, mediante el uso de medios y métodos de trabajo típicamente subversivos, que nada tenían que ver con la actividad diplomática de una embajada en un país extranjero. Sin lugar a duda, las más escandalosas conjuras del anticomunismo en Cuba en aquel primer período tuvieron su origen en el espíritu de ese documento —cuyo tránsito posterior por las instancias de gobierno son aún desconocidas pues no ha sido desclasificado—, que inauguraba una oscura página de guerra sucia contra nuestro pueblo. Algunos sucesos que tendrían lugar poco después, como la utilización del traidor Pedro Luis Díaz Lanz en la campaña anticomunista organizada en el Subcomité de Seguridad Interna del Senado que investigó la "penetración" comunista en Cuba; la incorporación del presidente provisional, Manuel Urrutia, en los planes contrarrevolucionarios; la frustrada conspiración fraguada entre el dictador Trujillo y la CIA, a mediados de 1959, la convocatoria de la Quinta Reunión de Consulta de Cancilleres de países miembros de la OEA en agosto de 1959 coincidente con la invasión trujillista por Trinidad, aniquilada el 13 de agosto y finalmente la sedición del traidor Huber Matos en Camagüey, formaban parte de aquella ofensiva anticomunista.

Aquel documento del 14 de abril de 1959, al que podemos identificar como uno de los principales lineamientos rectores de la subversión contra Cuba en 1959, consignaba 10 aspectos básicos, incluido un grupo de "Propuestas para combatir el comunismo". Se iniciaba con una evaluación política sobre el Partido Socialista Popular y la "presencia comunista" en el primer Gobierno Revolucionario y en las Fuerzas Armadas Revolucionarias. Situaban como comunistas en este último sector a figuras como los comandantes Raúl Castro y Ernesto Che Guevara. En este punto aludían a una cierta "benevolente tolerancia" de Fidel Castro, al que se reconocía como "indisputada cabeza del Gobierno Revolucionario", quien permitía que los comunistas comenzasen a manifestarse a la luz del día.

A las "drásticas medidas económicas y sociales", como calificaban a las múltiples medidas populares impulsadas por la Revolución desde los primeros días, se les atribuía también una marcada influencia comunista, sin dejar de reconocer que podrían, no obstante, obedecer al "fervor revolucionario". "La similitud de los objetivos comunistas y los revolucionarios en esta coyuntura", expresaba el documento, "favorece los esfuerzos comunistas, y en la atmósfera de tolerancia prevaleciente el movimiento comunista está creciendo y fortaleciendo su influencia".[25]

Otro de los aspectos que mayor preocupación suscitaba entre los norteamericanos era la supuesta posición de neutralidad que apreciaban en el gobierno ante el "conflicto Este-Oeste" —corazón de la guerra fría. El más importante ejemplo encontrado se refería a los intentos mostrados por el expresidente costarricense José Figueres, en un discurso en la capital cubana el 22 de marzo de 1959, en que "urgía al gobierno revolucionario cubano en la necesidad de tomar partido firmemente en el lado de Estados Unidos y del mundo libre", lo que había sido rechazado por Fidel Castro y otros oradores presentes en aquel acto.[26]

[25] Ibídem, p. 460.

[26] José Figueres es reconocido en las memorias de algunos de los más importantes oficiales de la CIA que trabajaron contra Cuba en aquellos años como

Otro aspecto abordado era el referido a la "gran presencia comunista" en el movimiento obrero cubano, tanto entre los principales cargos dirigentes en la Confederación de Trabajadores Cubanos como en importantes sindicatos en provincias, aunque desconocían, de los 1 800 sindicatos existentes en todo el país, cuántos eran controlados por los comunistas.[27] El documento abundaba en este tema: "En La Habana los representantes de los comunistas dentro de la clase obrera son resistidos por la Juventud Obrera Católica (JOC), pero fuera de La Habana esa organización no tiene fortaleza. La Organización Regional Interamericana de Trabajadores (ORIT) y la Confederación Internacional de Sindicatos Libres (ICFTU) no han hecho progresos con el movimiento revolucionario dentro de la clase obrera, y no existen relaciones entre la CTC y la AFL-CIO".[28]

El quinto aspecto era el análisis de "la presencia comunista" dentro de los medios de comunicación masiva. Resaltaba la comunidad de enfoques entre el periódico más directamente relacionado con el gobierno, el diario *Revolución*, y el periódico *Hoy*, órgano de los comunistas cu-

---

un agente, implicado firmemente en las acciones contrarrevolucionarias. Howard Hunt, que dirigió a inicios de 1960 la creación del "frente externo" contrarrevolucionario —el Frente Revolucionario Democrático— en la operación que concluyó en Girón, se refería a él como "nuestro agente Pepe", que infructuosamente trató que el FRD trabajara contra Cuba desde Costa Rica. David Atlee Phillips, aunque no lo menciona como agente, sí hace referencia a una relación más o menos fuerte establecida con él. Esto tiene una importancia extrema, y lo debemos recordar cuando nos refiramos a Huber Matos, a quien "apoyó" en 1957 durante su exilio en Costa Rica. Allí pudo haberse iniciado la relación de Matos con la CIA.

[27] En este tipo de comentario se aprecia el contenido de la fuerte actividad de espionaje que sobre todos los aspectos de la vida social desarrollaba la estación de la CIA en sus embajadas en todo el mundo.

[28] Department of State: p. 461. La *American Federation-Labor-Union of Industrial Organization* (AFL-CIO) es la más fuerte organización sindical norteamericana.

banos. Cuestionaba la presencia de otras publicaciones de corte marxista como la revista *Mella* y *Fundamentos,* distribuidas en "nuevas y grandes ediciones", y *Carta Semanal,* el semanario comunista clandestino durante la lucha contra la tiranía y que continuaba siendo un vehículo de propaganda. Señalaban que la mayor parte de la "prensa responsable" —entiéndase la controlada por las fuerzas no revolucionarias— no era comunista, pero el "anticomunismo" era interpretado como "proamericanismo" y no resultaba muy popular, y "dada la similitud entre el programa comunista y el revolucionario, las críticas al comunismo corren el riesgo de ser denominadas contrarrevolucionarias". Denunciaban que otras estaciones de radio y de televisión rehuían "programas fuertemente anticomunistas o pronorteamericanos".[29]

El documento criticaba con agudeza el ambiente en el espacio cultural y razonaba que en Cuba la actividad comunista en estos medios siempre había sido fuerte, y ni siquiera bajo la dictadura de Batista había podido ser eliminada. Prestaba atención a la situación en el Instituto Nacional de Cultura, el Ministerio de Educación —había incluido comunistas en la comisión que debía reelaborar los textos de historia—, la Sociedad Cultural Nuestro Tiempo, entre otras. Según su razonamiento, en los programas culturales de la fortaleza de La Cabaña se realizaba una "inyección de marxismo" y se valoraba negativamente la lectura ante la tropa, por el "poeta comunista Nicolás Guillén", de su poema *Little Rock,* referido a la discriminación racial en Estados Unidos. El ascenso de la influencia comunista entre los estudiantes universitarios se incrementaría en la FEU al emerger de las elecciones. Se suscribía como un ejemplo negativo que al intelectual Juan Marinello, uno

[29] Ibídem, p. 462.

de los líderes comunistas, se le posibilitase retornar a su plaza de profesor.

Como "grupos revolucionarios menores" catalogaba al Directorio Revolucionario —haciendo resaltar el llamado de su principal dirigente, Faure Chomón, en un discurso el 13 de marzo de 1959, al reconocimiento de los países socialistas—, a la Organización Auténtica y al II Frente Nacional del Escambray. La Iglesia accionaba para resistir la ampliación de las ideas del comunismo pero, a excepción de lo que hacía la Juventud Obrera Católica, no era muy efectiva. Esto, a su juicio, se derivaba tanto de la estrecha similitud entre las actividades revolucionarias y las comunistas, como de la poca disposición de importantes representantes de la iglesia a retar el programa revolucionario, y citaba la prohibición de programas de instrucción religiosa entre las filas de las fuerzas armadas.

Bajo el epígrafe de "Razones del éxito de los comunistas" se resumía lo expuesto, y se llegaba a la conclusión de que las ideas de los comunistas estaban a la cabeza en importantes campos debido a su cooperación para derrotar la tiranía batistiana, lo que les ganó el derecho a actuar abiertamente después del triunfo. No existía "oposición a las ideas de Fidel Castro" sino, al contrario, mucha coincidencia en los objetivos del radical programa económico y social de la Revolución y el defendido por los comunistas, además de la posibilidad de situar cuadros capaces, por ejemplo, en el campo obrero.

El último punto del documento contenía las propuestas para "combatir el comunismo", mediante un programa ilegal e injerencista contentivo de 16 medidas, que aspiraban al fortalecimiento de una contrarrevolución naciente, descritas como "cursos de acción para ganar la confianza del Gobierno Revolucionario, fortalecer los elementos anticomunistas en el país y debilitar la influencia comunista".[30]

[30] Ibídem, p. 458.

La primera de aquellas medidas rezaba con cinismo: "El gobierno de Estados Unidos debe mantener una línea amistosa y positiva hacia Cuba, Castro y los objetivos de la Revolución, pero al mismo tiempo inflexible hacia el comunismo".[31] Resultaba increíble semejante afirmación en boca de quienes solo unos meses antes, en diciembre de 1958, apostaron decididamente por "evitar la victoria de Castro" y enfrentaban activamente al movimiento revolucionario mientras apuntalaban con saña la sangrienta tiranía o buscaban afanosamente una "tercera fuerza" para mantener indefinidamente su estado de dominación neocolonial. ¿Quién podía creer en aquella "positiva y amistosa línea hacia Cuba, Castro y los objetivos de la Revolución"? Pero el gobierno norteamericano intentaba atraer a su órbita el naciente proceso con la esperanza de engañar o comprar a sus principales dirigentes, tratar de influir para que la Revolución misma fuese traicionada desde el poder y frustrar las ideas más revolucionarias.[32]

[31] Ibídem, p. 464.

[32] A modo de antecedente, según Luis Suárez Salazar, en su obra *Madre América. Un siglo de violencia y dolor (1898-1998)*, desde abril de 1952 el gobierno norteamericano había tenido que enfrentar la "[...] potente revolución popular en Bolivia", cuando "a pesar de sus inconsistencias políticas y ante la presión popular se nacionalizaron las riquezas mineras que estaban en manos de los 'Barones del estaño', se atendieron diversas vindicaciones de los trabajadores mineros y se inició una reforma agraria que entregó importantes [...] extensiones de tierra a la población campesina e indígena", radicalismo que también tuvo su expresión en la sustitución del ejército profesional "por una milicia popular, en la que tenían una fuerza decisiva los combativos trabajadores mineros". Aquello provocó un "férreo bloqueo de las ventas de estaño al mercado mundial", así como un "[...] potente cerco político, diplomático, económico y militar tendido por Estados Unidos contra la Revolución boliviana de 1952". "Ese aislamiento fue cercenando rápidamente el aliento antioligárquico y antimperialista de aquella insurrección popular", comenzándose a desmantelar todas las medidas revolucionarias aplicadas, y con rapidez los egresados de las escuelas militares comenzaron

Solo unos días antes, el 19 de febrero de 1959, había sido nombrado Philip Bonsal como el nuevo embajador norteamericano en Cuba, recién liberado de sus funciones como embajador en Bolivia, quien asumía el nuevo cargo con la reputación del que "sabe lidiar con procesos revolucionarios". Según algunos de los más autorizados conocedores de la política norteamericana de entonces, con su arribo a La Habana, el gobierno de Estados Unidos intentó promover dentro de Cuba una política reformista, sobre el supuesto de que "Estados Unidos estaba dispuesto a aceptar reformas socioeconómicas", a todas luces encaminada a favorecer este nuevo enfoque. "Y fue precisamente para llevar a vías de hecho una política de ese tipo que Philip Bonsal fue enviado como embajador. Él hizo un verdadero esfuerzo para establecer relaciones con los nuevos líderes de Cuba e indicarles que era receptivo hacia aquellas reformas [...]".[33] Pero aquella política de reformas socioeconómicas propuesta por Washington estaba condicionada por el abandono de los principios y objetivos por los que se había luchado hasta ese momento y, por tanto, no eran negociables.

---

a recibir entrenamiento por militares norteamericanos en la Zona del Canal, un nuevo Código de Minería entregó nuevamente a los monopolios norteamericanos —con excepción del estaño— las inmensas riquezas minero-energéticas del país "[...] aplicó un draconiano plan de estabilización económica [...] continuaron realizándole diversas concesiones a Estados Unidos tanto en materia de política interna [...] como en todos los dominios de la política internacional [...]", que trajo como consecuencia que "[...] ya en el año 1956, comenzó a evidenciarse la traición de buena parte de los postulados revolucionarios, la corrupción, así como el acelerado fortalecimiento de los contenidos pequeñoburgueses, 'desarrollistas', racistas y reformistas presentes en la ideología de los principales dirigentes [...]". Luis Suárez Salazar: Ob. cit., pp. 205-206, 219-220, cita a Raúl Ruiz González: *Bolivia, el Prometeo de los Andes.* Ediciones Venceremos, La Habana, 1964, pp. 105-106.

[33] Wayne S. Smith: *The Closest of Enemies.* Norton and Company, New York, 2000, p. 47.

La segunda medida consistía en "Realizar política de acercamiento amistoso entre funcionarios de la embajada y empresarios norteamericanos residentes en Cuba hacia ministros del gobierno y otros órganos oficiales, con manifestaciones de simpatía hacia el programa agrario, lucha contra la corrupción, industrialización del país y otros, pero trasladando con fuerza que el crecimiento del comunismo no se toleraría".[34] Resultaba evidente que aquellos acercamientos estaban dirigidos en gran medida hacia las figuras más cercanas a Estados Unidos en cargos oficiales o tecnócratas agazapados en posiciones gubernamentales u otros órganos de poder. "Muchos no querían tanta revolución en Cuba", escribió en sus memorias el entonces ministro de la Presidencia en el Gobierno Revolucionario, Luis Buch, refiriéndose a muchos de aquellos políticos reformistas aún insertados en el gobierno "Enfrentados a medidas revolucionarias que transformaban radicalmente la sociedad cubana, hallaron escudo en diversos subterfugios para oponerse o combatir las medidas más profundas adoptadas por el Gobierno Revolucionario".[35]

La tercera medida promovida por la embajada y su estación local de la CIA era: "intentar aislar a Castro de la influencia comunista a su alrededor. Una campaña de prensa debe ser estimulada para frenar el acceso de comunistas a posiciones de importancia". La cuarta incorporaba: "hacer públicas las actividades de los comunistas a través de la prensa de Cuba, Estados Unidos y del 'mundo libre'".[36] El anticomunismo que caracterizó la actuación de la prensa burguesa de aquellos días dentro del país no era solo el

[34] Department of State: Ob. cit., p. 464.

[35] Luis M. Buch Rodríguez y Reinaldo Suárez Suárez: *Otros pasos del Gobierno Revolucionario Cubano*. Ed. cit., p. 94.

[36] Department of State: Ob. cit., p. 464.

resultado de una posición independiente basada en criterios opuestos a la Revolución, sino que en muchos casos obedeció a la activa influencia o al mandato expreso de la embajada norteamericana, como parte de aquella política agresiva puesta en práctica desde los albores del triunfo revolucionario.

También se proponía "estudiar los objetivos y métodos de los comunistas y los del Movimiento 26 de julio, con el propósito de descubrir las diferencias entre ellos", con el objetivo de "exponerlas y magnificarlas". Aquello era expresión del trabajo de influencia negativa en aras de sembrar la desunión dentro de las filas revolucionarias. Otras medidas pretendían desacreditar las ideas marxistas o exacerbar el diferendo entre ambos países: "hacer llegar a editores y editoriales, abierta o encubiertamente, materiales con antecedentes de la 'naturaleza conspirativa de la internacional comunista'" o "Preparar *dossier* con los avances comunistas, personas sindicadas como comunistas o elementos afines, así como de las expresiones de Castro sobre el comunismo para contrastarlas con sus manifestaciones sobre Estados Unidos". Otras perseguían fortalecer ante la población el prestigio e influencia de políticos "moderados" que giraban bajo su influencia o eran proclives a esta, en particular a "Felipe Pazos, Rufo López Fresquet, Justo Carrillo, Ramón Barquín y otros".[37]

No podía faltar en un programa subversivo como este las tareas dirigidas a "engrandecer" la imagen norteamericana mediante el programa de visitas de líderes a Estados Unidos para trasladar una visión más positiva de la nación del Norte y contrarrestar influencias opuestas; contribuir en el otorgamiento de visas para que personas de ideas antico-

[37] Ibídem, p. 465.

munistas pudieran visitar el país; hacer llegar literatura del servicio informativo de Estados Unidos (USIS) por medio de funcionarios de la embajada a figuras gubernamentales importantes; expandir los esfuerzos de la USIS hacia las provincias del interior, creando salas de lectura en Santa Clara y Santiago de Cuba, y trabajar para el eventual establecimiento de *centros binacionales* en ambas ciudades; estudiar las acciones del gobierno cubano para compararlas con lineamientos comunistas para su utilización propagandística ante auditorios interesados; así como "crear fricciones" entre Fidel Castro y los comunistas cubanos. Una medida de comprometimiento público en la esfera internacional se encaminaba a "intentar, a través de la OEA y diplomáticos latinoamericanos, bajo la más discreta publicidad, que el gobierno cubano confirmara su adhesión a las resoluciones anticomunistas de Bogotá, Washington y Caracas".[38]

Pero la medida más ofensiva era sin duda la que instaba a "Fortalecer las posiciones de elementos anticomunistas en sus esfuerzos contra el comunismo en los siguientes objetivos: el gobierno, las fuerzas armadas, sindicatos, prensa, escritores, radio y televisión, partidos políticos y grupos de acción, la Iglesia Católica y entre los estudiantes". No es necesario un gran acopio de imaginación para representarnos a decenas de integrantes de la embajada norteamericana —contaba a principios de 1959 con más de 300 funcionarios y empleados, incluidos los más de 30 oficiales y colaboradores de la estación de la CIA— en un frenético acercamiento y estudio de personas en los ámbitos descritos, intentando atraerlos a sus posiciones anticomunistas, instigándolos, influyendo, conspirando abiertamente o reclutando para la nueva cruzada contrarrevolucionaria a los más vulnerables ideológicamente. La embajada norteamericana

[38] Ibídem, p. 466.

se erigió en el estado mayor de la contrarrevolución, moviéndose entre los integrantes del gobierno revolucionario o las fuerzas armadas, donde todavía existían elementos reformistas o militares del antiguo régimen o traidores que podrían atraerse; en los sindicatos, corazón del movimiento obrero; en la prensa, los escritores, la radio y la televisión, todos ellos creadores y transmisores de ideología; en el seno de los partidos políticos tradicionales, impedidos de su participación en la vida política por la complicidad con la tiranía; entre los empresarios, industriales y latifundistas; entre los estudiantes, sobre todo de colegios elitistas de la burguesía, así como en las instituciones y colegios religiosos bajo el control de la Iglesia Católica, con influencia en la población y en particular entre las capas más acomodadas.

Esta medida coronaba todo un esquema dirigido a la desestabilización interna, con todos los ingredientes de un proceso paulatino de golpe de Estado bajo el pretexto de "combatir el comunismo". No se trataba solo de fabricar estados de opinión contrarios a la máxima dirección revolucionaria, crear campañas de prensa para boicotear el trabajo de determinados líderes, atizar las controversias políticas entre revolucionarios y moderados, desacreditar a los tildados de "comunistas", frenar las medidas más populares, exacerbar tensiones o crear fricciones. El propósito era, además, como se definió con toda claridad, fortalecer el anticomunismo en los principales sectores sociales y de gobierno del país, lo que equivalía a luchar contra las ideas más revolucionarias, frenar la radicalización del proceso y desplazar a las fuerzas revolucionarias del poder. No eran simples consignas sino un llamado a la acción bajo el disfraz del anticomunismo, a menos de cuatro meses del triunfo revolucionario.

El gobierno de Estados Unidos no ha desclasificado aún el curso seguido por aquel documento una vez recibido por el Departamento de Estado, pero las acciones realizadas por la embajada demuestran que fue cumplido escrupulosamente.

Según informaciones aportadas por el agente encubierto de la CIA, John M. Espiritto, existen elementos que permiten establecer algunas similitudes entre las propuestas para "combatir el comunismo", contenidas en el documento y la Operación Corazón Rojo, denominada así por la CIA y que se inició a principios de 1959. Según esta fuente, la agencia contaba para esta operación con personal reclutado en las logias masónicas y otras instituciones "fraternales" como los OldFellows, el Club de Leones y el Club de Rotarios, el medio artístico y otras denominaciones religiosas católicas y protestantes. Sus objetivos estaban dirigidos al estudio y posible reclutamiento de dirigentes del Gobierno Revolucionario, alentar descontentos, obtener información de inteligencia, establecer vínculos conspirativos con personas desafectas políticamente y apoyar y financiar acciones subversivas en el Escambray. Según los datos disponibles, la operación creó condiciones para brindar mejores posibilidades de clandestinidad a sus agentes, eliminando el trabajo en grupos y compartimentando el trabajo de las redes de espías que fueron creándose. Organizó los enlaces directos con la Agencia, mediante plantas transmisoras y facilitó la comunicación de sus agentes locales a través de algunas embajadas de países de Europa, una vez que la estación local de la CIA se marchó de Cuba en enero de 1961. Esta operación se descontinuó inmediatamente después de los hechos de Playa Girón.[39]

El fracaso de los "tres mosqueteros" del Imperio

Los antecedentes expuestos ofrecen el hilo conductor que permitirá apreciar con toda claridad la escalada

[39] Expediente personal de John Meckples Espiritto, CIHSE, 2005.

contrarrevolucionaria que, tomando como bandera el fantasma del comunismo, cobró cuerpo en tres casos ocurridos entre julio y octubre de 1959: la traición del exjefe de la Fuerza Aérea Rebelde, Pedro Luis Díaz Lanz; la del presidente provisional de la república, Manuel Urrutia Lleó; y el levantamiento sedicioso organizado por Huber Matos en la provincia de Camagüey.

Analizar estos casos por separado, fuera del contexto político o social en que se produjeron, en medio de la intensa actividad operativa de penetración que desplegaba la CIA dentro de las estructuras militares, gubernamentales y en toda la sociedad cubana desde la embajada yanqui, e incluso desvincularlo de otras maniobras desestabilizadoras de envergadura que se organizaban paralelamente contra la Revolución, en particular la conjura trujillista, contribuirían a una errónea percepción de su verdadero significado. Creemos firmemente que estos hechos eran parte de un todo. Sus actores escenificaban una trama manejada tras bambalinas desde el trono imperial en Washington, como parte de la guerra sucia que se iniciaba contra nuestro pueblo.

El enfoque dado con mucha frecuencia por algunos autores a la defección de Díaz Lanz, como si se tratase de una simple decisión personal, es erróneo y contribuye a mantener oculta para algunos en el extranjero la lógica interna de aquella cadena de acontecimientos históricos, denunciada de forma sistemática por la dirección de la Revolución, que advirtió con claridad su intrínseca relación con la gran conjura contrarrevolucionaria gestada desde el exterior. En especial, la conducta sediciosa de Huber Matos no puede desvincularse de los propósitos contenidos en el documento de la embajada yanqui en La Habana, del 14 de abril de 1959. No hay nada casual.

Las memorias de Luis Buch nos brindan un inestimable testimonio acerca de las frecuentes visitas de Huber Matos a la capital, en actividades no relacionadas con su responsabilidad militar en Camagüey, lo que encubría una febril actividad conspirativa encaminada a atraer a la oficialidad rebelde y a miembros del gobierno a una plataforma de oposición a la Revolución, mientras intentaba promocionar su figura como una alternativa válida de poder ante el posible cambio político por el que luchaba denodadamente el gobierno de Estados Unidos, en medio de las agudas acciones contrarrevolucionarias que se gestaban. Por su importancia trascendental, es necesario citarlo en extenso: "Desde bien temprano, Huber Matos se dedicó a entrevistarse con ministros y jefes rebeldes, sondeando la opinión de estos sobre el problema comunista en la Revolución, y si encontraba receptividad a sus inquietudes ideológicas, vociferaba contra los comunistas. No faltaban en muchas de estas conversaciones, abiertas o solapadas, imputaciones contra el Che o Raúl". Muchos oficiales de las Fuerzas Armadas Revolucionarias, objetivos previstos en el documento de la embajada yanqui, fueron contactados: "En abril y principios de mayo de 1959, mientras Fidel estaba de gira por Estados Unidos y América Latina, en las sombras, Huber Matos inició una profunda labor de búsqueda de apoyo a sus posiciones políticas. Durante semanas, se las ingenió para conversar con oficiales rebeldes: Almeida, Calixto García, Jorge Enrique Mendoza, Jesús Suárez Gayol y otros".

Los integrantes del gobierno fueron objeto de su labor de acercamiento: "Tras la firma de la Ley de Reforma Agraria, el 17 de mayo, Huber Matos incrementó su actividad, esta vez acercándose a ministros del Gobierno Revolucionario y al propio presidente Urrutia. [...] Yo debí ser uno más de los muchos ministros en quienes pensó Huber Matos en su maniobra anticomunista. Ocurrió semanas antes de producirse la crisis con el presidente Urrutia [...]".

Un hecho que resultó sumamente revelador fue el acto organizado por Matos en Camagüey, el 8 de junio de

1959, por el Día del Abogado, como un "especial" homenaje al presidente Urrutia, "[...] ocasión aprovechada [por Matos] para hacer fuertes pronunciamientos anticomunistas [...]".[40] Al día siguiente fueron recogidos por algunos órganos de la prensa nacional en toda su extensión, prensa a la que también llegaban los hilos de la conjura en marcha.

Podríamos preguntarnos: ¿actuaba Huber Matos por su propia motivación o era un instrumento consciente de la CIA? Los autores no dudan en respaldar lo último. Importantes publicaciones en las que se reflejan criterios de oficiales rebeldes íntimamente vinculados a Matos así lo enfocan.

En el libro de Jesús Arboleya, *La contrarrevolución cubana*, se recoge el testimonio de Duney Pérez Álamo, antiguo combatiente guerrillero que había integrado la columna de Matos, al que acompañó después a Camagüey. Enjuiciado posteriormente, resultó absuelto. Abandonó el país y se integró en el exterior a la contrarrevolución. En entrevista, en febrero de 1995, expresó:

> Estoy convencido que desde esa época [Matos] era agente de la CIA, o de alguna dependencia del gobierno norteamericano. Posteriormente el que era su chofer, que ahora vive en Miami, me contó que Matos tenía dos o tres encuentros semanales con el cónsul inglés en Camagüey [...] Esta idea, la de sus vínculos con la CIA, me la confirman hechos posteriores. Cuando sale de Cuba lo recibe en Costa Rica un individuo que era oficial de la CIA. Mientras estuvo preso, a su hermana, residente en Puerto Rico, la mantenía la CIA. Al

[40] Luis M. Buch Rodríguez y Reinaldo Suárez Suárez: Ob. cit., p. 100.

> llegar a Miami dispuso de fondos que nadie sabe su origen [...].[41]

Existen otras informaciones que ubican sus vínculos iniciales con la CIA en los momentos de su estancia en Costa Rica, adonde arribó como asilado a principios de junio de 1957. No llegó carente de recomendaciones, sino con una carta dirigida al propio presidente José (*Pepe*) Figueres, enviada por el embajador costarricense en Cuba. Figueres era a la sazón agente de la CIA, como tantos otros políticos latinoamericanos del momento.

El otro hecho ligado a esta trama tuvo como protagonista principal a Pedro Luis Díaz Lanz, quien en junio había sido sustituido de su cargo como jefe de la Fuerza Aérea, al mostrarse incapaz de organizar adecuadamente esta importante rama para la defensa del país; al no aplicar una política de preparación y formación de nuevos pilotos, al no emplear las medidas para la conservación y puesta en disposición combativa de la técnica militar, que urgentemente clamaba la defensa, además de comprobados algunos casos de corrupción y nepotismo, como el nombramiento en importantes cargos de familiares cercanos, a los que confirió los más altos grados militares sin mérito alguno.

Antonio Núñez Jiménez sintetiza la caracterización por Fidel Castro de Pedro Luis Díaz Lanz en conferencia de prensa del 2 de julio de 1959, al divulgarse por las agencias de prensa extranjeras la carta "renuncia" enviada al presidente Urrutia, que no perseguía otro objetivo que elevar a niveles no antes alcanzados la campaña anticomunista.

[41] Testimonio de Duney Pérez Álamo, tomado por Jesús Arboleya el 3 de febrero de 1995. Ver Jesús Arboleya: Ob. cit., 2000, p. 62.

> Fidel señala que no había sido un combatiente de la Sierra Maestra, pero había prestado magníficos servicios en el abastecimiento de algunas armas al Ejército Rebelde, y como tras el triunfo se le nombra jefe de la Fuerza Aérea, donde su pésima actuación al cubrir la nómina de la oficialidad con toda su parentela, lo condujo a una situación desastrosa. A su hermano Marcos, antes confidente de la policía norteamericana, lo designó comandante e inspector general de nuestra aviación militar. A otro hermano, Eduardo, le impuso los grados de teniente y jefe de sus ayudantes. A Jorge, también teniente. Y a Sergio Brul, ciudadano norteamericano, su medio hermano, igualmente oficial de las FAR. Pero eso no era todo, a sus cuñados Medardo y Heriberto del Cristo los incorporó también y, finalmente, convirtió a su padre en director de la Escuela de Cadetes de las Fuerzas Aéreas Revolucionarias y nombró profesores de ese centro docente a doce antiguos oficiales del desaparecido ejército [...]. Ese nepotismo solo podía producir lo que después se comprobó: el cobro de indecorosas comisiones por la compra de helicópteros, y malversaciones, prácticas ya abolidas por la Revolución, que culmina en crisis cuando Pedro Díaz Lanz llama a servicio a 20 pilotos de la dictadura para que operen nuestros aviones de guerra.[42]

Tras aquella sustitución, tratándose de una persona tan cercana a la CIA a través de su estrecha relación con el agente Frank Sturgis, quien había sido designado por Díaz

[42] Ver Antonio Núñez Jiménez: *En marcha con Fidel. 1959.* Editorial de Ciencias Sociales, La Habana, 2002, p. 216.

Lanz al frente de la Policía Militar en la Fuerza Aérea, el enemigo rápidamente diseñó lo que sin duda fue el inicio de una escalada encaminada a crear una grave crisis dentro de las fuerzas revolucionarias, en momentos —julio de 1959— en que concluían secretamente los preparativos militares de la "conspiración trujillista", se multiplicaban las acciones sediciosas de los antiguos militares batistianos y se daban los toques finales para la reunión de consulta de cancilleres de países de la OEA, a realizarse en Santiago de Chile en agosto que se aprovecharía de la situación de inestabilidad interna que se fraguaba para propiciar una intervención "colectiva" de la OEA en Cuba.

"Díaz Lanz organizó una maniobra extraña e inusual", dice Luis M. Buch en sus memorias. "En una clara provocación a la dirección revolucionaria invitó a la prensa para que asistiera a lo que él pretendía fuera el acto de reasumir el cargo, lo que no era viable pues se le había sustituido, quedando subordinado al comandante Almeida", tras lo cual "Fidel le imputó su conducta irresponsable, señalándole que había escogido un camino que, de no rectificar, lo conduciría a posiciones próximas a las de La Rosa Blanca, la organización contrarrevolucionaria que ya en esos momentos atacaba sin piedad a la Revolución".[43]

Los hechos posteriores mostraron que aquel primer llamado a la prensa —esa que la embajada norteamericana manipulaba secretamente en su campaña anticomunista y publicitó las arengas anticomunistas de Huber Matos el 6 de junio— pretendía centrar la atención pública sobre Díaz Lanz, creando las condiciones para el siguiente acto de la farsa: presentar una carta dirigida al presidente Urrutia con su "renuncia irrevocable". Buscaba dar un infundado tono trágico a esta historia, pues no podía renunciar a un cargo

[43] Luis M. Buch Rodríguez y Reinaldo Suárez Suárez: Ob. cit., pp. 19-20.

que ya no ejercía. La misiva llegó subrepticiamente a la prensa, "coincidentemente" con su salida ilegal hacia Estados Unidos. Tras alegar que fue maltratado al subordinarse al comandante Juan Almeida,[44] el contenido de la carta respondía a los objetivos del programa dirigido por la embajada norteamericana: su autoridad había sido "[...] anulada, única y exclusivamente a que siempre me he manifestado contrario a la actitud que permite a los comunistas ocupar posiciones prominentes dentro del Ejército Rebelde y dentro de las dependencias del gobierno. [...] Además todos sabemos bien, Señor Presidente, quiénes son, dónde están y qué fin persiguen."[45]

En su explicación ante la prensa, Fidel Castro desenmascaró la conjura: una persona que había dado tantas muestras de incapacidad intelectual no podía escribir una carta "tan sutilmente malvada", y puntualizó su convicción de que "actuaba al servicio de determinados intereses y de que su conducta no era el resultado de una reacción espontánea, sino de un plan".[46]

El acto siguiente de esta trama manipulada por la CIA, en el que se pretendía utilizar a Díaz Lanz como "criterio de autoridad" mediante su testimonio ante el subcomité de seguridad hemisférica del Comité de Relaciones Exteriores del Senado norteamericano acerca de la "penetración comunista" en Cuba, formaba parte también de otra operación de la CIA, que preparó desde Miami la salida del país, con la colaboración del agente Frank Sturgis. Aquel

[44] La prepotencia y la arrogancia de ciertas personas, y de ciertas agencias de espionaje que las dirigen, no tienen límites. La trayectoria revolucionaria de Díaz Lanz, ni por asomo, podía compararse con la del asaltante al cuartel Moncada y expedicionario del *Granma,* comandante Juan Almeida Bosque.

[45] Periódico *Revolución,* 1ro. de julio de 1959. Tomado de Luis M. Buch Rodríguez y Reinaldo Suárez Suárez: Ob. cit., p. 20.

[46] Citado por Luis M. Buch y Reinaldo Suárez Suárez: Ob. cit., pp. 20-21.

melodrama, organizado desde el órgano legislativo estadounidense, en audiencias en que prestaron declaración numerosos personeros de la tiranía, evidenciaba una grosera intromisión norteamericana en los asuntos internos de Cuba y legitimaba, en alguna medida, la escalada subversiva que se tejía dentro y fuera de la Isla para derrocar la Revolución. En vísperas de la decisión de Díaz Lanz, Huber Matos lo había visitado en su domicilio.

Otro paso en la escalada implicaba la participación del propio presidente provisional de la república, Manuel Urrutia Lleó. El conocimiento del documento de la embajada norteamericana del 14 de abril de 1959 permite apreciar en su evolución el desarrollo de aquella campaña, que había seleccionado también al gobierno como objetivo en su trabajo de penetración en la campaña encaminada a frenar la Revolución, y que ya había tenido un primer momento cuando el Presidente asistió al acto en Camagüey.

Seguramente coincidimos en que el más agudo de los golpes hubiera sido que aquella medida hubiera resultado exitosa, y el propio Presidente, el más alto representante del poder civil, hubiese estado en condiciones de encabezar en el país, junto a un comandante del Ejército Rebelde y jefe militar de una provincia, una campaña de aquella magnitud. Podríamos preguntarnos: ¿Sería una nueva versión de la junta "cívico-militar" que como concepción de la "tercera fuerza" se quiso oponer al triunfo de la Revolución el 31 de diciembre de 1958?

Sin tratarse de un combatiente revolucionario ni de haber militado dentro del Movimiento 26 de Julio, los antecedentes de Urrutia como "juez recto y honesto de la Audiencia de Santiago de Cuba" en el juicio de la Causa 67 de 1956 contra los combatientes apresados por participar en el desembarco del *Granma* y en el alzamiento de aquella ciudad el 30 de noviembre de aquel año, —a través de su voto particular hizo reconocimiento judicial de la legitimidad de la lucha armada contra la tiranía política—,[47] posibilitó que fuese propuesto por el movimiento revolucionario a finales de 1957 como Presidente Provisional de la república para hacer fracasar las espurias maniobras de la "tercera fuerza" a través del Pacto de Miami, al que nos referimos en el primer capítulo. Después del triunfo, fue uno de los integrantes del primer Gobierno Revolucionario en unión de José Miró Cardona, Rufo López Fresquet, Roberto Agramonte o Humberto Sorí Marín, que se encontraban en el campo visual de la estación de la CIA o constituían objetivos en el quinto de los puntos del documento del 14 de abril de 1959 de la embajada yanqui.

Luego de las declaraciones contrarrevolucionarias de Díaz Lanz ante el Senado de Estados Unidos, el presidente Urrutia no las combatió sino que en la práctica se solidarizó con ellas. "Inexplicablemente el Presidente no desmintió las acusaciones sobre presuntas infiltraciones comunistas en el Gobierno Revolucionario, lo que servía precisamente para la campaña de ataque a la Revolución",[48] y en entrevista televisiva, apenas cuatro días después de las declaraciones, aprovechó el espacio para lanzar diatribas anticomunistas que fueron rápidamente potenciadas por la prensa reaccionaria nacional e internacional.[49]

La jefatura de la Revolución fue más rápida que la conjura enemiga. El más masivo y potente respaldo popular a Fidel Castro en todo el país —luego de que este renunciase para explicar al pueblo los detalles del complot— obligó a Manuel Urrutia a dimitir, y fue sustituido en la presidencia por el doctor Osvaldo Dorticós Torrado. Existen pruebas documentales de que, en los momentos de su dimisión, era acompañado por el periodista húngaro-norteamericano An-

[47] Luis M. Buch y Reinaldo Suárez Suárez: Ob. cit., p. 9.

[48] Ibídem, p. 28.

[49] Ibídem, p. 29.

drew Saint-George, ampliamente sindicado por numerosas fuentes como agente al servicio de la CIA desde sus visitas a las zonas controladas por las tropas rebeldes desde 1957. Al leer las memorias publicadas por Urrutia en 1975 se reafirma la convicción de que fue atraído a esta campaña por aquel programa del 14 de abril de la embajada estadounidense: "En mayo de 1959, dos meses antes de mi salida del gobierno, llegó a mí un rumor alarmante. Se hablaba de infiltración comunista en nuestra Revolución. Por eso tomé partido sin demora, contra el gran peligro que se cernía sobre Cuba".[50] Según las reflexiones de Luis M. Buch:

> ¿Quién le suministró el rumor? ¿Es tan irresponsable el Presidente de la república que inicia una campaña pública para comprometer al líder de la Revolución y Primer Ministro, con quien no ha discutido el asunto, porque le ha llegado un rumor? [...] Tomó partido sin demora, ¿con quién? ¿Con los Estados Unidos? ¿Con los afectados por la Ley de Reforma Agraria? ¿Con quién dentro de la Revolución? No tengo la menor duda de que el rumor le llegó por medio de la misma persona con quien tomó partido en la cruzada anticomunista: el comandante Huber Matos Benítez. Ambos estaban en un franco proceso de concertación política.[51]

El capítulo de aquella conjura quedó cerrado por la acción de la Revolución, con Fidel Castro al frente, a partir del 19 de octubre de 1959, después de un intento sedicioso que

[50] Manuel Urrutia Lleó: *Democracia falsa y falso socialismo. Pre-castrismo y castrismo.* Vega Publishing Company, Inc., New Jersey, U.S.A., 1975, p. 96. Citado por Luis M. Buch y Reinaldo Suárez Suárez: Ob. cit., p. 30.

[51] Luis M. Buch y Reinaldo Suárez Suárez: Ob. cit., p. 30.

tomaba como base la supuesta renuncia de Huber Matos al cargo militar que ejercía —en protesta por la "infiltración comunista"— en carta "privada" dirigida al Jefe de la Revolución. En realidad, la misiva circulaba secretamente entre los complotados civiles que organizarían actos públicos de respaldo que, unido al apoyo de la oficialidad subordinada a él, incluyendo los intentos de atracción del jefe de las fuerzas tácticas de la región con miles de soldados subordinados, hubiese conformado un levantamiento contra la Revolución en una de las provincias más ricas y grandes del país.

Las medidas adoptadas por la Revolución, con el respaldo decidido del pueblo camagüeyano, posibilitaron enfrentar exitosamente aquella traición sin que pudiesen lograr sus propósitos desestabilizadores.

El discurso de fondo de aquella campaña anticomunista fue pulverizado por Fidel Castro en su alegato ante los tribunales que juzgaron los hechos. Si aquella campaña anticomunista pretendía hacer creer que la radicalidad de la Revolución era una idea peregrina impuesta por supuestos agentes comunistas tras el triunfo, el programa que se estaba aplicando había sido anunciado en el alegato *La historia me absolverá.* La Revolución se continuaría profundizando, repitiendo palabras de Maceo, mientras quedase una injusticia que reparar.

El brazo armado de la CIA

Inmediatamente después del 1ro. de enero, el tirano Leónidas Trujillo se convirtió en uno de los principales instrumentos de agresión dirigidos por la CIA contra la revolución triunfante. Pero resulta necesario abundar en el pasado más reciente a aquel acontecimiento. La intromisión de Trujillo en los temas internos cubanos era asunto de larga data, y siempre en aras de apoyar las causas más innobles y reaccionarias.

Desde su arribo al poder en República Dominicana en 1930, como consecuencia directa de la intervención militar norteamericana, Trujillo había actuado contra los mejores intereses nacionales. Acogió en su seno al tirano Gerardo Machado, a quien ayudó en un utópico intento de reconquista del poder. En 1944, el cónsul dominicano en Santiago de Cuba, Augusto Ferrando Gómez, realizó contactos conspirativos con el jefe del Estado Mayor del Ejército, Genovevo Pérez Dámera, en aras de realizar un golpe de Estado militar. En 1947, organizó la denominada "Conspiración de Nueva Orleans", encaminada a derribar el régimen constitucional en Haití y Cuba, en cuya indagación una Comisión Investigadora de la OEA resolvió "pedir al gobierno de la República Dominicana que tome medidas inmediatas y efectivas para evitar que funcionarios oficiales toleren, instiguen, estimulen, ayuden o fomenten movimientos subversivos o sediciosos contra otros gobiernos". Tras el golpe de Estado de Batista en 1952, se apoyaron mutuamente en el enfrentamiento a los revolucionarios, en contubernio no exento de mutuas reservas. El asesinato en Cuba de los emigrados dominicanos, Mauricio Báez y *Pipi* Hernández, fue solo una muestra de la complicidad en el ajusticiamiento de sus opositores.[52]

Aparentemente desairado por Batista en 1955, cuando aquel rechazó una propuesta de "frente común" contra posiciones liberales norteamericanas y revolucionarios en la zona caribeña, estableció en 1956 una alianza con el expresidente Carlos Prío que dio lugar a la denominada Operación Pañuelos y Tomates.[53] Esta asumió el entrenamiento

[52] Datos tomados de la respuesta de Raúl Roa, ministro de Estado de Cuba, ante la OEA, a imputaciones dominicanas, 10 de julio de 1959.

[53] Arturo Espaillat: *Trujillo: The Last Caesar.* Henry Regner Company, Chicago, 1963, p. 139. Este autor especifica que "pañuelos" eran armas; y "tomates", explosivos.

de elementos priístas en Santo Domingo y la introducción de armas y explosivos en Cuba, aventura que rápidamente naufragó, restableciéndose la "cordialidad" entre ambos tiranos con la visita del ministro de Agricultura cubano, Fidel Barreto, a Santo Domingo en ocasión de una feria ganadera en 1957. Olvidando viejos agravios y en aras de evitar el triunfo rebelde en Cuba, mediante negociaciones realizadas en abril de 1958, Trujillo comenzó a abastecer de armas al ejército batistiano —carabinas San Cristóbal, ametralladoras, morteros ligeros, granadas, parque de diverso calibre— en momentos en que los envíos norteamericanos, en virtud del "programa de asistencia de 1952", se vieron limitados. A partir del otoño de aquel año, llegaron a realizarse cinco vuelos diarios entre Ciudad Trujillo y La Habana para el traslado de este armamento valuado en cifras cercanas a los cinco millones de dólares.[54]

El gobierno de Estados Unidos apremió a sus gendarmes en el área del Caribe y Centroamérica para que asumieran una posición más activa ante la futura amenaza que significaba un movimiento insurreccional en el poder, de raíces populares, en la isla antillana. Recordemos la comunicación del Departamento de Estado norteamericano, del 8 de diciembre de 1958, enviada a las embajadas del hemisferio que, al solicitar la mediación latinoamericana bajo hipócritas miramientos "humanitarios" para encontrar una solución que impidiese el triunfo de la Revolución, invitaba a la acción a sujetos como Trujillo y Somoza quienes, además de haberse comportado como guardaespaldas de los intereses norteamericanos en la región, estaban temerosos de que la ola revolucionaria iniciada en Cuba terminara a la postre barriéndolos.

[54] Ramón Barquín: *Las luchas guerrilleras en Cuba. De la colonia a la Sierra Maestra.* Colección Plaza Mayor, Playor S.A., Madrid, 1975, p. 719.

Un día después de recibida la comunicación, el 11 de diciembre de 1958, el Ministro de Relaciones Exteriores dominicano sostuvo una extensa conversación con el embajador norteamericano en aquel país, Joseph S. Farland, al que expresó que las fuerzas revolucionarias cubanas "estaban enteramente infiltradas por militantes comunistas", así como que "recibían apoyo del movimiento comunista internacional [...] por lo que el suministro en armamento que le brindaban a Batista no obedecía solamente a una ayuda al gobierno cubano sino también para el enfrentamiento a los esfuerzos comunistas en el Caribe".[55] Aún más rotundas fueron las palabras del tirano Trujillo cuatro días después, el 15 de diciembre, cuando recibió al embajador yanqui en cumplimiento de la indicación del Departamento de Estado. Según el telegrama rápidamente elaborado por el norteamericano después de aquella entrevista, Trujillo reiteró la apreciación brindada por su canciller sobre la existencia de una penetración comunista en las fuerzas rebeldes,[56] señalando que quizás aún no fuese muy tarde para ayudar a impedir el triunfo, afirmando que "[...] si por alguna causa Estados Unidos deseaba ofrecer aquella ayuda de forma indirecta, el gobierno dominicano gustosamente actuaría en esa dirección [...]".[57]

[55] Department of State: Ob. cit., document 180, *Telegram From the Embassy in the Dominican Republic to the Department of State*, 15 de diciembre de 1958, cita 2 al pie de página, p. 293.

[56] Trujillo hizo copartícipe al embajador de una increíble noticia relacionada con supuestos "rumores" de un apoyo recibido por las fuerzas revolucionarias cubanas por la Unión Soviética de 9 millones de dólares. Algunos inescrupulosos han intentado revivir esta fantástica leyenda cuatro décadas después, utilizando esta fuente de información. La "penetración comunista" serviría como cortina de humo a Estados Unidos y sus lacayos para justificar cualquier acto agresivo en la región.

[57] Department of State: Ob. cit., p. 293.

La reacción trujillista no se hizo esperar. El 20 de diciembre, Batista recibía, a través del agregado militar de su embajada en Ciudad Trujillo, el ofrecimiento de aerotransportar tres batallones de soldados dominicanos —mil hombres por cada batallón— hacia la provincia de Las Villas, y dos hacia Oriente. Según algunas fuentes, con el propósito de concretar esa ayuda arribó a La Habana, el 25 de diciembre de 1958, una delegación militar trujillista, encabezada por el mayor general Arturo Espaillat, jefe de los servicios especiales dominicanos, de la que también formaba parte el jefe del servicio de inteligencia militar y conocido asesino, Johnny Abbes García. El desplome de la dictadura pocos días después impidió delimitar este acuerdo. Paralelamente a aquella visita, el ministro de Estado[58] batistiano, Gonzalo Güell, viajaba a República Dominicana entre el 26 y el 29 de diciembre. Según algunos historiadores, en aquella visita seguramente se trataron los pormenores sobre la huida de Batista hacia la capital dominicana apenas tres días después.[59]

[58] Ministro de Relaciones Exteriores.

[59] Según Carlos Rivero Collado, refiriéndose al momento en que el tirano Batista abandonó el país en la madrugada del 1ro. de enero de 1959: "La travesía a la República Dominicana no tuvo mayores incidencias. Ya todo había sido tramitado por Güell, en su reciente visita a Trujillo". Ver Carlos Rivero Collado: *Los sobrinos del Tío Sam.* Editorial de Ciencias Sociales, La Habana, 1976, p. 31. Algunos autores (entre ellos, Arturo Espaillat, cercano colaborador de Trujillo) expresan que este no estaba al tanto de la intempestiva fuga de Batista (estaba "particularmente irritado por los rumores de que él y Batista habían pactado secretamente ese asilo") y en su obra no menciona la visita de Güell. Ver Arturo Espaillat: Ob. cit., pp. 142 y ss. En nuestra opinión, es una falsedad, que posiblemente intentaba ocultar otros arreglos a los que llegó con Batista. Si algo hay de razón, podría ser que no se le informara que la fuga de Batista era inminente, y que esa haya sido la causa por la que parte de la delegación dominicana —y, en particular, Johnny Abbes— se encontrara en La Habana al triunfo revolucionario.

Existen indicios de que el tema relacionado con la presunta "penetración comunista" en el movimiento revolucionario dirigido por Fidel Castro fue tratado también en la reunión sostenida por el Ministro batistiano y el tirano Trujillo, el 26 de diciembre, dado el interés del sátrapa dominicano, quien lo había expuesto ante el Embajador norteamericano en la reunión del día 15 antes citada.[60] Pero lo que a nuestro juicio guarda una relación más directa con los pasos que ya iniciaba Trujillo, se percibe en otra expresión del Ministro batistiano al Embajador norteamericano en aquella recepción: "si el régimen de Batista caía, las dificultades dentro de Cuba y sus efectos sobre todos sus vecinos pueden ser más serios y de mayor magnitud que los que en Guatemala habían tenido efecto".[61] Sin duda, la experiencia cinco años atrás de lo ocurrido en la Guatemala de Arbenz empujaba a Trujillo a una acción más decidida ante el tema cubano, y justifica su incondicional apoyo a la subversión norteamericana en Cuba inmediatamente después del 1ro. de enero de 1959. Trujillo había colaborado estrechamente con la CIA y con Anastasio Somoza en Nicaragua para acabar con el gobierno de Arbenz y confiaba en que llegado el momento Estados Unidos apoyaría también en el caso de Cuba, como lo hizo en Guatemala mediante las operaciones de la agencia, denominadas Fortuna y Pbsucces.

Para entender mejor el "ofrecimiento" de Trujillo al embajador Farland es necesario recurrir a la acuciosa investigación del ítalo-norteamericano Piero Gleijeses, *La esperanza destrozada, la revolución guatemalteca y los Estados Unidos 1944-1954*, citada antes, que, al tratar en extenso el drama

[60] Department of State: Ob. cit., document 194, *Telegram From the Embassy in the Dominican Republic to the Department of State*, 29 de diciembre de 1958, pp. 313-314.

[61] Ibídem, p. 314.

final en que concluyó el ciclo revolucionario iniciado en Guatemala a partir de 1944, nos habla de la participación trujillista en planes iniciados por el tirano Somoza, aprobados por el presidente Harry Truman y acometidos bajo la dirección de la CIA, antes de la operación Pbsucces con la que finalmente la CIA provocó el colapso del gobierno de Arbenz. "En abril de 1953" —nos dice Piero Gleijeses— "Trujillo y la United Fruit estaban ocupados conspirando contra Arbenz lo mismo que Somoza, quien había conseguido la ayuda de Truman en el verano de 1952".[62] Según él, cuando el gobierno guatemalteco en 1952 dio los pasos para la aprobación de la reforma agraria, "Somoza se dirigió a Estados Unidos con una propuesta para derrocar a Arbenz",[63] lo que se hizo, primero, "en una conversación [...] [con] un abogado de la United Fruit Company",[64] y después, en viaje privado a Estados Unidos, con los más importantes funcionarios norteamericanos, incluyendo al presidente Truman, quien le dio forma al plan discutido con Somoza. Truman inmediatamente "lo inicialó" y le dio instrucciones al general Walter Bedell Smith, director de la CIA, para que lo ejecutara.[65]

"Así fue como Smith soltó a sus *cowboys* de la Dirección de Planes *(Directorate of Plans)* de la CIA. El complot, llamado en clave Operación Fortuna *(Operation Fortune)*, se concretó en las semanas siguientes [...] la CIA, la United Fruit y Somoza fueron los maquinadores. Se pusieron en contacto con Trujillo y con Pérez Jiménez en Venezuela; estos respondieron con entusiasmo y, al parecer, contribuyeron con dinero [...] El plan dependía de un presupuesto

[62] Piero Gleijeses: *La esperanza destrozada*. Ed. cit., pp. 233-234.

[63] Ibídem, p. 236.

[64] Ibídem, pp. 236-237.

[65] Ibídem, pp. 237-238. Las palabras entrecomilladas en la cita corresponden a Herbert Matthews.

esencial: 'que oficiales importantes del ejército guatemalteco' se sublevarían [...]".[66]

Este plan fue suspendido por el presidente Truman cuando estaba en un avanzado estado de realización —según parece porque no existían seguridades de éxito— y sus ideas esenciales, una vez enriquecidas, fueron asumidas poco tiempo después en la Operación Pbsucces que logró en 1954 los objetivos esperados. Trujillo, adalid de las peores causas, al recibir al Embajador norteamericano el 15 de diciembre de 1958 debe haber pensado que había llegado la hora de asumir el papel protagónico que le correspondía con respecto a Cuba.

Se desencadena la conjura trujillista[67]

La legión extranjera de mercenarios creada por Trujillo para revertir la nueva situación en Cuba revelaba su vocación de testaferro de los intereses norteamericanos, en momentos en que los aires revolucionarios comenzaban a tomar fuerza en la región. La adopción del término "legión" asumida por Trujillo no resultaba novedosa en nuestro continente.[68] Años atrás se había generalizado la

[66] Ibídem, p. 238. Gleijeses cita a Matthews, a otros autores y a documentación desclasificada norteamericana. Hace referencia a Robert Crassweller: *Trujillo: the Life and Times of a Caribbean Dictator.* New York, Macmillan, 1966, donde se expresa que Trujillo le hizo llegar 60 mil dólares a Castillo Armas.

[67] Para un análisis a profundidad de este aspecto, ver Andrés Zaldívar Diéguez y Pedro Etcheverry Vázquez: *Una fascinante historia. La conspiración trujillista.* Editorial Capitán San Luis, La Habana, 2009.

[68] Durante la apertura democrática en la región en la segunda mitad de los cuarenta, al término de la Segunda Guerra Mundial —en Cuba, Guatemala, Venezuela—, según Piero Gleijeses crecieron "las esperanzas de las repúblicas menos afortunadas", cuyos numerosos exiliados en los países vecinos "habían dejado de ser parias solitarios y ya podían contar con la ayuda

expresión "Legión del Caribe" para identificar a aquellas fuerzas de líderes exiliados de diferentes países. Una de sus acciones se había organizado contra Trujillo por refugiados dominicanos desde Cuba en 1947, con la anuencia del presidente Ramón Grau.[69] Se concentraron en Cayo Confites para marchar hacia Santo Domingo "un conglomerado de aproximadamente 1 200 hombres armados, principalmente voluntarios cubanos y dominicanos, así como algunos hondureños y otros exiliados", que fueron detenidos por el ejército cubano en virtud de las presiones norteamericanas sobre el gobierno o del propio Trujillo sobre el general Genovevo Pérez Dámera.[70]

Con su nueva Legión Extranjera Anticomunista, al servicio de la reacción, Trujillo no solo usurpaba un nombre

---

de gobiernos amigos", añadiendo: "Entre los dictadores, Trujillo y Somoza eran los pilares de la tiranía. Si eran derrocados, el viento de la democracia en el Caribe sería arrollador [...] La Legión del Caribe nunca existió como organización estructurada y formal; el nombre fue acuñado por periodistas norteamericanos en 1948. Lo que había eran núcleos de líderes exiliados de varios países, quienes a veces pudieron coordinar sus actividades y movilizar a la 'infantería': los exiliados que vivían en toda la región". Piero Gleijeses: *La esperanza destrozada.* Ed. cit., p. 104.

[69] "La preparación y financiamiento de todo aquello estaba en manos del ministro de Educación José Manuel Alemán, un hombre corrupto que, junto a los grupos que se autodenominaban revolucionarios y no lo eran de forma cabal, utilizó la noble causa dominicana como bandera y con propósitos politiqueros, que confundieron también a muchos hombres valiosos y sinceros". Ver Katiuska Blanco: *Todo el tiempo de los cedros. Paisaje familiar de Fidel Castro Ruz.* Casa Editora Abril, La Habana, 2003, p. 240.

[70] Ídem. Uno de los integrantes de la expedición era el joven dirigente estudiantil Fidel Castro. "Fidel no había participado en la organización del Movimiento, pero sintió que su deber era enrolarse como soldado. Conocía a un grupo de emigrados dominicanos, entre ellos al escritor y luchador Juan Emilio Bosh Gaviño, a quien solo podía expresar su solidaridad de esa manera", en pp. 239-240. El joven Fidel Castro ("que consideraba una cuestión de honor que no lo arrestaran", p. 241) evadió la detención salvando a nado la distancia que le separaba de tierra firme.

sino un concepto de lucha. Algunos autores señalan el 2 de enero de 1959 como el momento de su creación.[71] Respecto al armamento, según la información disponible, fueron obtenidos en mercados informales de Europa y África. El 2 de julio, el embajador de Cuba en Gran Bretaña, Sergio Rojas, durante una conferencia de prensa celebrada en Londres, denunció que el gobierno de Trujillo había organizado una vasta red en Europa, incluyendo Gran Bretaña, y en el norte de África, que se dedicaba a negociar la compra de toda clase de armamentos.[72]

También se adquirió en mercados norteamericanos y desde allí se transportó para Cuba un completo arsenal de guerra, sin que Trujillo o el gobierno de Estados Unidos fuesen acusados en foro alguno. Resulta difícil creer que semejante cargamento haya podido ser negociado, vendido e incluso transportado fuera del país sin el conocimiento o el apoyo de la CIA o el FBI. Una gran parte de los hombres que se utilizarían en aquella legión fueron mercenarios europeos contratados por los servicios de inteligencia de Trujillo. Por declaraciones de uno de ellos —el español Alfredo Malibrán—, entrevistado por la televisión en Cuba tras el descalabro en que culminó la "conspiración trujillista" en agosto de 1959, se conoció que había sido reclutado en Madrid, en unión de otros 120 coterráneos —la paga era de 60 dólares mensuales para los soldados y 150 a los oficiales— por medio de un contrato civil según el cual supuestamente laborarían "en el central Río Haina".

Otros integrantes de este contingente mercenario habían sido "contratados" en París; y entre ellos había "yugoslavos, alemanes, checoslovacos, árabes, italianos y rusos así como un

[71] Fabián Escalante Font: *Cuba: la guerra secreta de la CIA*. Editorial de Ciencias Sociales, La Habana, 1993, p. 25.

[72] Andrés Zaldívar Diéguez y Pedro Etcheverry Vázquez: Ob. cit., p. 161.

rumano y un búlgaro". Según este mercenario: "Había una unidad combatiente de cubanos, separada de ellos, cuyo número calculaba en un centenar". Este era el que podríamos denominar "frente militar" cubano que, según todas las evidencias, se subordinó directamente al tirano Trujillo. La información existente apunta a un protagónico papel desempeñado en la organización y dirección de esta "unidad combatiente de cubanos" del militar batistiano, José Eleuterio Pedraza.[73]

En sus memorias, Arturo Espaillat parece sugerir que había sido el propio Trujillo quien lo había escogido, lo cual resultaba lógico: "había solamente un líder del exilio cubano, desde el punto de vista de Trujillo, que tenía las agallas y la inteligencia para enfrentar a Fidel". "Pedraza arribó a la República Dominicana poco después que Batista y conferenció con Trujillo." Inmediatamente, un programa de choque comenzó a desarrollarse secretamente. Un "Ejército Cubano de Liberación" fue organizado y rápidamente cientos de emigrados comenzaron a arribar desde La Florida y Cuba. "Se creó un campo de entrenamiento para los exilados, personal de la antigua marina comenzaron los preparativos de la invasión en nuestra base naval de Las Calderas, y los pilotos de la fuerza aérea exilados comenzaron a prestar servicio en nuestros propios escuadrones".[74]

Al frente de esta tropa se encontraba el coronel batistiano Ángel Sánchez Mosquera, escogido quizás por su experien-

[73] El 26 de diciembre de 1958, Batista llamó nuevamente a filas al antiguo coronel Pedraza y le nombró jefe de operaciones en Las Villas con el grado de mayor general. Esa designación podía obedecer, como seguramente se interpretó en su momento, a la desesperada situación militar en aquel territorio, ya prácticamente perdido para las fuerzas gubernamentales; y pudiera haber influido que Pedraza no había tenido participación en las campañas militares del batistato —se encontraba fuera de filas, e incluso se percibía como alguien que había sido "purgado" por celos profesionales.

[74] Arturo Espaillat: Ob. cit., p. 144.

cia en academias militares y, posiblemente, por haber sido alumno aventajado en la base militar norteamericana de Fort Benning, donde había recibido instrucción como parte del Programa de Asistencia Militar norteamericana.[75] Según las declaraciones ante la televisión cubana en agosto de 1959, Luis del Pozo, mercenario de la "unidad combatiente de cubanos" de la legión, detenido al arribar a Cuba en el avión militar enviado por Trujillo, declaró: "el jefe principal [...] era Pedraza, pero al frente de ellos estaba el excoronel Sánchez Mosquera". Mientras tanto, Santiago Rey, antiguo ministro de Gobernación de la dictadura y funcionario del más alto nivel gubernamental a cargo de las relaciones con la CIA, el FBI y otros servicios de la comunidad de inteligencia norteamericana: "iba y venía entre una semana y la otra",[76] en evidentes tareas de enlace y coordinación con los servicios especiales norteamericanos.

La "unidad de combatientes cubanos" de la legión anticomunista de Trujillo se nutría también de exmilitares que lograban huir de forma secreta mediante canales clandestinos —aéreos y marítimos—, lo que obedecía en algunos casos al interés de incorporarlos a los planes agresivos que se organizaban y en otros para facilitarles

[75] Sánchez Mosquera fue de los pocos elegidos para abandonar el país, en unión de su esposa, en la comitiva presidencial —integrada por cinco aviones— que huyó al exilio en la madrugada del 1ro. de enero de 1959, en compañía del denominado "clan Tabernilla", compuesto por el jefe del ejército, general Francisco Tabernilla Dolz, y sus hijos Francisco y Carlos, también con altos cargos militares; el general Pilar García y su hijo Irenaldo García Báez, también criminales de guerra, además de familiares allegados a Batista. Los 53 tripulantes de aquel avión —el primero en abandonar Cuba, cerca de las 2:00 a.m.— recibieron cálido refugio en el aeropuerto de Jacksonville, en La Florida. Esteban M. Beruvides: *Cuba. Anuario Histórico 1959*. 12th Ave. Graphics, 4016 Salzedo Street, Coral Gables, Florida, enero-marzo, p. 1, 1996.

[76] Declaraciones de Luis del Pozo ante la TV.

el escape de la justicia revolucionaria. En el primer capítulo mencionábamos a unos 500 oficiales que habían recibido instrucción en instalaciones norteamericanas en la zona del Canal de Panamá y en bases militares en Estados Unidos, como parte de los programas de intercambio firmados con aquella nación bajo el manto general del Tratado Interamericano de Ayuda Recíproca de 1947 y el Acuerdo de Asistencia Mutua para la Defensa de marzo de 1952. La importancia de aquellos militares convertidos de pronto en soldados de fortuna no estribaba solo en su preparación militar, sino en su ideología y mentalidad anticomunistas en muchos casos, que eran bien recibidos, sin duda, en el seno de aquella legión mercenaria extranjera. En las memorias, Espaillat expresaba "que aquel ejército había comenzado a nutrirse de fuerzas provenientes de la Florida y Cuba".

Algunos datos obtenidos en los archivos cubanos permiten ampliar el carácter de estas operaciones ilegales de contrabando de militares hacia Estados Unidos en los primeros meses de 1959: el piloto norteamericano Austin Young fue detenido a finales de marzo de 1959 en la ciudad de La Habana y confesó que había sido contratado en Santo Domingo por el general Roberto Fernández Miranda, cuñado de Batista, para "transportar esbirros del general Batista de Santo Domingo a Estados Unidos", a lo que luego se añadió —instrucciones recibidas en Cuba de— "llevar dinero americano a Miami para pagar el viaje de los esbirros que quieren entrar clandestinamente en Estados Unidos".[77] Esta persona trabajaba activamente en un puente de contrabando aéreo La Habana-Miami, "[...] según consta en las actuaciones, el Sr. Young facilitó la salida del territorio

[77] Declaraciones del norteamericano Austin Young, 30 de marzo de 1959. Archivos del MININT.

nacional del ex comandante Ricardo Montero Duque y del ex teniente Roberto Pérez San Román, ambos reclamados por los Tribunales Revolucionarios, y el planeamiento para sacar a otros prófugos en viajes futuros utilizando las carreteras como pistas de aterrizaje".[78] El 25 de julio fue capturada una avioneta tipo Cessna, tripulada por Rafael del Pino Siero, que utilizando la carretera Vía Blanca como pista de aterrizaje intentó sacar ilegalmente del país a un grupo de antiguos militares de la dictadura.

Los vuelos clandestinos al país para trasladar hacia Estados Unidos a antiguos militares batistianos —prófugos o no de la justicia— continuaron siendo comunes en aquellos meses, al igual que el inicio de los secuestros armados de naves civiles aéreas o marítimas, actividad de terror que llegó a convertirse en una grave y peligrosa premisa de muerte y en un delicado punto de confrontación entre Cuba y Estados Unidos a partir de 1959.

La Rosa Blanca: frente político de la conjura

En la concepción estructural de aquella gran operación subversiva contra Cuba en 1959, la organización contrarrevolucionaria La Rosa Blanca cumpliría las veces de "frente político" en el exterior y oposición cubana con ramificaciones internas dentro de la Isla. Fue creada en Nueva York el 28 de enero de 1959 por el personero batistiano Rafael Díaz-Balart, quien ostentaba el cargo de Secretario General, mientras que al frente de la jefatura militar se encontraba el criminal de guerra y ex coronel, Merob Sosa, conocido por sus crímenes y atropellos en la Sierra Maestra. El médico Domingo

[78] Remisión de actuaciones en el caso del ciudadano Austin Young, 9 de abril de 1959.

Gómez Gimeránez aparecía como "Presidente" y se anunciaba como futuro primer mandatario en Cuba.[79]

Pocos meses después, cuando las acciones militares de la denominada conspiración trujillista estaban por comenzar, un nuevo anuncio en la prensa, del que se hacía eco la emisora radial La Voz Dominicana, anunciaba el primer gobierno contrarrevolucionario cubano en el exilio, a la cabeza del cual se encontraba el politiquero batistiano, Emilio Núñez Portuondo, e integrado por el propio Díaz-Balart, el antiguo presidente del Senado, Anselmo Alliegro, y el otrora ministro de Obras Públicas, Nicolás *(Lin)* Arroyo Márquez. El jefe de la "unidad combatiente de cubanos" en la Legión Extranjera, José Eleuterio Pedraza, aparecía como futuro jefe del ejército.

Esta organización era necesaria como cara pública de las acciones que rápidamente se multiplicaron, aunque con relativa incidencia en los planes militares en marcha. Una de las más importantes funciones de esta organización era servir de pantalla —en contubernio con Trujillo— para guardar las espaldas a la CIA y al gobierno norteamericano, quien manejaba los hilos de la conspiración. Algo similar sucedió apenas 16 meses después, cuando la CIA creó el Frente Revolucionario Democrático como pantalla pública tras la cual se ocultaba el gobierno norteamericano, verdadero rector de la operación subversiva que concluyó en Playa Girón.

La Rosa Blanca participó en el reclutamiento de las fuerzas de la "unidad combatiente cubana" que se entrenaba en Santo Domingo. Según Carlos Rivero Collado, su incorporación a aquella organización obedeció a haber sido invitado "[...] a formar parte del grupo con la misión específica de captar elementos jóvenes que, eventualmente, vendrían a pelear a Cuba [...]", por lo que mantuvo

[79] Carlos Rivero Collado: Ob. cit., pp. 40-42.

contactos directamente con Pedraza en la República Dominicana. Según Rivero Collado, de 20 activistas del "ala juvenil" de La Rosa Blanca que se habían comprometido a participar en los entrenamientos, al final solo uno se decidió.[80] Otros jóvenes familiares de antiguos politiqueros y asesinos desempeñaron un papel activo en los planes militares, entre ellos, Luis del Pozo Jiménez, hijo del antiguo alcalde de La Habana, Justo Luis del Pozo Puerto, así como Roberto Martín Pérez Rodríguez, hijo de un alto jerarca de la policía, detenidos junto a otros tripulantes del avión trujillista que condujo armas y otros pertrechos al país para apoyar el levantamiento armado en agosto de 1959. En Estados Unidos, "la organización se enfrentó con la mayoría de la emigración, compuesta todavía en lo fundamental por personas que apoyaban el proceso revolucionario. Precisamente, los hechos más divulgados en la actividad de esta organización fueron sus trifulcas con otros grupos emigrados".[81]

En los primeros momentos posteriores al triunfo revolucionario, la única capa de la población que podía tener una clara motivación de enfrentamiento a la Revolución era la de los batistianos desplazados del poder, fuente potencial de esta organización definidamente terrorista, lo que no escapaba a la pupila de los analistas políticos y de la comunidad de inteligencia de Estados Unidos. En un documento de la embajada norteamericana del 25 de febrero de 1959 que evaluaba los diversos grupos políticos existentes y las fuentes de oposición al nuevo régimen en Cuba expresaba: "Los remanentes de las estructuras políticas creadas por Batista deben ser considerados como una fuente potencial de oposición. Los miembros de la

[80] Ibídem, pp. 45-46.

[81] Jesús Arboleya: Ob. cit., p. 47.

coalición gubernamental fueron en muchos casos sinceros en su apoyo a Batista, y sus líderes, políticos experimentados y capaces. Estas personas están sin empleo, en sentido político, y deben tomarse en cuenta cuando se celebren elecciones generales". El documento yanqui valoraba que "Si los grupos revolucionarios los consideran parias políticos en ese momento, ellos sin embargo intentarán de un modo u otro hacer sentir su peso político. Los grupos revolucionarios afirman que esas personas que aspiraron u ocuparon empleos electorales en tiempos de Batista están proscriptos de votar o participar en cargos por un período de años". Finalmente pronosticaba: "Esta es una situación poco práctica y los partidarios del régimen de Batista representan una tropa lista para seguir al líder o grupo que primero señale cambiar esa situación".[82]

A estos "remanentes" de las estructuras políticas de la dictadura —los que detentaron cargos públicos, senadores, representantes, concejales—, a los que habría que añadir viejos militares corruptos, y los más altos sectores económicos privilegiados del antiguo régimen (algunos de cuyos integrantes habían hecho carrera política), comenzaron a organizarse con rapidez bajo la bandera de La Rosa Blanca y otras minúsculas denominaciones contrarrevolucionarias que no llegaron a trascender, estimuladas por la enorme campaña propagandística contra la Revolución orquestada desde Estados Unidos y por la manipulación del fantasma del comunismo. Aquellos tempranos opositores a la Revolución, con o sin vínculos orgánicos con la organización que les daba nombre, comenzaron a identificarse como rosablanqueros.

Aunque en el proceso judicial seguido contra los participantes en aquella conspiración solo apareciese como su-

[82] Department of State: Ob. cit., document 257, *Despatch From the Embassy in Cuba to the Department of State,* pp. 410-420.

jeto y máximo responsable externo el tirano Trujillo,[83] no debe existir duda alguna de que el enorme aparato de inteligencia y de subversión con sede en la estación local de la CIA en la capital habanera y en su base en Santiago de Cuba fueron el motor impulsor de aquella conjura de base batistiana.

Menos de un año después, la CIA se dio a la tarea de promover y dirigir otra hornada de opositores, aparentando que excluían a los batistianos, durante la operación que concluyó en Girón. Ya para aquel momento era válida la caracterización de la época que apenas pocos meses después hacían los autores de *El pez es rojo:* "El G-2 de Castro trabajaba incansablemente tratando de estar al día de las intrigas que estaban convirtiendo a La Habana en una Lisboa de la Segunda Guerra Mundial. La capital cubana todavía era una ciudad abierta. Los ferries hacían viajes a Cayo Hueso, Pan American volaba entre La Habana y Miami, [...] y el servicio telefónico no se había interrumpido. La embajada americana aún funcionaba y la sección que más ocupada se hallaba en ella era la estación de la CIA [...]".[84]

[83] El primer RESULTANDO PROBADO de la sentencia, de fecha 7 de febrero de 1960, rezaba al inicio de su formulación: "Que desde los primeros meses del año próximo pasado, ex militares del pasado régimen dictatorial, militares en activo, prófugos de la Justicia Revolucionaria, políticos y otras personas residentes en el Territorio Nacional, en la ciudad de Miami y otros países, puestos de acuerdo con el dictador de la hermana República Dominicana Rafael Leónidas Trujillo y Molina, iniciaron un movimiento conspirativo con el propósito de derrocar por la violencia al gobierno de la Nación [...]". Esta conspiración fue vista y juzgada en Consejo de Guerra Ordinario a través de la causa no. 3 de 1959 del Tribunal Revolucionario del Distrito de La Habana, fungiendo como presidente el teniente de navío Armando Pardillo Pardillo y como vocales los primeros tenientes Mario A. Tagle Babe, Pelayo Fernández Rubio y Alberto D'Toste Rodríguez y el 2do. teniente Mario Condis Espinosa.

[84] Warren Hinckle and William Turner: Ob. cit., p. 49.

Los nexos de la CIA con la conjura

La información recopilada por los noveles órganos de seguridad cubanos posibilitó detectar, al menos, dos vías de contacto de los implicados en la "conspiración trujillista" con la estación de la CIA en la embajada norteamericana, pero la ausencia de información complementaria que posibilitase apreciar en su justa dimensión la importancia de aquellos contactos y su real connotación impidió que saliera a flote la responsabilidad del gobierno norteamericano en los hechos que se juzgaban.

La primera vía se deriva de la participación protagónica desempeñada en la conspiración por los antiguos militares de la dictadura, comandante Claudio Medel Fuentes —se mantenía en activo en el Ejército Rebelde— y el capitán Renaldo Blanco Navarro. En el transcurso de las investigaciones se comprobó el papel relevante del último en la organización y dirección del grupo de conspiradores desde mediados del primer semestre de 1959, en el que llegó a disponer de una autoridad tal que estuvo en "capacidad" de proponer los principales cargos de la nación entre algunos de los complotados, después de que hipotéticamente la Revolución fuera liquidada. Estos cargos fueron confirmados a nombre del tirano Trujillo por su emisario personal que en tres oportunidades viajó al país para puntualizar las acciones previstas. El juicio celebrado a los complotados que fueron detenidos demostró la veracidad de la acusación fiscal.[85]

"Que días después concurrió a la casa de William Morgan el señor Arturo Hernández Tellaheche acompañado

[85] Acta acusatoria de los implicados en la conspiración "trujillista", levantada ante el Jefe de la Dirección de Inteligencia G-2 del Estado Mayor del Ejército Rebelde, comandante Ramiro Valdés Menéndez, el 16 de agosto de 1959, pp. 10-11. Copia en archivos del CIHSE.

del Sr. Ramón Mestre, electo senador en las elecciones de 1958 y contratista favorecido por la tiranía [...] proponiéndole el excapitán Blanco y el comandante Morgan al Sr. Hernández Tellaheche la presidencia del gobierno que se constituiría después de la insurrección, lo que este aceptó, discutiéndose algunos nombres para la integración del gabinete sin que llegara a formalizarse criterio alguno, debiendo Tellaheche presentar un proyecto de gabinete".

Blanco Navarro desempeñaba un papel central en la planificación de las acciones militares de la conjura. ¿Cuál era la fuente de autoridad de este conspirador, exmilitar del antiguo ejército? Todo indica que provenía de sus estrechos vínculos con el excomandante Medel Fuentes que, de resultar exitoso el plan urdido, emergería con uno de los más altos cargos y al que le correspondería el levantamiento en armas de todo el antiguo ejército: "[...] sería el jefe del Estado Mayor y llevaría a efecto la reorganización del ejército librando para ello un llamamiento a todos los exmilitares que pertenecieron al ejército de la tiranía". Aquella importante designación no era gratuita. Medel Fuentes había sido jefe de la Sección de Inteligencia de la Dirección de Inteligencia (G-2) del estado mayor del ejército de la tiranía, con estrechos contactos con los Servicios de Inteligencia del ejército norteamericano.

En un estudio reciente, publicado por el historiador militar Roberto Pérez Rivero acerca de los avatares del Ejército de Cuba —el ejército de la dictadura— en su lucha contra el Ejército Rebelde, podemos leer: "Un informe del jefe de la Sección de Inteligencia de la Dirección de Inteligencia (G-2) del Estado Mayor del Ejército, comandante (Claudio) Medel Fuentes, al jefe del Estado Mayor, general en jefe Francisco Tabernilla Dolz, fechado el 19 de diciembre, evidencia que la Misión Militar norteamericana ofreció la cooperación necesaria en un plan para elevar al máximo la moral de las tropas del ejército contra el progreso enemigo y derrotarlo. El oficial de Inteligencia advirtió a Tabernilla que era conveniente aprovechar tal colaboración [...]".[86]

Medel Fuentes no solo era enlace con la misión militar, sino también con la embajada norteamericana, y en tal carácter mantenía vínculos con el teniente coronel Samuel G. Kail, agregado militar de aquella sede, quien realizó espionaje en Cuba y mantenía relaciones con David Atlee Philips, oficial de la CIA que actuaba con manto no diplomático en Cuba. Consta en archivos que Medel Fuentes fungía como destinatario de las solicitudes informativas de Kail, las que eran rápidamente satisfechas. Una solicitud de este agregado militar del 15 de noviembre de 1958 se interesaba en actualizar "la información sobre cuántos soldados hay en cada zona de operaciones y cuál es la composición de esas fuerzas", información que luego de ser recopilada por Medel Fuentes —urgiendo a los órganos a los que se los solicitó— fue en breve tiempo trasladada a aquel agregado militar, luego de una rápida aprobación por el jefe del ejército general, Tabernilla Dolz. La información muestra la obsequiosidad, el desvelo con que Medel Fuentes mantenía sus relaciones con los militares norteamericanos.[87] Después del triunfo de enero de 1959 los vínculos con la embajada yanqui se mantuvieron. En el momento de ser detenido por la seguridad cubana se encontraba presente un miembro de los servicios de seguridad de la embajada norteamericana que participaba en la conjura:

> Fue en el contexto de esta operación, al procederse a la detención, en su casa, del comandante

[86] Roberto Pérez Rivero: *Desventura de un ejército.* Premio Ensayo Emilio Bacardí 2002, Editorial Oriente, Santiago de Cuba, 2003, p. 53.

[87] Entrevista con Roberto Pérez Rivero, primer profesor de Historia Militar en la cátedra de Ciencias Sociales de la Academia de las FAR General Máximo Gómez. Archivo de los autores.

> del ejército de la dictadura, Claudio Medel, que las fuerzas de la Seguridad del Estado detienen a otros conspiradores allí reunidos, entre los que se encontraba, para sorpresa, un norteamericano, que resultó ser el sargento Stanley F. Wesson, adscripto al servicio de Seguridad y Protección de la embajada norteamericana, quien también fue detenido, circunstancias que produjeron, en los días posteriores, intercambios de notas diplomáticas entre la embajada norteamericana y el Ministerio de Estado.[88]

Las tareas que le correspondían a los ex militares batistianos participantes en la conjura eran de gran envergadura. Prescindiendo de nombres, que no vienen al caso, veamos esas acciones:

> [...] sería el jefe de la Policía Nacional y debía atacar y tomar la Jefatura de dicho Cuerpo [...] debía asaltar y tomar la 1ra estación de Policía y sería 2do jefe del Cuerpo, para lo que ambos habían establecido contactos con miembros de la Policía Nacional y habían preparado planes para realizar el ataque a distintas estaciones; [...] fungía como jefe de las operaciones militares en la provincia de Pinar del Río y tenía bajo su mando a numerosos complotados; [...] tendría que realizar la ocupación militar del Presidio Modelo y poner en libertad a todos los criminales de guerra sancionados por los Tribunales Revolucionarios [...] estaba señalado

[88] Centro de Investigaciones Históricas de la Seguridad del Estado (CIHSE)-CITMATEL: *Cronología de agresiones de Estados Unidos contra Cuba 1959-1999. CD Cuba acUSA, política subversiva del gobierno de Estados Unidos contra la Revolución Cubana (1959-2002)*, p. 37.

> para ser designado Jefe de Inteligencia del Estado Mayor [...] con personal a sus órdenes atacaría el Cuartel de San Ambrosio [...] se haría cargo de la Base de Infantería de Marina Granma, atacando la misma [...] fungía como jefe de acción y sabotaje en la provincia de La Habana [...] era el contacto entre los militares y los civiles [...]. sería jefe de las operaciones que se desarrollarían para tomar el Regimiento No. 3 de la Policía Rural (Villa Clara) [...] responsable del asalto militar del Regimiento No. 2 de Camagüey.[89]

Las acciones que se anunciaban sobre el Presidio Modelo, en la entonces Isla de Pinos, eran particularmente peligrosas, ya que algunas informaciones señalaban que, adicionalmente a los esfuerzos internos, elementos provenientes del exterior participarían en la ocupación de las instalaciones. Otra vía de contacto con la estación de la CIA en la embajada norteamericana también fue detectada; se trataba de sistemáticos encuentros con algunos de los conspiradores por parte de "una americana no identificada que era el enlace con los contrarrevolucionarios en Miami".[90] Como resultado del estudio de otras acciones ofensivas realizadas por la CIA antes y después de esta conspiración y la opinión de especialistas,[91] puede tratarse de Geraldine Shamma, la norteamericana residente en Cuba al servicio de la estación local de la CIA.

[89] Acta acusatoria de los implicados en la conspiración trujillista: Ob. cit., pp. 6-7 y 13-14.

[90] Ibídem, p. 15.

[91] Entre ellos, el que fuera el oficial del Caso Ópera, teniente coronel en retiro José Veiga Peña *(Morán)*, que bajo la fachada de contrarrevolucionario había tratado estrechamente a la Shamma y conoció directamente muchas de sus actividades.

Desde 1960 se comprobó por la seguridad cubana que mantenía contactos en Miami con grupos contrarrevolucionarios exbatistianos relacionados con la "conspiración trujillista" y otras organizaciones de posterior creación como el Movimiento de Recuperación Revolucionaria de los Comandantes,[92] que posteriormente desempeñaría un papel protagónico en el reclutamiento de los integrantes del ejército invasor que desembarcaría después por Playa Girón. Los autores de *El pez es rojo,* después de referirse a algunas de sus acciones ilegales, expresan: "A Shamma también la utilizaron como enlace con el movimiento clandestino en La Habana".[93]

La "tercera fuerza" y el fracaso de la conjura trujillista

Publicaciones en el extranjero en las que se menciona el II Frente Nacional del Escambray refieren el fracaso de sus jefes para lograr fortalecer sus posiciones como alternativa frente al Movimiento 26 de Julio antes del triunfo revolucionario, aunque lo atribuyen erróneamente como consecuencia del rápido desplome de la tiranía, que no dio tiempo para lograrlo.[94] Recordemos que el investigador norteamericano, Thomas G. Paterson, cita la creación del II Frente como uno de los cuatro intentos fracasados de la CIA para impedir el triunfo del movimiento dirigido por Fidel Castro.[95] Aparentemente, para inicios de 1959, en momentos en que se organizaba un poderoso contingente mercenario armado

[92] Expediente del Caso Ópera. Archivos del MININT, 1959.

[93] Warren Hinckle and William Turner: Ob. cit., p. 50.

[94] Ramón Barquín: Ob. cit., pp. 707 y ss; y Arturo Espaillat: Ob. cit., p. 146.

[95] Thomas G. Paterson: Ob. cit., pp. 216-219 y 223-225. Citado por Carlos Alzugaray: Ob. cit., p. 187.

dirigido por el tirano Trujillo, los servicios norteamericanos pudieron haber valorado que la jefatura del II Frente estaba en condiciones de asumir un determinado papel en aquella conspiración.

Algunos razonamientos podrían haber estimulado a la CIA a aventurar la hipótesis de una incursión armada desde el exterior por parte de la Legión extranjera de Trujillo, coordinada con ataques a unidades militares y de la policía en la retaguardia por los ex militares batistianos y acciones de guerra irregular por elementos desafectos del II Frente en la zona central del país, en los lugares donde habían permanecido muchos de sus hombres en la lucha insurreccional. Esto daría credibilidad a la conjura trujillista como un "levantamiento armado", según la concepción aplicada antes en Guatemala, lo que en teoría brindaría adicionalmente el manto apropiado para un posible retorno al *status quo* anterior.

Sin embargo, era irrealizable debido a la fortaleza de la Revolución y al indiscutible liderazgo de Fidel ganado en la lucha, elementos que daban al traste con este proyecto, incluso en el caso de que hubieran logrado hacer coincidir los tres componentes de la conjura. Los enemigos, una vez más, se equivocaban.

Sin la intervención de los servicios especiales norteamericanos hubiese sido en extremo difícil que se estableciera el vínculo entre William Morgan y el tirano Trujillo. El instrumento utilizado fue la mafia. En ello desempeñaron un destacado papel Domenic Barton y Fred Nelson, con los que se relacionaba Morgan en un lujoso hotel de la capital. Barton y Nelson precisaron el pago de un millón de dólares, contactaron rápidamente con Trujillo en República Dominicana y enlazaron a ambos personajes para concretar los pasos a seguir en la tenebrosa conspiración que se fraguaba.

La visión de que aquella unión posibilitaría cumplir el viejo sueño de crear una "tercera fuerza" para la que habían sido "predestinados" algunos integrantes de la dirección del II Frente desde antes de enero de 1959 la comparten funcionarios dominicanos que participaron en la conjura trujillista desde su gestación, e incluso estuvieron presentes en la entrevista inicial de Fred Nelson con el tirano. Arturo Espaillat ofrece una valoración en sus memorias:

> Hubiéramos sido exitosos en echar a un lado el movimiento revolucionario de Castro si Batista hubiese podido mantenerse unos pocos meses más en el poder. La unidad del Escambray estaba en el camino de convertirse en una fuerza poderosa cuando el gobierno colapsó [...] Ellos no eran lo suficiente fuertes para retar a Castro directamente. Para impedir su desaparición, Morgan y sus hombres se pusieron bajo las órdenes de Castro. Esos fueron los momentos en que nos contactó. En marzo de 1959, esa alianza fue cementada. Morgan envió un emisario a Ciudad Trujillo, Frank [Fred] Nelson [...]. Fuimos avisados de que Nelson vendría, y de inmediato se dirigió al rancho de Trujillo en San Cristóbal para una reunión inmediata. Pedraza y yo estábamos presentes [...].[96]

El desenlace de la operación es muy conocida por nuestro pueblo. Solo después de haber transcurrido dos meses de trajines conspirativos y viajes a Miami en dos oportunidades para sostener entrevistas con el "cónsul" Augusto Ferrando Gómez y haber involucrado en las acciones, inconsultamente, a algunos de los integrantes del II Frente que se habían mantenido siempre fieles a la Revolución,

[96] Arturo Espaillat: Ob. cit., p. 146.

tanto Morgan como Eloy Gutiérrez Menoyo decidieron, tardíamente, informar a la dirección del país acerca de los planes que se gestaban. Algunos autores piensan que, sintiéndose detectados, decidieron informarlo y esperar por algún momento posterior para lograr sus verdaderos fines. Este es el criterio del general trujillista Espaillat, cuando dice: "[...] Es vano especular si el complot de Morgan fue en realidad una conspiración de Castro desde sus inicios. Las personas que trabajaron con él están convencidas que Morgan comenzó con buenas intenciones. Ellos creen que el complot fue descubierto en mayo o junio y Morgan fue forzado a continuar como un agente [...]".[97]

En opinión de los autores, lo que impulsó a los complotados principales —William Morgan y Eloy Gutiérrez Menoyo— a poner en conocimiento de la dirección de la Revolución los pormenores de la conjura fue el convencimiento de que tendría un final irremediable: la derrota.

Tras recibir la indicación de que continuaran vinculados a los conspiradores para profundizar en el conocimiento de las acciones programadas, se pudo mantener bajo control las visitas al país del emisario personal de Trujillo, el sacerdote Ricardo Velasco Ordóñez; se profundizó en la caracterización personal de muchos involucrados; se incautaron las armas entregadas en Miami y las transportadas por vía aérea al país hasta la zona en que supuestamente se iba a realizar el alzamiento del II Frente, en los alrededores de la ciudad de Trinidad; y, finalmente, se ocupó el avión de la fuerza aérea dominicana que trajo otro cargamento de armas y algunos integrantes de la fuerza invasora, que fueron detenidos.

El 13 de agosto de 1959 pasaba a mejor vida la "conspiración trujillista", y con ella, definitivamente, las pretensio-

[97] Ibídem, p. 150.

nes de fortalecer una "tercera fuerza", acariciadas desde 1957 por la CIA. Algunos de sus principales exponentes meses después traicionaron a la Revolución. La Rosa Blanca continuó sus acciones terroristas en el exterior, aunque su mal original —ser uno de los representantes conocidos de las posiciones batistianas dentro de la contrarrevolución— no le posibilitó desempeñar papeles estelares en posteriores operaciones subversivas. No fue hasta 1981, con la administración de Ronald Reagan y George Bush (padre), a través de la Fundación Nacional Cubano Americana y de los nuevos políticos cubanoamericanos representados en el Congreso, que los antiguos batistianos volvieron a situarse como agresores de primera fila en la actividad terrorista y contrarrevolucionaria.

Trujillo pretendió calmar su ira con un magnicidio, como lo intentaría la CIA poco después en infinidad de ocasiones. El general Espaillat, refiriéndose a la reacción de Trujillo tras el fracaso de la conspiración en Trinidad, comentó:

> Trujillo finalmente decidió encarar el problema de Castro de un modo típico en él: debía ser asesinado. Fidel estaría muerto hoy si ese complot no hubiese sido suspendido [...]. Un norteamericano, estrechamente relacionado a Castro, había contratado un apartamento con vista a la CMQ, los estudios de la televisión donde Fidel hacía sus transmisiones. Disparando desde una ventana de ese apartamento, una bala atravesaría a Fidel cuando entrara o saliera de allí. El americano era un experto tirador. Naturalmente, Trujillo estuvo de acuerdo en pagar un millón de dólares [...]. El único problema eran las modificaciones que había que hacer al fusil, según los requerimientos del norteamericano. Quería un fusil de francotirador, equipado con mirilla

telescópica y silenciador. Los expertos comenzaron de inmediato a prepararlo. El arma se construyó y estaba en camino para Cuba cuando Trujillo canceló el proyecto [...].[98]

[98] Arturo Espaillat: Ibídem, pp. 161-162.

El programa de acciones encubiertas contra la Revolución Cubana de 1960

UN PLAN SECRETO DENTRO DE UNA OPERACIÓN ENCUBIERTA

En agosto de 1959, coincidente con el estruendoso fracaso de la "conjura trujillista" y el descalabro de sus campañas anticomunistas, la CIA comenzó a dar los primeros pasos en la organización de un nuevo programa subversivo contra Cuba, en el cual se emplearían a fondo durante todo el segundo semestre de 1959 y el primer trimestre de 1960, hasta su secreta aprobación final por el presidente Eisenhower el 17 de marzo de 1960. La nueva operación subversiva, denominada *Programa de acciones encubiertas contra el régimen de Castro,* implantó una criminal guerra sucia contra la Revolución Cubana, que dio inicio a una política de confrontación sin precedentes contra un pequeño país latinoamericano. Pero aquel programa de terror que se extendería hasta abril de 1961 fue derrotado en todas sus partes y recibiría un golpe mortal a manos del pueblo cubano en las arenas de Playa Girón.

El informe del inspector general de la CIA, Lyman Kirkpatrick, que aborda las causas del fracaso de la invasión por Playa Girón, expresa casi en sus inicios: “La historia del proyecto cubano comienza en 1959 [...]”,[1] como parte de una estrategia contrarrevolucionaria general hacia todo el continente. Según Kirkpatrick: “En agosto de 1959, el jefe del grupo paramilitar de la Agencia asistió a una reunión para discutir la creación de una capacidad paramilitar que sería utilizada *en situaciones de crisis en América Latina.* En aquella época, *Cuba era solo uno de varios objetivos,* todos los cuales parecían igualmente explosivos”.[2]

Las indicaciones recibidas por la CIA en esa reunión, que provenían del Consejo Nacional de Seguridad y, por ende, del propio Presidente, determinaron que esta fortaleciese sus estructuras paramilitares en América Latina. El Inspector General afirmó que: “El jefe del grupo paramilitar [...] exhortó a la creación de un personal paramilitar de la división”.[3] Otros documentos, los de la Comisión Taylor, creada por Kennedy apenas dos días después del fracaso en Girón, al analizar las causas de la derrota —la investigación del inspector general Kirkpatrick solo se refería a los errores internos de la CIA— señaló: “Edward A. Stanilus [...] el 21 de septiembre de 1959 asumió la responsabilidad de planificar las potenciales acciones de la CIA ante situaciones de contingencia que podrían suscitarse en América Latina”.[4]

[1] Agencia Central de Inteligencia: *Informe del Inspector General de la CIA sobre la Operación de Bahía de Cochinos,* epígrafe B, inciso 1. Ver Peter Kornbluh, editor: Ob. cit., p. 24. Destaques en cursivas de los autores.

[2] Ibídem, epígrafe B, inciso 5.

[3] Ídem.

[4] Documentos de la Comisión Taylor: Testimonio de Edward A. Stanilus en la primera sesión, 22 de abril de 1961.

Cuba, objetivo principal de la política agresiva

El punto álgido de los intereses paramilitares de Estados Unidos era Cuba. En los documentos de la Comisión Taylor y en el informe del Inspector General de la CIA, después de mencionar otros países (Guatemala, Nicaragua, Honduras, El Salvador, Haití, República Dominicana, Paraguay, Bolivia y Argentina) con situaciones explosivas, se expresa: "Cuba naturalmente, emergía como objetivo número uno para planes de contingencia [...]".[5]

Según Kirkpatrick, el jefe del grupo paramilitar preparó una serie de estudios para la División del Hemisferio Occidental (WH) sobre diversos aspectos de la guerra encubierta limitada: "[...] había insuficiencia de información rápidamente accesible sobre áreas de acción potencial. Se hizo una solicitud a toda la comunidad de inteligencia, con especial énfasis en Cuba [...] y esto produjo un estudio operativo de tres tomos [...]".[6]

En el testimonio, ante la Comisión Taylor, Edward A. Stanilus amplió sobre el contenido de los estudios. Refiriéndose a aquel período inicial de septiembre de 1959 expresó:

> Dada la inexistencia de información que estuviera disponible para la planificación de acciones encubiertas, se estableció como un requerimiento informativo para la comunidad de inteligencia la búsqueda de determinados aspectos sobre países afectados, tan rápido como fuese posible, con un énfasis particular sobre Cuba [...] Ello trajo consigo la elaboración de un estudio de tres volúmenes

[5] Ídem.

[6] Agencia Central de Inteligencia: Ob. cit., epígrafe B, inciso 6. Ver Peter Kornbluh, editor: Ob. cit., p. 25.

> con información de inteligencia básica, información política y psicológica, datos operacionales, información geográfica, selección de áreas potenciales para operaciones clandestinas y otros datos requeridos para las operaciones[...].[7]

No disponemos de información acerca de los contenidos incluidos en cada uno de esos aspectos, lo que podemos inferir por los resultados conocidos. A uno de los de mayor complejidad se refiere Kirkpatrick: "Para diciembre de 1959, estos estudios habían generado un plan para entrenar a un pequeño grupo de cubanos exiliados como instructores paramilitares. Estos, a su vez, serían usados para entrenar a otros reclutas cubanos en un país latinoamericano para una operación de infiltración en Cuba a fin de darle una dirección a los opositores anticastristas".[8]

De lo anterior se derivan dos aspectos importantes: En diciembre de 1959 el estudio estaba prácticamente concluido y aparece la idea inicial de la operación subversiva anticubana, que en sus primeros momentos de planificación no incluía un desembarco anfibio como el que finalmente se hizo por Girón, sino que concebía las infiltraciones de grupos terroristas que entrenarían fuerzas internas —grupos de bandidos alzados en las montañas—, cuya acción supuestamente daría al traste con la Revolución. La respuesta que fue dando el país a cada una de las acciones que en su contra se fueron realizando demostró a Estados Unidos que su proyecto original no tenía ninguna posibilidad de éxito. La historia demostró que el plan alternativo también estaba condenado al fracaso.

7 Documentos de la Comisión Taylor: Ob. cit.

8 Agencia Central de Inteligencia: Ob. cit., epígrafe B, inciso 7. Ver Peter Kornbluh, editor: Ob. cit.

En los documentos de la Comisión Taylor se amplía al respecto. En los testimonios de Edward A. Stanilus podemos encontrar que *para diciembre de 1959, y como resultado de los estudios realizados,* ya la CIA avanzaba en los planes de selección, reclutamiento y entrenamiento de los instructores en especialidades paramilitares que entrenarían clandestinamente, "en algún tercer país de América Latina,"[9] a los otros reclutas cubanos, quienes se organizarían en *teams* que se infiltrarían en el país para dirigir la quinta columna interna. Se avanzaba también en la precisión de los "terceros países" a utilizar. "Mr. Stanilus visitó Panamá *a mediados de diciembre* de 1959 en busca de áreas aisladas del Fuerte Sherman para su uso en el entrenamiento de los cuadros instructores".[10] La determinación de los lugares a usar en territorio norteamericano también se concibió en este período, a través de un "[...] reconocimiento en áreas de Miami, Florida, en busca de instalaciones adecuadas para oficinas, almacenes, lugares de seguridad, centros de reclutamiento, centros de comunicaciones y autobuses para el movimiento de personas, material y propaganda dentro y fuera de Cuba".[11]

Otros estudios (seguro los denominados "información política y psicológica") fueron los referidos al examen del panorama político interno, que se refleja en el informe de Kirkpatrick: "el Estado Mayor y la Estación Habana estaban haciendo un estudio de los dirigentes cubanos de la oposición para preparar la formación de un frente político unificado, que sirviera como el instrumento encubierto para operaciones clandestinas y como punto de reunión para

[9] Documentos de la Comisión Taylor: Ob. cit.

[10] Ídem.

[11] Agencia Central de Inteligencia: Ob. cit., epígrafe B, inciso 9. Ver Peter Kornbluh, editor: Ob. cit.

los cubanos anticastristas".[12] Y expone que aquel "frente político" lo había concebido la CIA "en consulta con el Departamento de Estado". Ello explica que en un documento elaborado por un importante funcionario de ese Departamento, de fecha *4 de diciembre de 1959*, desclasificado en 1991,[13] se expresa que trabajó conjuntamente con el "equipo del país", el denominado *"team country"* —con toda seguridad la estación local de la CIA en La Habana que venía trabajando en los estudios indicados—, en que aparece detalladamente la propuesta para la creación en el exterior del *frente contrarrevolucionario* a nombre del cual el gobierno norteamericano actuaría para destruir la Revolución.

Los trabajos para la instalación de una emisora de radio encargada de crear el clima psicológico favorable en la población se realizaba también en aquella etapa: "[...] el Estado Mayor y la Estación Habana [...] también estaban confeccionando un mapa de reconocimiento del Caribe, buscando un lugar para una poderosa estación naval que transmitiera en onda corta y media".[14]

Estos elementos muestran que *para inicios de diciembre de 1959 ya la CIA tenía elaborada, en lo fundamental, la concepción del programa subversivo* que aplicaría contra Cuba, resultado del estudio "en tres tomos" que había iniciado desde septiembre. Todos los elementos de que se disponen parecen indicar que los resultados fueron plasmados sintéticamente en un documento del jefe de la División WH, coronel J. C. King, sometido a la consideración del

[12] Ibídem, inciso 10.

[13] Department of State: Ob. cit., document 405, *Memorandum From the Assistant Secretary of State for Inter-American Affairs' Special Assistant (Hill) to the Assistant Secretary of State (Rubottom)*, pp. 689-692.

[14] Agencia Central de Inteligencia: Ob. cit., inciso 10. Ver Peter Kornbluh, editor: Ob. cit., p. 25.

subdirector de planes y del propio jefe de la CIA con fecha 11 de diciembre de 1959.[15]

La CIA propone su primera versión del programa subversivo contra Cuba

En menos de tres cuartillas, de excepcional importancia, se plasmaron las ideas básicas a las que la CIA había arribado.

Después de un primer punto destinado al "estimado de la situación", en el que destacaba la preocupación de que el ejemplo cubano alentara posiciones revolucionarias en otros países latinoamericanos —recuérdese que desde los inicios las acciones anticubanas formaban parte de medidas contrarrevolucionarias a escala continental—, se planteaban los objetivos del documento, que no eran otros que: "El derrocamiento de Castro en el término de un año y su reemplazo por una junta que sea del agrado de Estados Unidos [...]".

En el punto 3 y final del documento de J. C. King se esbozaban las direcciones principales que, a juicio de la CIA, debían realizar contra Cuba. Llamamos la atención de los lectores acerca de la importancia de la propuesta, ya que de ahí se derivaría el programa que finalmente aprobaría el Presidente, después que fuese analizado por otras dependencias gubernamentales, en particular, el Grupo Especial del Consejo de Seguridad Nacional.

Al comparar la propuesta original de la CIA, del 11 de diciembre de 1959, con el programa que finalmente aprobó Eisenhower, se deriva una conclusión: puede demostrarse —por la letra y por los hechos— que el programa del 17 de

[15] Agencia Central de Inteligencia: *Memorando para el Director de la Agencia Central de Inteligencia, a través del Subdirector de Planes, de parte del jefe de la División del Hemisferio Occidental J. C. King,* 11 de diciembre de 1959.

marzo tenía componentes secretos, no formalmente incluidos en la redacción final del documento, que aparecían en la propuesta inicial de la CIA, los que no obstante ser suprimidos se cumplieron posteriormente de forma priorizada.

De las cuatro direcciones de este programa, la referida a las acciones de propaganda está en el documento de J. C. King. Allí se habla de "Los ataques de una radio clandestina desde países del Caribe, por parte de un grupo liberal, trabajando estrechamente con nosotros y utilizando a cubanos para las transmisiones [...]", y se señalan también "Operaciones de interferencia contra la radio y la televisión de Castro".

En el documento propuesto por la CIA, al igual que en el programa de Eisenhower, está plasmada también la promoción de una quinta columna interna: "Alentar a grupos opositores a favor de Estados Unidos, excluyendo a los seguidores de Batista y Masferrer, para establecer por la fuerza un área controlada desde Cuba [...]".

Pero existe otra propuesta del memorando de J. C. King que no aparece en el programa del 17 de marzo, y es la que reza: "Se le debe dar una cuidadosa atención a la eliminación de Fidel Castro. [...] Muchas personas bien informadas consideran que la desaparición de Fidel aceleraría grandemente la caída del gobierno".

Este contenido no se encuentra en ninguno de los documentos desclasificados de la época, relacionados con la operación subversiva que culminó en Girón. A pesar de los elementos que prueban la relación entre el memorando de J. C. King y el estudio "en tres tomos" de donde se derivó la guerra sucia contra Cuba que a partir de entonces recibió tan elevado impulso, en ningún libro o investigación conocida, realizada en Estados Unidos sobre planes de asesinato contra líderes extranjeros se ha planteado esta conexión. Como fue reconocido por la CIA, en 1975, los planes magnicidas contra Fidel Castro surgieron en 1960, mucho antes de Girón.

El documento del 11 de diciembre se había elevado al Director de la CIA por el jefe de la División del Hemisferio Occidental, J. C. King, con una nota que solicitaba expresamente la aprobación de las medidas. Todas ellas, incluida la aberrante propuesta de asesinato, fueron vistas con agrado, como se refleja en la siguiente notación al documento, firmada por Allen Dulles y fechada el 12 de diciembre: "Se aprueba la recomendación contenida en el párrafo 3".16

Ello nos posibilita inferir que el verdadero programa de terror aprobado por el presidente Eisenhower para acabar con la Revolución, el 17 de marzo de 1960, no solo poseía las cuatro direcciones a las que hace alusión el informe del Inspector General de la CIA, sino que en realidad constaba de cinco. Esta última y quinta dirección postulaba los intentos de asesinato contra Fidel Castro que, aunque se excluyeron de la letra del Programa, constituyeron una constante en los planes de la CIA y sus grupos mercenarios dentro y fuera de Cuba a partir de entonces. Que los planes de asesinato se programaron paralelamente a las restantes acciones que condujeron a Playa Girón se analiza prolijamente en las más importantes obras sobre el tema, desde que Peter Wyden publicó en 1979, *Bahía de Cochinos, la historia no contada.* Pero que ambos aspectos formaban parte del plan inicial de la CIA, como lo prueba el documento del 11 de diciembre de 1959, no se había aún expuesto.

Existe una lógica explicación de las causas por las que esa quinta y comprometedora dirección de la actividad anticubana no apareciese explícitamente en el Programa. Desde diciembre de 1958, el propio Eisenhower había indicado al director de la CIA, Allen Dulles, que las medidas

[16] Ídem en citas anteriores. Se aprecia en el facsímil del documento, hecho público por el Archivo Nacional de Seguridad de la Universidad George Washington.

más comprometedoras que se adoptasen para evitar el triunfo rebelde en Cuba no se ventilasen en el Consejo de Seguridad Nacional. No debían quedar rastros de la utilización de procedimientos que luego pudieran comprometerlo.

Estudios realizados en Estados Unidos acerca de la utilización por el presidente Eisenhower de las herramientas que le ofrecían las operaciones encubiertas para la conducción de la política exterior nos posibilitan entender las posibles causas por las que esa quinta dirección fue omitida. Según Greenstein, en un análisis acerca de la inteligencia norteamericana: "La parte más solapada de las acciones encubiertas de Eisenhower era su propia responsabilidad en ellas. Aunque las discutía en privado con los hermanos Dulles, por lo general era muy cauteloso en asegurarse de que, si algo salía mal, ningún documento comprometedor apareciera en la Oficina Oval".[17]

Lo anterior podría explicar, quizás, aquella omisión. El presidente Eisenhower expresó el 17 de marzo de 1960 que "no conocía un plan mejor que este" para acabar con la Revolución Cubana.

Los hechos conocidos parecen demostrar que después de la aprobación inicial de los planes dentro de la CIA, a mediados de diciembre, se dieron los pasos para someter la propuesta al Grupo Especial, comité encargado por la resolución 5412 del Consejo Nacional de Seguridad para la evaluación de las operaciones subversivas en el exterior, paso previo antes de su presentación al Presidente. Según Kirkpatrick:

> En el último mes de 1959, el Grupo Especial compuesto por representantes de varios departamen-

[17] Fred I. Greenstein: *The Hidden Hand Presidency.* Basic Books, Nueva York, 1982.

> tos y agencias y encargado por NSC 5412 de la responsabilidad de la aprobación política de importantes operaciones de acción encubierta, consideró varias proposiciones de la Agencia para transmisiones de exiliados hacia Cuba.
> Durante enero y febrero de 1960, el director de la Agencia Central de Inteligencia informó sobre Cuba al Grupo Especial [...] y el 14 de marzo se dedicó toda una reunión a la discusión del programa de la Agencia.[18]

A nuestro juicio, en este proceso de revisión fue suprimida formalmente la comprometedora quinta dirección. La rápida aceptación por el Grupo Especial de las propuestas de la CIA, y la solicitud de que se acometieran a la mayor brevedad, se evidencia por los comentarios allí realizados:

> Se expresó preocupación por el tiempo requerido para poner en acción a los exiliados entrenados, y se discutieron las capacidades de Estados Unidos para una acción encubierta inmediata, de ser necesaria. [...] el presidente del Estado Mayor Conjunto dijo que, de ser necesario, estaban listas fuerzas que totalizaban 50 000 hombres, y que los primeros podrían estar listos para ser transportados por vía aérea dentro de las cuatro horas de recibir las órdenes pertinentes. Miembros del grupo exhortaron a la temprana formación de una junta de exiliados. La Agencia anunció su intención de

[18] Agencia Central de Inteligencia: *Informe del Inspector General de la CIA sobre la Operación de Bahía de Cochinos,* epígrafe B, inciso 14. Ver Peter Kornbluh, editor: Ob. cit., p. 26.

solicitar fondos para ejecutar el programa, y el grupo no planteó objeciones.[19]

En el interior de la CIA se estaban adoptando las medidas organizativas que posibilitaban la ejecución de la propuesta: "El proyecto de derrocar a Castro se había convertido en una importante actividad de la Agencia con la más alta aprobación política, comprometiendo la actividad a tiempo completo del personal de una rama operativa en rápida expansión que requería una gran cantidad de detallada atención cotidiana en los altos niveles de la Agencia y que exigía frecuentes enlaces con otras agencias y departamentos del Gobierno".[20]

El Programa de Acción Encubierta

El programa subversivo contra Cuba aprobado por el presidente Eisenhower constaba de seis puntos. En el primero se plasmaban los objetivos; el segundo exponía las cuatro líneas subversivas básicas, acápite que ocultaba, como expresábamos antes, la línea de mayor agresividad relacionada con el magnicidio; el tercero se refería a la dirección de los cabecillas contrarrevolucionarios cubanos en los que se apoyarían; el cuarto, al manto o fachada que utilizarían para que no apareciese por ningún lado la responsabilidad del gobierno norteamericano en estas acciones ilegales, a pesar de ser los gestores principales; el quinto, el presupuesto; y, el último, la petición al Presidente de que se aprobara

[19] Ídem.

[20] Agencia Central de Inteligencia: *Informe del Inspector General de la CIA sobre la Operación de Bahía de Cochinos*, epígrafe B, inciso 15. Toda referencia a este Programa aparece en Department of State: Ob. cit., pp. 850-851 y en posteriores desclasificaciones del propio documento.

de la forma en que se presentó. El Anexo A ampliaba respecto al proceso de creación de la oposición contrarrevolucionaria requerida para los fines perseguidos, y el Anexo B sobre la propaganda contrarrevolucionaria radial y escrita que realizarían a partir de entonces.

El propósito declarado del ultra secreto Programa de Acción Encubierta no ocultaba su verdadero fin: "[...] provocar la sustitución del régimen [...] por uno que responda mejor a los verdaderos intereses del pueblo cubano y sea más aceptable para Estados Unidos". Según lo expresado en la primera parte de la cláusula, el gobierno norteamericano se propuso sustituir el poder revolucionario recién conquistado por un régimen que supuestamente respondiese mejor a los intereses del pueblo cubano. La misma nación que con su grosera intervención en la guerra de independencia cubana de fines del siglo XIX había frustrado de golpe los anhelos libertarios del pueblo cubano; que sumió al país durante más de medio siglo en la más absoluta miseria en medio de una economía subdesarrollada, altamente dependiente de sus mercados; que brindó asistencia y total apoyo a los gobiernos corruptos, sanguinarios y a sus cuerpos represivos, ofreciendo después asilo a sus más destacados esbirros y torturadores que escaparon de la justicia revolucionaria; el mismo imperio que hoy proclama el regreso de Cuba al capitalismo en su forma más brutal bajo "un gobierno de transición", que la conduciría inexorablemente a su anexión a Estados Unidos, ya en los comienzos de 1960 se abrogaba el derecho de actuar en la forma que mejor le conviniese para "satisfacer los intereses del pueblo cubano".

Este pretexto se ha mantenido inalterable durante mucho más de medio siglo como uno de los fundamentos de su intromisión en los asuntos internos cubanos, y en la ley Torricelli de 1992, en la Helms-Burton de 1996, en el Proyecto de Transición —retroceso al capitalismo— aprobado por el presidente Clinton en 1997 en los planes de anexión de la administración de George W. Bush, en mayo de 2004, actualizado en 2006, y en las acciones, incrementadas, de la de Barack Obama.

Washington pretendía con este Programa, según una de sus cláusulas, imponer un gobierno que "fuera grato a los ojos de Cuba", que le posibilitara la restauración de un pasado neocolonial en la que su embajador en La Habana tuviera las prerrogativas de "presidente". Aquella pretensión no es cosa del pasado. La ley Helms-Burton lo incluye como un requisito, entre otros muchos, para el levantamiento del bloqueo de Cuba.

Un segundo aspecto en los objetivos del Programa es que las acciones debían hacerse "de manera tal que se evite cualquier apariencia de intervención norteamericana [...]". En el fondo de esa formulación se encuentra la denominada "negación plausible", y a esta contribuiría la política informativa del 15 de diciembre de 1959, según la cual se debía dar la impresión de que el agravamiento de las relaciones entre ambos países era responsabilidad del gobierno cubano.

Un tercer elemento se refería a los procedimientos a utilizar: "El método para lograr este fin consistirá en incitar, apoyar y, en lo posible, dirigir la acción, dentro y fuera de Cuba, de grupos selectos de cubanos, que pudieran realizar cualquier misión por iniciativa propia". En él encontramos la clave de una estrategia sediciosa, comúnmente utilizada por Estados Unidos, cuyos componentes han sido la incitación, el apoyo y la dirección "de un grupo selecto de cubanos", al que se le encomendó la tarea de actuar en representación y cumpliendo los objetivos trazados por el gobierno norteamericano.

¿Quiénes formaban parte de ese selecto grupo de cubanos en los que el gobierno norteamericano se apoyó? En primer lugar, todos los que desde la época de la lucha contra la tiranía se pusieron bajo el mando de Estados Unidos formando parte de la "tercera fuerza" para tratar de impedir el arribo al poder del Ejército Rebelde.

¿Cuál es la manifestación actual de este aspecto, a más de cincuenta años de su formulación? ¿En quiénes se apoya en la actualidad el gobierno estadounidense para su actividad contra Cuba? ¿Quiénes forman parte de los "grupos selectos de cubanos que pudieran realizar cualquier misión por iniciativa propia"? Estos grupos son parte de la mafia terrorista de Miami, heredera no solo ideológica, sino económica y biológicamente de la primera emigración posterior a 1959. La mafia de origen cubano constituye un poder real, que se demuestra en leyes como la Helms-Burton, cuyos patrocinadores batistianos expresan descarnadamente —y el Presidente norteamericano lo hizo ley—, que tras un hipotético derrumbe de la Revolución la normalidad no regresaría al país hasta que no fuera devuelto el último centavo expropiado a partir del 1ro. de enero de 1959.

El último de los aspectos expresaba textualmente: "Dado que inevitablemente puede producirse una *crisis* a causa de acciones drásticas dentro de Cuba o provenientes del exterior por circunstancias que están fuera del control de Estados Unidos, antes de que el programa de acción encubierta haya cumplido su objetivo, se hará todo lo posible por ejecutarlo de tal forma que la capacidad de actuación de Estados Unidos aumente progresivamente en caso de una crisis".

¿Qué significa? Si lo leemos detenidamente, nos percatamos de que aquí se esconde, cual espada de Damocles, la permanente amenaza de intervención militar directa de Estados Unidos sobre nuestra patria, prevista desde los momentos iniciales de este programa, pero que a partir del arribo en enero de 1961 a la Casa Blanca del presidente Kennedy, reacio a una intervención militar directa en el país, contraria a su política reformista hacia América Latina, tuvo que continuarse en forma de una conspiración de la extrema derecha del Pentágono y la CIA para obligarle a esa intervención militar sobre el método utilizado volveremos más adelante, lo que nos posibilita afirmar que este particular fue otra dirección vamos por seis del programa subversivo en marcha.

Promover la contrarrevolución

El punto número dos del Programa contra Cuba contenía las cuatro direcciones principales de su estrategia ilegal: creación de una oposición contrarrevolucionaria capaz de satisfacer sus intereses; desarrollo de la actividad propagandística; creación de una organización secreta de inteligencia y de acción dentro de Cuba, en capacidad de realizar las acciones terroristas que correspondan; y la creación de una fuerza paramilitar fuera de Cuba y los mecanismos para el apoyo logístico a acciones de guerra en el territorio cubano.

La primera de las cuatro direcciones se encaminaba a la creación en territorio norteamericano de una junta o consejo contrarrevolucionario de origen cubano para que supuestamente dirigiese las acciones que se planificaban contra la Revolución. Esta decisión no trajo consigo el surgimiento, pero sí el desarrollo de una nueva categoría de *medios* o *instrumentos* que han tenido a su disposición los ejecutores de la política exterior norteamericana contra nuestro país: las organizaciones contrarrevolucionarias con sede en Estados Unidos.

El gobierno norteamericano creó en el primer semestre de 1960 una oposición contrarrevolucionaria de origen cubano, inexistente hasta ese momento e incapaz de enfrentar por sí misma, con alguna posibilidad de éxito, a la Revolución. Consistiría en una representación en el exterior con sus contrapartes dentro de Cuba, la que sería identificada públicamente como el contendiente principal, pero que en realidad no fuese más que el manto, la fachada, que utilizaría Estados Unidos para encubrir sus acciones desestabilizadoras.

Numerosas evaluaciones realizadas por la estación local de la CIA, la embajada norteamericana y el Departamento de Estado a lo largo de 1959,[21] reflejaba que la oposición a la Revolución se manifestaba fundamentalmente entre los simpatizantes de la derrotada tiranía batistiana, y quienes mejor lo representaban era la organización contrarrevolucionaria La Rosa Blanca, creada en Nueva York en enero de 1959. Existía un creciente descontento en las clases poseedoras, que con las medidas revolucionarias que se adoptaban veían peligrar sus intereses y privilegios, pero que no se reflejaba en la existencia de organizaciones o grupos opositores en capacidad de realizar algún enfrentamiento exitoso a la Revolución. En sentido contrario, valoraban que esta última contaba con el apoyo mayoritario de las masas populares.

En documento del Departamento de Estado del 4 de diciembre de 1959, resultado de un estudio realizado por la comunidad de inteligencia norteamericana como parte de la planificación de las medidas anticubanas, se expresaba: "[...] no parece haber grupo oposicionista alguno en el país que tenga planes o esperanzas reales para derrocar o tomar el control del gobierno".[22]

[21] Ver Department of State: Ob. cit., document 25, *Despatch From the Embassy in Cuba to the Department of State,* pp. 410-420; documento 278, pp. 458-466; *Despatch From the Embassy in Cuba to the Department of State; Memorandum From the Assistant Secretary of State for Inter-American Affairs´Special Assistant (Hill) to the Assistant Secretary of State (Rubottom),* documento 405, pp. 689-692.

[22] Department of State: Ob. cit., document 405, *Memorandum From the Assistant Secretary of State for Inter-American Affairs´Special Assistant (Hill) to the Assistant Secretary of State (Rubottom)*, pp. 689-692.

En el Programa de Acción Encubierta este tema se abordó: "Crear una oposición cubana responsable, atractiva y unificada, al régimen de Castro, que se declare públicamente como tal, por lo que debe estar necesariamente ubicada fuera de Cuba [...] Formar una entidad política en forma de Consejo o Junta por medio de la fusión de tres grupos aceptables de la oposición con los cuales la Agencia Central de Inteligencia está ya en contacto".[23]

Otro documento desclasificado del gobierno norteamericano nos brinda la clave para entender cómo se crearon aquellas organizaciones. En el informe elaborado por el Inspector General de la CIA se expresa: *"El Estado Mayor y la Estación Habana* [de la CIA] *estaban haciendo un estudio de los dirigentes cubanos de la oposición para preparar la formación de un frente político, que sirviera como instrumento encubierto para operaciones clandestinas y como punto de reunión de cubanos anticastristas".*[24] El propio documento reconoce el papel de "pantalla" que le correspondería a aquel *Frente*: *"El concepto era clásico. El consejo de cubanos exiliados serviría como cobertura [...]. La mano del gobierno norteamericano no aparecería".*[25]

Dentro de la Rama 4 de la División del Hemisferio Occidental de la CIA (WH-4), encargado de la operación contra Cuba, se creó un denominado *Frente Político*, para establecer el contacto, atracción a los planes y dirección de los que se seleccionarían para integrar aquel gobierno contrarrevo-

[23] Department of State: Ob. cit., document 481, *A Program of Covert Action Against the Castro Regime Foreign Relations of United States,* volume VI, 1991, pp. 850-851. Desclasificaciones posteriores completaron el documento, tal y como se ofrece en las citas.

[24] Agencia Central de Inteligencia: *Informe del Inspector General de la CIA sobre la operación de Bahía de Cochinos,* epígrafe B, inciso 10. Ver Peter Kornbluh, editor: Ob. cit., p. 25.

[25] Ibídem, inciso 4.

lucionario. En sus memorias, Howard Hunt, el oficial de la CIA a quien se responsabilizó con la dirección directa y permanente de la junta contrarrevolucionaria, expresó en los momentos que le fue encomendada la tarea: "luego fui a las especificidades de mi misión: formar y guiar un gobierno en el exilio cubano, acompañar a sus miembros hasta una Habana liberada y continuar con ellos como asesor hasta las primeras elecciones post-Castro".[26]

El *frente contrarrevolucionario* en el exterior resultaba necesario a los estrategas de la CIA para dar la apariencia de que las acciones que rápidamente se comenzarían para derrocar la Revolución no estaban dirigidas por Washington. A la sazón todavía se usaba en aquel país, por aquello de la *negación plausible*, ciertas hojas de parra para ocultar acciones sucias contra otros gobiernos que ahora lo realizan públicamente sin pudor alguno.[27]

El Programa de Acción Encubierta expresaba la necesidad de que aquella junta contrarrevolucionaria se declarara: "[...] públicamente como tal, por lo que debe estar necesariamente ubicada fuera de Cuba. Se espera que en el término de un mes se pueda formar una entidad política en forma de Consejo o Junta".

[26] E. Howard Hunt: *Give Us These Day*. Ed. cit., p. 40.

[27] El punto no. 4 se refería a los procedimientos que se utilizarían para que el gobierno norteamericano no se viese abiertamente vinculado al complot tramado. Todas las acciones serían a nombre del Frente Revolucionario Democrático —posteriormente convertido en Consejo Revolucionario Cubano—, sin que apareciese públicamente ninguna entidad oficial. Los funcionarios de la CIA aparecerían como comerciantes interesados en los asuntos cubanos, deseosos de apoyar a la oposición. Para fortalecer esa fachada, se esperaban fondos sustanciales de fuentes privadas. Para marzo de 1960 sumaban 100 000 dólares de norteamericanos, pudiendo después el Consejo emitir bonos, como obligaciones del futuro gobierno que emergiese, con los cuales esperaban obtener alrededor de dos millones de dólares, que luego recuperarían. En el colmo de la desfachatez, sería el pueblo cubano, a posteriori, quien sufragaría la destrucción de su propia Revolución.

Según el Informe de Kirkpatrick ya citado, los integrantes de aquel *frente* o *consejo* que fueron escogidos habían sido estimulados a abandonar Cuba "a fines de 1959 o en los primeros meses de 1960".[28] Entre los miembros de la junta contrarrevolucionaria no se seleccionó a ninguna persona que hubiese podido ser identificada como representante de la derrocada tiranía. Esto obedecía a que los estudios realizados por la CIA reflejaban que cualquier acción contra Cuba solo podía realizarse si se lograba demostrar que no se luchaba contra la Revolución sino contra sus "excesos" o "deformaciones". Esto no significa que las organizaciones de batistianos dejaran de ser respaldadas, todo lo contrario. El truco consistía en que ellas no integrarían el FRD, pero seguirían siendo apoyadas desde la Casa Blanca, donde el vicepresidente Richard Nixon las protegía. No en balde, las organizaciones contrarrevolucionarias más importantes en la actualidad en Estados Unidos son precisamente las de origen batistiano.

Esto se expresaba en el documento del 4 de diciembre de 1959: "*Cualquier grupo o coalición [...] solo podrá tener aceptación si le da continuidad a la Revolución [...]. Por lo menos, de momento, la oposición no puede dirigirse abiertamente contra el propio* [Fidel] *Castro, sino contra fallas y excesos de la Revolución*".[29] La CIA propuso entonces la consigna, "La Revolución traicionada". El Programa de Acción Encubierta estableció que "*Se alentará al Consejo de que adopte como lema 'Restaurar la Revolución', para que desarrolle una posición política que se avenga con el lema y se dirija al pueblo cubano como una alternativa política atractiva*". Aunque parezca risible, el gobierno norteamericano se creía en capacidad

[28] Agencia Central de Inteligencia: Ob. cit., epígrafe I, inciso 9. Ver Peter Kornbluh, editor: Ob. cit., p. 67.

[29] Department of State: Ob. cit., *Memorandum From the Assistant Secretary of State for Inter-American Affairs´Special Assistant (Hill) to the Assistant Secretary of State (Rubottom)*, p. 692.

de enjuiciar negativamente a la Revolución precisamente por las medidas de independencia económica y política y justicia social que aplicaba, y proponer un plan para derrocarla so pretexto de que iba a restaurarla.

En un anexo del Programa de Acción Encubierta, refiriéndose a las personas escogidas para formar el *frente* en el exilio, expresaba: *"La CIA ya se encuentra en contacto directo con tres grupos respetables de la oposición* [aunque tres meses antes habían reconocido que no había grupo de peso alguno] *que conocen los criterios fundamentales que se condicionan para que se acepten, quiere esto decir, que ellos están a favor de la Revolución tal y como se concibió originalmente".*

Aunque la expresión del gobierno norteamericano de que *luchaban por atraer a la Revolución a su cauce verdadero* tomó auge al calor de este Programa, fue en aquellos momentos que bajo financiamiento encubierto de la CIA, a través del Congreso por la Libertad de la Cultura, el académico norteamericano Theodore Draper comenzó a difundir sus "estudios" sobre Cuba, en los que argumentaba que la Revolución había sido "traicionada". Según el Programa, la utilización del lema perseguiría "atraer la lealtad de los cubanos", para "conducir y dirigir actividades de oposición" y "ofrecer fachada para otras operaciones compartimentadas controladas por la CIA".

Entre las personas o sectores finalmente escogidos para integrar la oposición contrarrevolucionaria se mencionan la facción del antiguo Partido Auténtico, liderada por el antiguo Primer Ministro del gobierno de Carlos Prío, Antonio *(Tony)* Varona; el político también proveniente del autenticismo, Aureliano Sánchez Arango,[30] que había dirigido un

[30] Aureliano Sánchez Arango (1907). Durante el gobierno de Carlos Prío ocupó cargos de ministro de Educación y de Estado. Al golpe de Estado de Fulgencio Batista, se asiló en la embajada de México y viajó hacia allí. Al triunfo de la Revolución regresó a Cuba y dirigió la organización Triple A, creada para

grupo conocido como Triple A; y el Grupo Montecristi, liderado por el economista Justo Carrillo,[31] que se desenvolvía como presidente del Banco de Fomento Agrícola e Industrial de Cuba (BANFAIC).

Los intentos enemigos de explotar para sus fines los sentimientos religiosos de la población se evidenciaron desde un principio al mencionar dentro de sus fuentes potenciales a *"organizaciones católicas juveniles y laborales"*,[32] añadiendo finalmente a ex integrantes del movimiento revolucionario de posiciones pronorteamericanas. Esta última categoría de elementos resultaba vital para dar credibilidad al lema relacionado con la "restitución" de la Revolución a sus verdaderos ideales.

Fue precisamente esa la composición del frente contrarrevolucionario que desde el exilio utilizaría el gobierno norteamericano para actuar a su nombre en el derrocamiento de la Revolución en marcha, constituido bajo el nombre de Frente Revolucionario Democrático (FRD), en Nueva York, el 12 de mayo de 1960; pero que se daría a conocer engañosamente en comunicado fechado en Ciudad México el 22 de junio siguiente, como una maniobra adicional para tratar de desvincular a Estados

---

combatir el régimen batistiano. En 1960 abandonó el país. Se afilió al Frente Revolucionario Democrático (FRD) y es uno de los firmantes del manifiesto de constitución de esa organización.

[31] Justo Carrillo Hernández (1912). Cabecilla de la organización Montecristi, que solo se dedicaba desde la época de la tiranía de Batista a recolectar dinero. Comenzó a conspirar contra la Revolución desde sus inicios. Se fue del país y se unió a los contrarrevolucionarios Aureliano Sánchez Arango, Tony Varona, Manuel Artime Buesa y José Ignacio Rasco Bermúdez para la firma del manifiesto de constitución del FRD en México el 22 de junio de 1960, a instancias de la CIA.

[32] *Memorandum From the Assistant Secretary of State for Inter-American Affairs' Special Assistant (Hill) to the Assistant Secretary of State (Rubottom).* Ed. cit., p. 691.

Unidos de su creación. A los nombrados Varona, Sánchez Arango y Carrillo se añadieron: José Ignacio Rasco,[33] en representación del Movimiento Demócrata Cristiano, creado legalmente por él en Cuba a finales de 1959 entre laicos relevantes, pero que pasó a la clandestinidad al abandonar este el país para incorporarse al FRD; y Manuel Artime Buesa, quien recibió un tratamiento especial de la CIA. Refiriéndose a este último, Kirkpatrick expresó: *"Al formar el Frente Revolucionario Democrático (FRD), la Agencia concentró su atención principalmente en personalidades y grupos que habían participado en el gobierno [...] o apoyado (la) Revolución pero que se habían desilusionado y se habían convertido en opositores"*.[34]

Artime intentó mostrarse como un héroe guerrillero contra Batista, aunque en realidad lo sorprendió el triunfo revolucionario cuando se encontraba de visita en territorio rebelde, a finales de diciembre de 1958, como portador de un mensaje de un sacerdote dirigente de la Agrupación Católica Universitaria (ACU) para el mando rebelde. A partir de entonces se incorporó a la Revolución. Con la creación del INRA se le encomendó una importante responsabilidad al frente de una zona de desarrollo agrario en la antigua provincia de Oriente, en la que se destacó por la utilización de unos denominados "comandos rurales", formados por jóvenes provenientes de la ACU, en campañas divisionistas y en ensayos de reforma agraria sin afectar a los grandes propietarios.

[33] José Ignacio Rasco. Presidente del Partido Demócrata Cristiano que sirvió de base a la organización contrarrevolucionaria Movimiento Demócrata Cristiano, la cual dirigió. Fue uno de los organizadores del Congreso Nacional Católico, realizado en la Plaza de la Revolución en 1959. En 1960 se asiló en la embajada de Ecuador en Cuba y marchó hacia Estados Unidos, donde formó parte de la constitución del FRD en el exilio.

[34] Agencia Central de la CIA: Ob. cit., epígrafe I, inciso 6. Ver Peter Kornbluh, editor: Ob. cit., p. 67.

Tras su rompimiento con la Revolución, en octubre de 1959, y dar los primeros pasos en la creación de lo que se denominaría luego Movimiento de Recuperación Revolucionaria, la CIA le había asignado un papel especial como su hombre de confianza y, con toda seguridad, en quien tenía cifradas esperanzas una vez derrotada la Revolución. Esta debió ser la causa por la que se privilegió la campaña propagandística a su alrededor, y desde antes de la creación del FRD se le organizaron viajes, conferencias de prensa y entrevistas con partidos políticos del continente, incluyendo la participación en un evento sobre América Latina en una ciudad norteamericana en la que saludó al senador John F. Kennedy, entonces candidato presidencial. Esta táctica se sigue utilizando en la actualidad por el gobierno de Estados Unidos con sus asalariados en el país, en aras de promocionarlos, hacerlos conocer en el exterior, aunque ni remotamente puedan representar ningún interés legítimo del pueblo cubano.

El FRD se vio ampliado con otros grupos y personas, en el conservador espectro político allí representado, en el que resultó el más controvertido Manuel Ray Rivero,[35] de la organización contrarrevolucionaria Movimiento Revolucionario del Pueblo (MRP). En marzo de 1961, el FRD fue convertido en el Consejo Revolucionario Cubano (CRC), entidad que debía ser trasladada a Cuba por la aviación norteamericana, de resultar exitosa la invasión de la Brigada 2506 en Playa Girón, y constituirse como gobierno provisional. El Departamento de Estado y la CIA habían

[35] Manuel Ray Rivero (1924). Miembro de la Resistencia Cívica en 1958. Al triunfo de la Revolución ocupó el cargo de ministro de Obras Públicas, y en noviembre de 1959 renunció. Comenzó a conspirar contra la Revolución y creó la organización contrarrevolucionaria Movimiento Revolucionario del Pueblo (MRP). Marchó clandestinamente hacia Estados Unidos a finales de 1960. Participó en la creación del Consejo Revolucionario Cubano junto a Varona, Sánchez Arango y otros.

acordado con algunos gobiernos latinoamericanos su rápido reconocimiento, conjuntamente con la "ayuda" militar que de inmediato daría Estados Unidos, tras una solicitud previamente redactada por la propia Agencia.

Los documentos desclasificados sobre estos asuntos y las memorias de sus participantes muestran el papel de asalariados del gobierno de Estados Unidos que desempeñaron los cabecillas contrarrevolucionarios seleccionados. Según Howard Hunt, el oficial de la CIA designado para atender a los cinco que inicialmente integraron el FRD: "[...] fue fácil lograr una reunión con ellos, lo fatigoso resultó el regateo que establecieron con respecto a los fondos financieros que debía entregarles la CIA. Pedían 435 mil dólares para actividades en el extranjero; 200 mil para incrementar las operaciones dentro de Cuba (las que rectoraría la CIA, no ellos) y unos 105 mil para gastos imprevistos, salarios y mantenimiento de las oficinas del Frente. Todo esto serían 740 mil dólares".

Además de ser utilizado por el gobierno norteamericano para actuar a su nombre, participar en el reclutamiento de las fuerzas invasoras y contribuir en las acciones propagandísticas planificadas por la CIA, fue prácticamente nula la actividad del FRD y posteriormente del CRC. En sus memorias, Howard Hunt expresó:

> Justo Carrillo nominó, y el Comité Ejecutivo del FRD aceptó, al coronel Martín Elena como jefe de asuntos militares [...] Yo veía al coronel como un líder que debía mantenerse ocupado en Miami con los planes militares. En cualquier caso, los planes cubanos no serían los usados el Día D, sino los planes que estaban siendo desarrollados por la CIA y el Pentágono [...] La planificación militar cubana era un inofensivo ejercicio y podría probar una utilidad tangencial si fuera conocida por los agentes de Fidel

> Castro y sirviera como material de desinformación. Parafraseando el sermón: esto era demasiado importante para dejarlo a los generales cubanos.[36]

Este triste papel aparece descrito sin tapujos en el informe de Kirkpatrick cuando valoró las causas del fracaso de la invasión:

> [...] muchos de los oficiales del proyecto [...] consideraban que los cubanos eran indignos de confianza y que era difícil trabajar con ellos. Los miembros del Consejo Revolucionario fueron descritos como idiotas.
> He aquí el incidente culminante que demostró públicamente el papel insignificante de los líderes cubanos y el desprecio que merecían al momento de la invasión. Aislados en una casa de seguridad en Miami, "voluntariamente pero bajo vigorosa persuasión", los miembros del Consejo Revolucionario esperaban el resultado de una operación militar que no habían planificado y de la cual sabían muy poco, mientras se publicaban en todo el mundo y a su nombre boletines redactados por la Agencia.[37]

El subdirector de Planes de la CIA, Richard Bissell, máximo responsable de la operación anticubana, poco después de conocerlo elaboró una respuesta al informe de Kirkpatrick, en la que trató de ofrecer otra imagen de los integrantes de aquel consejo. A pesar de su tono justificativo, la realidad no es difícil de percibir también en ese documento que, aunque no menciona la palabra "títere", deja entrever

[36] E. Howard Hunt: Ob. cit., p. 61.

[37] Agencia Central de Inteligencia: Ob. cit., epígrafe I, incisos 40 y 44. Ver Peter Kornbluh, editor: Ob. cit., pp. 73-74.

la existencia de los hilos a través de los cuales los movían. A la CIA no le quedó otro remedio que reconocer:

> A medida que se aceleraban los preparativos [...] en el otoño de 1960, se hizo cada vez más evidente que cualquier análisis sobre la efectividad [...] requeriría un mayor grado de control y dirección del movimiento anticastrista por parte de la Agencia [...] Los cubanos nunca tuvieron éxito en la creación de una organización cubana [...] libre de divisiones internas y con el personal lo suficientemente competente como para desempeñar tareas operativas que pudieran expandirse rápidamente. Era necesario organizar las transmisiones radiales, coordinar las publicaciones y preparar el material de propaganda. Era necesario reclutar, seleccionar y entrenar al personal paramilitar. Era necesario conseguir, mantener y organizar las tripulaciones para los barcos. De igual forma había que seleccionar y entrenar las tripulaciones de los aviones y preparar las operaciones aéreas [...] El FRD nunca se acercó al logro de la capacidad de tomar la iniciativa principal en la planificación, dirección o conducción de estas actividades. La esperanza que primaba en el verano de 1960 de que el FRD muy pronto evolucionaría hasta convertirse en una organización que pudiera asumir una mayor responsabilidad [...] resultó ser completamente ilusoria.[38]

[38] Agencia Central de Inteligencia: *Un análisis de la operación cubana por el Vicedirector de Planes,* 18 de enero de 1962.

En las memorias de Howard Hunt, publicada años después, el funcionario de la CIA que los dirigió directamente, se refirió a ellos en estos términos: *"Hemos tomado casi todo de manos cubanas a pesar de la comprensión original. Sánchez Arango fue lo suficientemente astuto como para predecir esto y Martín Elena renunció cuando comprendió que no tenía autoridad alguna. Hemos pisoteado fuertemente el orgullo de hombres que en su propio país han sido ciudadanos distinguidos [...] Esos hombres [...] comprenden que ya no son más que títeres".*[39]

El punto del Programa de Acción Encubierta en su aspecto "político" se refería solo a las estructuras contrarrevolucionarias en el exterior y no a las que funcionarían en Cuba. Esto obedecía a que a estas últimas les corresponderían acciones de carácter terrorista, no dirigidas por el *Frente Político* sino por el *Frente Paramilitar* (bajo la dirección de la CIA).

Lograr un clima psicológico favorable

El segundo de los puntos del Programa era el referido a la propaganda: "Desarrollar los medios de información hacia el pueblo cubano, con el fin de iniciar una poderosa ofensiva propagandística en nombre de la oposición declarada. El medio fundamental propuesto para lograr este objetivo es una emisora radial que transmitirá por onda larga y corta [...]".

Con el propósito de lograr lo que se denominó un clima psicológico favorable a las acciones subversivas que se realizarían, surgió la más conocida de las emisoras radiales contrarrevolucionarias de la década del sesenta, Radio Swan, que inició sus transmisiones el 17 de mayo de

[39] E. Howard Hunt: Ob. cit., p. 175.

1960.[40] Los guiones y libretos se harían en Estados Unidos, previendo ampliar posteriormente las transmisiones para abarcar todo el territorio nacional, desde un barco, incluso, si se hubiese requerido.

La amplitud con que han sido tratados los aspectos relacionados con Radio Swan nos exoneran de abundar sobre esta actividad subversiva, dirigida por el antiguo oficial de fachada profunda en el país, David Atlee Phillips —llamado desde el centro principal de la CIA para ocuparse de este asunto— y en cuya labor también tuvo una participación protagónica Edward Howard Hunt, creador del denominado frente político en el exterior. La actividad fue complementada con transmisiones de emisoras comerciales, financiadas por "grupos privados cubanos", eufemismo que ocultaba la determinante presencia de la CIA en su concepción y en las posteriores negociaciones y suministros de materiales para sus programaciones. En esta fecha se registraban emisiones en Miami y Massachusetts, así como en Venezuela y Guatemala que contaban con la autorización de sus gobiernos.

El documento expresaba que ya se había iniciado (marzo de 1960) la distribución clandestina de materiales escritos dentro del país. Ambos aspectos —el radial y el escrito— se enfocaban como que "ya se ha comenzado la articulación y la transmisión de los puntos de vista de la oposición", lo que en realidad debemos entender como que se habían iniciado las transmisiones de mensajes propagandísticos de la CIA para estimular a la oposición contrarrevolucionaria en el país. La prensa no escapaba a estos planes propagandísticos: se gestionaba la impresión en Estados Unidos del periódico *Avance* para introducirlo clandestinamente

[40] Jacinto Valdés-Dapena: *La propaganda radial en el esquema de las operaciones de subversión político-ideológica contra Cuba,* capítulo II, pp. 24-37. Multimedia *Cuba acUSA,* 2003.

en Cuba y por correo de forma regular por todo el hemisferio; y se fueron incorporando paulatinamente otros periódicos e, incluso, la revista más popular, *Bohemia.*

Una importante actividad propagandística, que no aparece destacada en el Programa de forma explícita, fue revelada por uno de los principales cabecillas del MDC, Enrique Ros. En su libro, *Playa Girón: la verdadera historia*, prologado por el connotado terrorista Orlando Bosch, refiere:

> Muy útil para poner en marcha el Programa de Acción Encubierta resultaría una reunión hemisférica que —convocada meses atrás— se celebraría en Venezuela a mediados del próximo mes de abril [...] Doscientos treinta y un delegados en representación de veintiocho países se reunieron en Maracay el 22 de abril de 1960 para constituir el II Congreso Interamericano Pro Democracia y Libertad [...] La delegación cubana [...] compuesta por Tony Varona, José Ignacio Rasco, Aureliano Sánchez Arango, Mario Llerena, Jorge Zayas (director de *Avance* y vicepresidente de la Sociedad Interamericana de Prensa, SIP), hizo en nombre del pueblo cubano, sojuzgado por una tiranía, un llamado a la defensa de la libertad y la democracia.
>
> El Congreso había sido organizado por Frances Grant y la Asociación Interamericana Pro Democracia y Libertad, una organización que incluía americanos socialdemócratas como Roger Balwin y Norman Thomas y se especializaba en contactos con dirigentes socialdemócratas en Latinoamérica.[41]

[41] Enrique Ros: *Playa Girón: la verdadera historia.* Ediciones Universal, Miami, Florida, 1994, pp. 16-18.

Esta información permite relacionar aquella actividad anticubana de fines de 1959 e inicios de 1960 con otras operaciones de acción política que se habían iniciado por la CIA desde 1950, cuando crearon en Berlín Occidental el Congreso por la Libertad de la Cultura.

Esta entidad pantalla de los servicios especiales norteamericanos para la labor de penetración en medios culturales, intelectuales y políticos llegó a tener oficinas en 35 países, y su labor está prolijamente documentada en más de 600 páginas del libro de Frances Stonor Saunders, *La CIA y la guerra fría cultural:* "[...] durante más de veinte años, el espionaje estadounidense creó un frente cultural complejo y extraordinariamente dotado económicamente, en Occidente, para Occidente, en nombre de la libertad de expresión. A la vez que definía la guerra fría como 'batalla por la conquista de las mentes humanas', *fue acumulando un inmenso arsenal de armas culturales: periódicos, libros, conferencias, seminarios, exposiciones, conciertos, premios*".[42]

Ya nos habíamos referido a la utilización por la CIA de los mecanismos del Congreso por la Libertad de la Cultura para la difusión de las falsedades referidas a la "revolución traicionada", argumento ideológico central de la operación subversiva que se hundió en las arenas de Playa Girón. Los lectores pueden verificarlo fácilmente si revisan que, efectivamente, fue aquel Congreso el que patrocinó las publicaciones del académico norteamericano Teodore Draper sobre ese tema a inicios de los sesenta.

Pero existe una relación más directa entre el evento en Venezuela en abril de 1960 con los planes anticubanos que se elaboraban. Según Frances Stonor Saunders:

[42] Frances Stonor Saunders: *La CIA y la guerra fría cultural.* Editorial de Ciencias Sociales, La Habana, 2003, p. 14.

> En 1956 [...] J. M. Kaplan, presidente de la Welch Grape Juice Company, y presidente y tesorero de la Fundación Kaplan [activo: 14 millones de dólares], escribió a Allen Dulles, ofreciendo sus servicios en la lucha contra el comunismo. Kaplan ofreció dedicar sus "ilimitadas energías a utilizar todas sus ideas y su inventiva con el objetivo primordial de aplastar la conspiración comunista, en toda ocasión que se presente". Dulles, posteriormente, hizo que un "representante" de la CIA, se citase con Kaplan. La Fundación Kaplan pronto se incluiría entre los activos, un "vehículo" para los fondos reservados destinados a la CIA, entre otros, para el Congreso por la Libertad Cultural, y a un instituto encabezado por el veterano socialista y presidente del Comité Americano por la Libertad Cultural, Norman Thomas.[43]

Durante muchos años la CIA patrocinó secretamente, a través de una tupida red de fundaciones existentes o no, la actividad de penetración en las organizaciones culturales, académicas, estudiantiles, laborales, artísticas y otras afines. A partir de la administración Reagan, que tuvo como vicepresidente a George Bush padre, se hizo público a través de los recursos ofrecidos por el Fondo Nacional para la Democracia *(National Endowment for Democracy,* NED). El vínculo de estas modalidades subversivas con otras de mayor agudeza criminal —tema al que en este apartado prestamos atención—, se destaca por Ricardo Alarcón en el prólogo al libro de Frances Stonor Saunders: "La agresión cultural contra Cuba empezó en 1959 y no terminó con el fin de la 'guerra fría'. No solo existe todavía sino que no cesa de aumentar. Conserva una dimensión encubier-

[43] Ibídem, p. 192.

ta, clandestina, dirigida por la CIA, pero, además, desde comienzos de la última década del pasado siglo tiene también otra dimensión pública, descaradamente abierta. El caso cubano es, por estas razones, absolutamente único, excepcional. Lo es también porque lo que se nos hace en el terreno cultural ha sido siempre parte integrante de un esquema agresivo más amplio, que ha incluido una cruel y permanente guerra económica, y la agresión militar, el terrorismo y otros actos criminales, cuyo propósito, explícitamente detallado en una infame ley yanqui, es poner fin a nuestra independencia".[44]

Estos argumentos permiten afirmar que la actividad de influencia patrocinada secretamente por la CIA, a través de fundaciones pantallas, tenía en el Comité Americano por la Libertad Cultural a uno de sus peones para lograr los objetivos de la política exterior norteamericana en el Hemisferio. Fue Norman Thomas, uno de los depositarios de los fondos secretos de la CIA para aquel tipo de actividad, que encabezaba el evento que reunió en Venezuela a los cabecillas del futuro FRD, quien propició relacionarlos con personalidades asistentes a esa reunión como José Figueres, Carlos Llera Restrepo, Eduardo Frei, Galo Plaza, Víctor Paz Estensoro, Rafael Caldera y otras figuras latinoamericanas. No existe diferencia alguna en la atención que ofrece Washington a sus actuales asalariados con la que dispensaban a los mercenarios de aquel entonces.

El Programa subversivo anticubano aprobado hacía referencia a "cubanos prominentes", que estaban ofreciendo conferencias en medios culturales y académicos de América Latina. Uno de ellos era Manuel Artime, a quien la CIA le encomendó una importante misión de propaganda. Para

[44] Ver Ricardo Alarcón de Quesada: "La inocencia perdida", en Frances Stonor Saunders: Ob. cit., pp. 1-2.

ello visitó numerosos países del continente en los cuales sostuvo entrevistas con políticos locales, ofreció conferencias y solicitó apoyo para sus actividades contra Cuba. La campaña propagandística previa a la invasión alcanzó su clímax con el documento conocido como "Libro Blanco sobre Cuba", folleto publicado por el Departamento de Estado el 3 de abril de 1961, después de una cuidadosa revisión por los principales funcionarios de la CIA y de la Casa Blanca, incluso del Presidente. En el texto se sataniza a la Revolución Cubana.

Una fuerza paramilitar fuera de Cuba

Otro punto del Programa era la creación de una fuerza paramilitar fuera de Cuba. Algunas de las más importantes publicaciones cubanas tratan en extenso este tema, por lo que contribuiremos a su comprensión solo con la puntualización de algunas aristas que consideramos de interés. En los momentos en que se presentó el Programa ya se realizaban los preparativos para la creación de los mecanismos para el apoyo logístico a operaciones militares encubiertas en el territorio nacional.

Respecto a lo anterior, realizarían una rigurosa selección y se reclutaría a un grupo que sería entrenado como instructores militares. En otra fase, cuadros paramilitares se entrenarían fuera de Estados Unidos y se introducirían en Cuba para organizar, entrenar y dirigir "fuerzas de resistencia" reclutadas dentro del país "antes y después del establecimiento de uno o más centros activos de resistencia". ¿Quiénes fueron esos "cuadros paramilitares"? Los integrantes de los teams de infiltración de la CIA, comenzados a reclutar entre abril y mayo de 1960 entre elementos que ya se encontraban en el exterior, o reclutados en el país a través de las organizaciones contrarrevolucionarias dirigidas por la CIA a través del denominado Frente Revolucionario Democrático.[45]

Un ejemplo de la forma en que se organizaban los viajes hacia el exterior de los candidatos seleccionados para integrarse en los entrenamientos, aparece en el libro de Enrique Ros: "Las salidas del territorio nacional se realizan por dos métodos distintos. Para aquellos que no son figuras conocidas se les facilitan los documentos necesarios para su salida de Cuba y entrada en Estados Unidos así como el pasaje y el necesario contacto a su llegada a Miami. Para aquellos que —por su condición de militares, dirigentes estudiantiles o sindicales, o figuras prominentes el gobierno le impediría la salida— se organizan salidas clandestinas".[46]

Un interesante ejemplo de cómo funcionaba la red interna de inteligencia y subversión organizada por la CIA en La Habana para garantizar las salidas clandestinas del país —bajo documentación falsa— es lo que relata Ros tomando como ejemplo la forma en que abandonó Cuba el que sería el segundo jefe de la Brigada 2506, Erneido Oliva, antiguo oficial de la tiranía que continuaba en activo en el Ejército Rebelde con los grados de teniente. Después de narrar una primera conversación con él, en la que habían acordado que presentaría la solicitud de baja y luego saldría legalmente con su nombre verdadero, Oliva no la recibió, por lo que no podía ejecutarse el plan original:

> El oficial Oliva [...] presenta poco después su dimisión al ejército pero no le es aceptada. Esto lo lleva a una tercera solución que antes no se había considerado: conseguir, por los medios que

[45] Ver Juan Carlos Rodríguez: *Playa Girón: la batalla inevitable.* Editorial Capitán San Luis, La Habana, 2005.

[46] Enrique Ros: Ob. cit., p. 64.

> la organización clandestina ya tenía desarrollados, documentación bajo otro nombre que le permitiese salir del país. Así se realiza y es [...] quien lo recoge en la Calzada de Columbia y lo lleva a donde le habrían de preparar la documentación necesaria para su salida. Recibe, también, el pasaje emitido al nombre ficticio. Días después, el 18 de agosto, estaba en Miami quien iba a ser Segundo Jefe Militar de la invasión.[47]

La presencia de oficiales de la estación local de la CIA detrás de estas acciones se revela en la propia obra, donde Erneido Oliva, rememorando aquellos hechos, expresa: "[...] yo estaba sumamente preocupado porque, como militar, ocupaba una posición de inspector del INRA. *Fue un norteamericano quien me puso en contacto contigo [...]*".[48]

Los integrantes de los grupos de infiltración comenzaron a entrenarse el 19 de mayo en la Isla Ussepa y Fort Mayers, en La Florida; en Panamá; en la Base Trax y en la finca San José de Buenavista, en Escuintla, en Guatemala. Entrenados con mucho rigor por oficiales norteamericanos en el manejo de armas de infantería y en tiro, utilización de explosivos para sabotajes y demolición, tácticas de guerrillas, inteligencia, contrainteligencia, guerra psicológica, evasión y escape, interrogatorios, clandestinaje, recepción aérea y marítima, así como escritura secreta, fueron finalmente organizados en seis *teams* cuya misión sería infiltrarse en Cuba, establecer contacto con integrantes de las organizaciones contrarrevolucionarias, organizar la recepción de armas y explosivos, y participar en operaciones de sabotaje a objetivos de la economía y los servicios, además de otros actos terroristas. Ese

[47] Ibídem, p. 65.

[48] Ibídem, p. 64.

fue el inicio de un tipo de actividad que cobró un elevado número de víctimas en el seno de nuestro pueblo.

¿Cuáles eran los centros de resistencia que se preveían? La creación de los "centros de asistencia" otorgó la prioridad a las bandas de alzados que comenzaron a operar a partir de ese momento en las zonas montañosas del país, en especial en el Escambray, con acciones criminales y atropellos a la población rural, utilizando armamentos suministrados por los estadounidenses, como se ha mencionado. En el documento utilizan el término "apoyo logístico a operaciones militares encubiertas", referido a la introducción ilegal en el territorio cubano de armamentos y explosivos, con los que comenzaron a realizar sabotajes y otras acciones terroristas en el país. Tanto la vía marítima como la aérea fueron utilizadas para el inicio de la introducción clandestina de cuantiosos y variados pertrechos de guerra.

Otro aspecto abordado en el Programa se refería a los esfuerzos para seleccionar dentro de aquellos "líderes" a un presidente que fuese un político juicioso, no ambicioso y eminente. Todo ello debía realizarse con celeridad dada "la urgencia de un sucesor para Castro". Ese líder seleccionado por la CIA como presidente de la república tendría "[...] apoyo norteamericano concentrado en él". Este era uno de los aspectos más vergonzosos del proyecto, reflejo de la doctrina imperial aplicada contra Cuba, que mantiene su vigencia actual.

Además de las cuatro direcciones que aparecen en el Programa aprobado el 17 de marzo de 1960, podemos identificar al menos otras cuatro, no mencionadas explícitamente allí pero parte integrante del Programa rectorado por la CIA: una quinta dirección, los planes de asesinato del Comandante en Jefe; otra, el aislamiento internacional de Cuba, que por estar rectorada por el Departamento de Estado no tenía por qué aparecer en el plan de la CIA, aunque coadyuvase en su ejecución; la guerra económica, parte de la cual se realizó por la CIA y se recogió en lo referido a las acciones de sabotaje, pero que también conllevaba acciones para el bloqueo económico, comercial y financiero de Cuba, que recibieron impulso decisivo como parte de esta operación subversiva, y en que participaron los departamentos de Estado, Tesoro y Comercio, fundamentalmente; y una última dirección, que podemos calificar como una conjura de la extrema derecha de la CIA y del Pentágono para obligar al presidente Kennedy a ordenar una invasión militar directa a Cuba. Nos referiremos a continuación a dos de ellas: el aislamiento internacional y la instrumentación de la guerra económica. Las dos restantes se abordarán más adelante.

El aislamiento internacional

El ejemplo y la esperanza en que se constituía Cuba para los pueblos de la región eran vistos con preocupación desde Washington. En el memorándum de J. C. King, del 11 de diciembre de 1959, citado más atrás, se decía al respecto:

> Se estableció ahora una dictadura de extrema izquierda [...] ha realizado acciones contra las propiedades norteamericanas, tanto industriales como agrícolas, y si se le permite que se mantenga, alentará acciones similares contra las propiedades estadounidenses en otros países de América Latina. Esperamos con toda seguridad que haya un gran incremento en la escala y efectividad de la ayuda y participación de Cuba en acciones revolucionarias contra otros países de América Latina, que ahora son amigos de los Estados Unidos. Además de aquellos que ya constituyen objetivos —Nicaragua,

Panamá, República Dominicana y Haití— la reciente información de inteligencia indica un interés directo en Colombia y Perú por parte de Castro. La posición de Betancourt en Venezuela se podría debilitar gravemente por los éxitos de Castro, y se cree que esto sea solamente una cuestión de tiempo, antes de que se establezca una alianza entre el poderoso Partido Comunista de Venezuela y los Castro.

El aislamiento internacional de Cuba y los intentos de lograr la participación de las oligarquías de la región en el enfrentamiento activo a la Revolución se situó, de inmediato, como otro de los objetivos del gobierno de Estados Unidos respecto a la mayor de las Antillas, como parte de la nueva conjura subversiva en marcha. El intento anterior, a través de la Quinta Reunión de Consulta de Cancilleres de países miembros de la OEA —realizada en agosto de 1959 en Santiago de Chile—, había revitalizado la Comisión Inter Americana de Paz como instrumento diplomático contra la Revolución; pero el gobierno de Estados Unidos no había allí logrado todas sus expectativas.

Ello explica por qué, paralelamente a la discusión en el Grupo Especial de la propuesta de la CIA contra Cuba, entregada a aquella instancia desde mediados-finales de 1959, la Oficina de Asuntos Políticos Regionales del Departamento de Estado elaboraba la propuesta de agresiones diplomáticas en los marcos del sistema jurídico interamericano encabezado por la Organización de Estados Americanos (OEA), que incluía presentar oficialmente ante el Consejo de esta organización, en su sede en Washington, la posición de Estados Unidos con respecto a Cuba; incrementar el intercambio de información con los países latinoamericanos acerca del desarrollo de la situación en el país; utilizar en las acciones anticubanas a la Comisión Inter Americana de Paz; valorar la posibilidad de someter algunas disputas ante la Corte Internacional de Justicia; y, finalmente, convocar una Reunión de Cancilleres para "adoptar medidas contra la amenaza comunista y el crecimiento de su peligrosa influencia".[49]

Contra Cuba se invocaría la resolución anticomunista de Caracas de 1954, que se había esgrimido contra Jacobo Arbenz.[50] El almirante Arleigh Burke, en carta del 26 de febrero, dirigida al subsecretario de Estado para Asuntos Políticos, argumentó con gran fuerza que también se podía invocar la Doctrina Monroe de 1823.[51] Burke insistió en ello en la reunión 436 del Consejo de Seguridad Nacional, realizada el 10 de marzo de 1960 —momentos álgidos en el proceso de revisión final del Programa subversivo contra Cuba presentado por la CIA—, en lo que coincidió el presidente Eisenhower, quien sugirió al secretario del Tesoro, Robert B. Anderson, que "el Banco Interamericano de Desarrollo podría ser utilizado como un método para obtener el apoyo de los países de la OEA".

A ello añadió que debían "procurar pensar en todas las posibles vías de influencia sobre los países latinoamericanos para que favorezcan nuestra política hacia Cuba", lo que quedó fijado como un acuerdo de aquella reunión:

[49] Department of State: Ob. cit., "Memorandum From the Acting Director of the Office of Inter-American Regional Political Affairs (Dreier) to the Assistant Secretary of State for Inter-American Affairs (Rubottom), 28 de enero de 1960", pp. 771-773. El título del documento era precisamente "Tratamiento del problema cubano en la OEA".

[50] Department of State: Ob. cit., documento 423, "Memorandum of a Discussion at the 432d Meeting of the National Security Council, Washington, January 14, 1960, 9 a.m.", p. 744.

[51] Department of State: Ob. cit., "Letter From the Chief of Naval Operations (Burke) to the Under Secretary of State for Political Affairs (Merchant), Washington, February 26, 1960", pp. 813-820.

"Se realizarán todos los esfuerzos para influir sobre otros miembros de la Organización de Estados Americanos en reconocer el peligro que implica la situación cubana y que respalden acciones con respecto a ello".[52]

La importancia de lograr tal respaldo latinoamericano para las acciones anticubanas en marcha, a partir de la Declaración anticomunista de Caracas, volvió a relucir en la reunión conjunta del Departamento de Estado con la Junta de Jefes de Estado Mayor realizada en el Pentágono al día siguiente, 11 de marzo de 1960, en que se expuso el criterio de los militares acerca de la necesidad de hacerlo sin dilación, junto a documentar y hacer pública la marcha hacia el comunismo en que se encontraba Cuba, puntualizar el apoyo encubierto a fuerzas cubanas amistosas hacia Estados Unidos y otras.[53]

Para los gobernantes de Estados Unidos, el programa subversivo contra Cuba y su aislamiento latinoamericano marchaban al unísono. Para disponer de ella en los momentos en que debía aprobar aquel Programa, el 17 de marzo, Eisenhower solicitó al Departamento de Estado una valoración acerca de las posibilidades reales de invocar contra nuestro país la Declaración de Caracas.[54] Antes de que en aquella reunión el director de la CIA, Allen Dulles, presentase su Programa, había hecho uso de la palabra el

[52] Department of State: Ob. cit., "Memorandum of Discussion at the 436th Meeting of the National Security Council, Washington, March 10, 1960", p. 836. El énfasis en la cita es nuestro.

[53] Department of State: Ob. cit., "Memorandum of Discussion at the Department of State-Joint Chiefs of Staff Meeting, Pentagon, Washington, March 11, 1960, 11:30 a.m.", pp. 841-845.

[54] Department of State: Ob. cit., "Memorandum From the Secretary of State to the President. Washington, March 17, 1960", documento 485, p. 860. El título del documento es "Situación de posibles acciones de la OEA contra Cuba".

secretario de Estado, Christian Herter, quien había ofrecido *"un comentario acerca de la utilización de la OEA en conexión con la situación en Cuba"*.[55]

El rápido respaldo de la URSS hacia la mayor de las Antillas, materializado en el suministro de petróleo y la disposición de adquirir el azúcar tras las medidas de guerra económica del primer semestre de 1960, a lo que se añadió el comentario de respaldo militar hacia Cuba, en caso de ser agredida, por parte del Primer Ministro soviético, ofrecieron el pretexto esperado por Estados Unidos para su ofensiva anticubana en los marcos jurídicos interamericanos. Por ello, desde julio de aquel año, la diplomacia peruana, actuando como marioneta del Departamento de Estado, solicitó la convocatoria de una reunión de cancilleres de la OEA con el supuesto "objeto de considerar las exigencias de la solidaridad continental, la defensa del sistema regional y de los principios democráticos americanos ante las amenazas que puedan afectarlo", fraseología que evidenciaba sus verdaderos fines agresivos contra la Revolución Cubana. Ya en aquellos momentos se organizaban en la isla Ussepa, en La Florida, los primeros grupos de reclutas que luego integrarían la Brigada 2506.

Con la aprobación, en agosto de 1960, en la Séptima Reunión de Consulta de Cancilleres de países miembros de la OEA, de la Declaración de San José, que sentaba a Cuba en el banquillo de los acusados por sus relaciones comerciales con el campo socialista, se lograba el objetivo gubernamental estadounidense de incorporar, en un solo haz, las acciones subversivas en marcha y la agresión di-

[55] Department of State: Ob. cit., "Memorando of a Conference Whith the President, White House, Washington, March 17, 1960, 2:30 p.m.", documento 486, p. 861. La cursiva es nuestra.

plomática. En una valoración realizada al respecto en el Departamento de Estado, el 8 de septiembre de 1960, se expresaba:

> Con el respaldo [de la Resolución] de la reunión de Cancilleres, podemos ahora hacer frente a las acciones requeridas en el problema cubano. [...] Reconociendo lo ya bastante deteriorado de la situación, también revisamos las perspectivas y probabilidades de acciones de evacuación y presionamos por una viable reducción de los funcionarios y familiares de los mismos en La Habana. Simultáneamente, previendo el día en que Castro finalmente desaparezca, funcionarios del Departamento diseñan una propuesta de lo que deben ser nuestras relaciones y asistencia hacia cualquier gobierno que le suceda.[56]

Que los "halcones" en el gobierno de Estados Unidos también estaban tratando de aprovechar las herramientas diplomáticas en aras de precipitar una intervención militar en la Isla —en este caso bajo el paraguas del Tratado Interamericano de Asistencia Recíproca, TIAR— paralelamente a las acciones subversivas que se llevaban a vías de hecho, se evidencia en la exposición del secretario de Estado en funciones, C. Douglas Dillon, en reunión del 29 de noviembre en la Casa Blanca, convocada para valorar el estado de las acciones contra Cuba:

[56] Department of State: Ob. cit., "Editorial Note", documento 578, pp. 1060-1065. Se refiere a un *Progress Report* elaborado el 8 de septiembre de 1960 por Frank J. Devine, asistente del Subsecretario de Estado para Asuntos Interamericanos, referido a los resultados de la conferencia de cancilleres en San José de Costa Rica.

> [...] quería aprovechar la ocasión para explicar que no había renunciado a la idea de realizar alguna acción en la OEA conforme al Tratado de Río. Dijo que estaba escudriñando a los embajadores aquí en pequeños grupos y que habló con ellos en más de una ocasión. Nuestro objetivo sería primero empezar una investigación [...] a través de un organismo de consulta; segundo, habrá un informe que muestre lo que hace Cuba para exportar su revolución, la negativa de libertades y otros, y tercero, una reunión de ministros de relaciones exteriores en febrero o marzo en la que esperamos que ellos estén de acuerdo con: (1) romper relaciones diplomáticas y expulsar las embajadas cubanas [...] (3) emprender alguna acción militar [...] los países de Centroamérica estuvieron de acuerdo en sentido general y los países de Suramérica se mostraron menos emocionados, pero mostraron alguna disposición.[57]

Con lo expresado podría bastar en nuestra intención de mostrar que las agresiones diplomáticas formaron parte integrante de la política gubernamental hacia Cuba, engarzadas armónicamente con las operaciones subversivas a cargo de la CIA.

El arribo de la nueva administración demócrata a la Casa Blanca, en enero de 1961, no trajo cambio alguno, y en cierta medida incluso superó a la de su predecesor.

La continuidad se manifestó desde los primeros momentos. De la reunión del 28 de enero, en que Kennedy trabó

[57] Department of State: Ob. cit., documento 613, "Memorandum of a Meeting With the President, White House, Washington, November 29, 1960, 11 a.m.", p. 1129. Aparece traducido al español en Tomás Diez Acosta: Ob. cit., documento 6, "Memorandum de la reunión con el Presidente (29 de noviembre de 1960")), p. 39, de donde tomamos el fragmento expuesto.

contacto, ya como presidente, con el Programa subversivo contra Cuba elaborado por la CIA, se derivó el siguiente acuerdo:

> El Departamento de Estado preparará una propuesta específica para actuar junto a otros países de América Latina para aislar al régimen de Castro y poner a la Organización de Estados Americanos en contra de este. Se espera que esta propuesta pueda incluir un compromiso de la autoridad personal del Presidente tras una misión o varias misiones especiales para líderes latinoamericanos como Lleras, Betancourt y Quadros.[58]

El sondeo hacia los dirigentes de países latinoamericanos seleccionados se lo encomendó el Presidente a su ayudante especial Arthur M. Schlesinger Jr., quien partió de viaje de inmediato. En febrero de 1961, encontró el respaldo, para el enfrentamiento a la Revolución, de representantes de la tradicional oligarquía, de antiguos revolucionarios arrepentidos (el peruano Victor Haya de la Torre) y de la nueva hornada "izquierdista no comunista" (el venezolano Rómulo Betancourt).[59]

El dilema que se presentaba a esta administración era insoluble: se creían en el derecho a intervenir, aunque solapadamente, para derribar la Revolución Cubana y, al mismo tiempo, debían dar la imagen a América Latina de que habían dejado atrás la política intervencionista que a lo largo del siglo tanto rechazo había concitado, y abogaban

[58] Traducido en Tomás Diez Acosta: Ob. cit., documento 8, "Memorando de debate sobre Cuba, Cámara del Gabinete, 28 de enero de 1961", p. 50.

[59] Arthur M. Schlesinger, Jr.: *A Thousand Days*. Houghton Mifflin, Boston, 1965 (*Los mil días de Kennedy*, Editorial de Ciencias Sociales, La Habana, 1970, pp. 146-153).

por "reformas y el progreso del continente americano", materializado en la "Alianza para el Progreso".

Por esa causa, el 9 de febrero, el presidente Kennedy volvió a indicar que se diseñasen "planes para amplias conversaciones diplomáticas", y también "pronunciamientos públicos sobre la naturaleza del problema cubano".[60] De ahí emergió el Libro Blanco sobre Cuba[61] que, de la mano de Schlesinger y otros, entre ellos representantes del área de guerra psicológica de la CIA, y revisión personal por el propio Presidente, fue hecho público por el Departamento de Estado el 3 de abril de 1961, poco menos de dos semanas antes de la invasión por Bahía de Cochinos, último acto de consideración de la propaganda en función de la política exterior de Estados Unidos hacia América Latina, en aras de intentar atraer simpatías hacia las acciones agresivas que contra Cuba en breves días llegarían a su acto final.

Los elementos expuestos no dejan lugar a dudas. Las acciones que condujeron al aislamiento internacional de la Revolución Cubana, desde enero de 1960 hasta abril de 1961, fueron parte intrínseca de la operación subversiva de la CIA en marcha. Desde Cuba, el país agredido, podemos considerarlas como otra de las direcciones de aquella operación, que en su ejecución rebasaba a la CIA —aunque participaba— y era rectorada por el Departamento de Estado.

[60] Traducido en Tomás Diez Acosta: Ob. cit., documento 10.2, "Memorando de las decisiones presidenciales (8 de febrero de 1961)", p. 56.

[61] Department of State: "Cuba". Department of State Publication 7171, Inter-American Series 66, April 3, 1961.

La guerra económica

En la valoración ante las cámaras de la TV, el 23 de abril de 1961, acerca de la recién derrotada invasión de la Brigada 2506 en Playa Girón por Fidel Castro, el primero de los elementos mencionados como integrante de la conjura fue el referido a las acciones de guerra económica. Si dentro del variado conjunto de agresiones que contra Cuba habían sido realizadas, la persona mejor informada comenzaba refiriéndose a estas, debe haber obedecido a un muy dañino efecto sobre la sociedad cubana. El Comandante en Jefe expresó: "Es decir que toda una serie de agresiones que se han estado haciendo, *de tipo económico, de maniobras, con el petróleo, con el azúcar, con la suspensión de las exportaciones de Estados Unidos para dejarnos sin piezas de repuesto, sin materias primas; con el bloqueo a otros productos de exportación nuestros, con el bloqueo a la exportación nuestra a países que no fueran incluso los Estados Unidos, con el sabotaje*".[62]

Aquello no fue una simple alusión general a medidas contra la economía, sino una importante conceptualización de sus componentes, válido incluso para la actualidad: las medidas encaminadas a privar a Cuba de petróleo; la suspensión de la cuota azucarera cubana en el mercado estadounidense; la suspensión de exportaciones hacia Cuba y medidas de limitación de exportaciones cubanas tanto a Estados Unidos como a terceros países, en una temprana aplicación de la extraterritorialidad, así

[62] Fidel Castro Ruz: "Informe al pueblo de Cuba sobre la victoria en Playa Girón", comparecencia televisiva del 23 de abril de 1961. Aparece en el libro *Playa Girón, derrota del imperialismo.* Ediciones R, La Habana; y también en Fidel Castro y José Ramón Fernández: *Playa Girón/Bahía de Cochinos. Primera derrota militar de Washington en América*. Pathfinder, 2001, prólogo de Jack Barnes, p. 170. El énfasis es nuestro.

como las agresiones abiertas y encubiertas contra la economía.

Lo anterior posee un valor metodológico extremo para el estudio de la guerra económica y la comprensión de sus primeras manifestaciones, en lo referido al bloqueo económico, comercial y financiero de Cuba por parte del gobierno de Estados Unidos que, aunque se estableció formalmente en febrero de 1962 como parte de la Operación Mangosta, ya había tenido sus más relevantes antecedentes como parte de esta primera gran operación subversiva concluida en Girón, y en los sabotajes y otras formas afines de subversión directa contra la economía, en una relación sistémica encaminada a que el hambre y las necesidades enajenasen el apoyo popular a la Revolución y facilitasen su destrucción por las agudas restantes medidas que se estaban aplicando.

La valoración de aspectos de la economía, contra los cuales se desató tempranamente la agresión, aparece desde los primeros documentos relacionados con esta primera gran conjura anticubana. En el análisis introductorio del memorando de J. C. King del 11 de diciembre de 1959 se expresaba: "La rápida nacionalización de los bancos, industrias y comercios se reporta como ya contemplada. Si ello ocurre así, el pequeño grupo que se mantiene al frente del país tendrá a su disposición varios cientos de millones por la venta de los resultados de la zafra azucarera a inicios del nuevo año 1960. Parte de esos fondos pueden ser usados para promover sus objetivos revolucionarios contra otros países en el Caribe y en Suramérica".

Quizás en este texto, analizado desde el prisma que él sugiere, se encuentre la explicación de por qué desde octubre de 1959 habían comenzado los bombardeos de centrales azucareros y lanzamiento de sustancias inflamables a las plantaciones cañeras, sobre lo que ampliamos en otra parte del libro que tienen los autores en sus manos.

Otro ejemplo evidencia la gran entidad de las agresiones contra la economía en los momentos en que el Grupo Especial se encontraba valorando el conjunto de acciones a realizar contra Cuba, y explica por qué Fidel Castro apreciaría aquellas medidas como eje sustancial de la conjura contra Cuba. Según testimonio de Gordon Gray, asistente especial para Asuntos de Seguridad Nacional, en reunión sostenida el 1ro. de enero de 1960 entre el presidente Eisenhower y el director de la CIA Allen Dulles, este último le presentó una propuesta "para sabotear los centrales azucareros [...] el Presidente no estaba satisfecho con lo que se había hecho hasta ese momento y le planteó a Dulles que [...] él no tenía objeciones [...] Sin embargo, él pensó que cualquier programa debía ser mucho más ambicioso y que probablemente ya era tiempo de moverse contra Castro en una forma positiva y agresiva [...] Él le pidió al señor Dulles que volviera con un programa más amplio".

Hay más elementos. Según las actas de la reunión del Consejo Nacional de Seguridad de Estados Unidos del 17 de marzo de 1960, en que se aprobó el Programa de Acción Encubierta contra Castro sobre el que hemos venido fijando nuestra atención, los aspectos que más se discutieron fueron las medidas de guerra económica a realizar paralelamente a las restantes acciones subversivas, que se mencionaron como parte de un "Programa de Presiones Económicas contra el Régimen de Castro". Las medidas mencionadas fueron:

> 1. Corte del suministro de petróleo a Cuba. Al argumentar la conveniencia de esta medida, el entonces Secretario del Tesoro, Robert Anderson, explicó que ella provocaría en la economía cubana "su efecto devastador en un período de un mes o seis semanas".

2. Pasos para suspender toda relación entre ambos países, dejando sin efecto los acuerdos comerciales de 1903 y 1934.
3. Posibilidades de influir sobre los empresarios norteamericanos establecidos en el país para que se retiraran y contribuyeran al caos económico, así como la suspensión de nuevas inversiones.
4. Reducción del turismo norteamericano para menguar las entradas de divisas a Cuba.[63]

Pocos días más tarde, el 6 de abril, el Departamento de Estado elaboró un documento que ha pasado a la posteridad como el más crudo reflejo de los objetivos perseguidos con la agresión contra la economía:

> El único medio previsible para enajenar el apoyo interno es a través del desencanto y el desaliento basados en la insatisfacción y las dificultades económicas [...]. Debe utilizarse prontamente cualquier medio concebible para debilitar la vida económica de Cuba [...]. Una línea de acción que tuviera el mayor impacto es negarle dinero y suministros a Cuba, para disminuir los salarios reales y monetarios a fin de causar hambre, desesperación y el derrocamiento del gobierno.[64]

[63] Department of State: Ob. cit., volume VI, 1991, pp. 958-968. Aparece traducido en Tomás Diez Acosta: Ob. cit., documento No. 2, "Memorándum de una conferencia con el Presidente en la Casa Blanca, Washington, 17 de marzo de 1960, 2: 30 p.m.", pp. 14-16.

[64] Department of State: Ob. cit., documento 499, "Memorandum From the Deputy Assistant Secretary of State For Inter-American Affairs (Mallory) to the Assistant Secretary of State for Inter-American Affairs (Rubottom), Washington, April 6, 1960", pp. 885-886.

El 27 de junio de 1960 se realizó en el Departamento de Estado norteamericano una de las más importantes valoraciones para desencadenar las medidas públicas de guerra económica, con la participación de los Secretarios de Estado, del Tesoro y de Defensa, y altos representantes del staff de la Casa Blanca, la CIA, el Departamento de Agricultura y el propio Departamento de Estado, en la que a partir de un amplio listado de aspectos que se debían esclarecer, elaborado por los representantes de la Casa Blanca, se debatió acerca de:

> 1. Procedimientos para dejar establecidas las medidas económicas contra Cuba, en particular la necesidad o no de invocar la Ley de Comercio con el Enemigo de 1917 o el alcance legal de la aprobación presidencial del 17 de marzo del Programa de Presiones Económicas contra el Régimen de Castro.
> 2. El alcance de las medidas económicas que se debatían. En este aspecto el tema era hasta dónde llegar con esas medidas, arribándose al consenso de que se debían adoptar severas medidas económicas contra Cuba, existiendo la disposición y las posibilidades norteamericanas de llevar las medidas económicas contra Cuba hasta sus últimas consecuencias. Según el Secretario de Estado: "[...] o se realizaban acciones que hicieran daño o dejamos las cosas como están"; según el Secretario del Tesoro, la aplicación de algunas medidas "serían erróneas si ellos no estaban preparados para llevar esa guerra hasta el final", así como que "[...] le parecía que el grupo estaba de acuerdo en sentido general, y que debíamos tomarlo todo o nada, y mientras más rápido mejor".

3. La cuantía en la reducción de la cuota azucarera. El mismo día de esta reunión, en el Congreso se aprobaba la legislación azucarera que daba autoridad al Presidente para reducir la cuota cubana en el mercado norteamericano en la cuantía que estimase conveniente.
4. Crítica situación que se presentaba con respecto al petróleo en Cuba. Posibilidades de que el gobierno interviniese las empresas petroleras.
5. La política del gobierno hacia las compañías norteamericanas que comerciaban hasta ese momento con Cuba.
6. Acerca del potencial respaldo o rechazo en América Latina y en Europa a las medidas económicas diseñadas. Medidas para atraer a los países miembros de la OEA a la posición norteamericana. Respaldo europeo, principalmente inglés, a esa posición. "Nuestros aliados europeos están muy convencidos de la pertinencia de la posición de Estados Unidos", que se había manifestado ya con respecto a su "política armada", así como que "[...] los británicos han cooperado muy bien con la situación actual".
7. Similitudes con las medidas aplicadas contra Mossadegh en Irán en 1953.
8. Papel de las presiones económicas en el contexto del programa subversivo más amplio aprobado.

Esta reunión abrió vías a la aplicación de un conjunto de medidas públicas de bloqueo, entre ellas la reducción de la cuota azucarera cubana correspondiente a 1960 en 700 000 toneladas, decisión tomada por el Presidente el 3 de julio de 1960, haciendo uso de la prerrogativa otorgada por el Congreso siete días antes. Utilizando como pretexto la Resolución de San José, aprobada a fines de agosto en la Séptima Reunión de Consulta de países miembros de la OEA, y de acuerdo con recomendaciones del Departamento de Estado del 8 de septiembre, se adoptaron otras medidas, entre ellas la suspensión, el 29 de septiembre, de las operaciones de la planta de concentrado de níquel de Nicaro, en Oriente, así como la recomendación del Departamento de Estado, del 30 de septiembre a los ciudadanos norteamericanos "abstenerse" de viajar a Cuba a no ser que existiesen "razones apremiantes" para ello.

La más importante de todas esas medidas fue adoptada el 19 de octubre, en lo que ha sido dado en llamar como el segundo paso definitorio hacia el bloqueo: el anuncio por el Departamento de Estado de "medidas generales de control a fin de prohibir las exportaciones norteamericanas a Cuba"; la prohibición para la venta, transferencia o contratación de cualquier barco norteamericano al gobierno de Cuba o a ciudadanos cubanos; así como anunciaba acerca de las presiones al gobierno canadiense para que se uniese a las medidas económicas contra Cuba.

Al ser presentada tal medida al Presidente en la reunión del 13 de octubre por los subsecretarios de Estado y de Comercio, se auguraba que ella "Tendrá muy buen efecto [...] incluyendo el estímulo a los grupos disidentes que ahora se están volviendo activos en Cuba". En nota del Subsecretario de Estado para Asuntos Interamericanos dirigida al secretario Christian Herter, del 19 de octubre, se decía que esas medidas "contribuirán al creciente descontento y malestar en la Isla [...] apoyarán a los grupos de oposición que ahora están activos en Cuba y en otros lugares".[65] No debemos pasar por alto esas valoraciones, ya que se trata de los primeros reconocimientos, por los más altos funcionarios norteamericanos, del fin perseguido con las presiones económicas contra la Revolución.

En diciembre, por decisión presidencial, se suprimió la totalidad de la cuota azucarera en el mercado norteamericano

[65] Department of State: Ob. cit., pp. 1084 y 1091.

para los tres primeros meses de 1961. Estas supresiones escalonadas reflejan, en primera instancia, la finalidad de hacer patente que eran decisiones transitorias, válidas solamente mientras existiese el gobierno revolucionario que se compelía a derrocar; y por otra parte la brevedad del plazo en que se creía que, con la operación que ejecutaba, ello se podía lograr. El 10 de marzo de 1961, el Departamento de Comercio emitió un boletín de exportaciones que incorporó 16 artículos a la lista de productos alimenticios y medicinas que no podían ser embarcadas para Cuba sin licencia especial. Por entonces, el Consejo de Cámaras de Comercio de Estados Unidos aprobó una resolución en la que pedían "un inmediato y completo embargo en las exportaciones cubanas a Estados Unidos".

Recordándonos que las presiones económicas no eran solo las de carácter público de bloqueo, sino también en elevada medida de sabotajes contra entidades económicas vitales —como los bombardeos de centrales azucareros y plantaciones cañeras, que no se detenían—, el 13 de marzo de 1961, un mes antes del ataque por Playa Girón, una lancha pirata artillada, transportada en una de las embarcaciones y con la misma dotación que participaría poco después en la invasión, atacó la refinería de petróleo Hermanos Díaz, en Santiago de Cuba, causando daños a la instalación tecnológica y a varios tanques, así como víctimas humanas. El 31 de marzo, prácticamente en vísperas del ataque, el presidente Kennedy suprimió totalmente la cuota azucarera cubana en el mercado norteamericano, lo que, sin exagerar, podemos considerar como una especie de ultimátum económico tendente a sumar adeptos a la invasión para la que solo faltaban apenas dos semanas.

La guerra sucia

UNA ORGANIZACIÓN DE INTELIGENCIA Y ACCIÓN

Otro aspecto medular del Programa de Acciones Encubiertas de Eisenhower, que se desarrollaba en el más absoluto secreto contra un indefenso país por parte de una de las naciones más poderosas del mundo, evidenció el más sórdido procedimiento utilizado por ese gobierno para tratar de rendir la naciente Revolución. El Programa Cuba, de marzo de 1960, lo denominó como "la creación de una organización de inteligencia y acción dentro de Cuba".

El nuevo programa aportaba enormes recursos operativos y financieros a la guerra sucia que la CIA había iniciado contra Cuba meses antes. En términos prácticos, constituía la oficialización gubernamental secreta de una operación ilegal que incluía acciones de terrorismo y sabotaje, infiltración y exfiltración de agentes secretos procedentes de La Florida, maniobras paramilitares de abastecimiento aéreo y marítimo de armas, municiones y explosivos, reclutamientos de cubanos como agentes secretos al servicio de Estados Unidos y la intensificación de una capacidad de espionaje político, económico y militar nunca antes vista contra un país latinoamericano.[1]

Documentos desclasificados por Estados Unidos señalan la existencia en aquel momento de un grupo especial al más alto nivel del gobierno para el análisis de esos temas. El memorando enfatizaba: "Durante la administración del presidente Eisenhower, este grupo se reunía normalmente una vez a la semana para tratar asuntos relacionados con la actividad encubierta en varias partes del mundo, incluyendo a Cuba. Los principales miembros de este grupo eran el asistente especial del Presidente para Asuntos de Seguridad Nacional Sr. Gray; el vicesecretario de Defensa, Sr. Douglas; el director de Inteligencia Central, Sr. Dulles; y el subsecretario de Estado para Asuntos Políticos, Sr. Merchant [...] Este grupo le asignó a la CIA la solución de las cuestiones de política relacionadas con las operaciones cubanas".[2]

Esos procedimientos incluyeron los planes de asesinato contra Fidel Castro. Pero lo anterior, como se ha señalado, no se menciona en el Programa de Acciones Encubiertas, que

[1] "En 1959 la CIA no recomendó al presidente Eisenhower que fuésemos amigos de Fidel Castro y aprendiésemos a vivir con él en Cuba. No, todo lo contrario. La CIA presentó la opción violenta, señalando que contaba con los ingredientes esenciales para una acción encubierta: exiliados cubanos enfurecidos, un abrigo en Guatemala, una playa en la Bahía de Cochinos, información (que después resultó inexacta) de que el pueblo de Cuba se levantaría en apoyo de una invasión. Los presidentes Eisenhower y Kennedy fueron persuadidos. La operación se puso en marcha y fue desbaratada. Todavía nos persigue hoy su fantasma [...]". John Stockwell: *En busca de enemigos. Una historia de la CIA.* Editorial de Ciencias Sociales, La Habana, 1980, p. 290; María Cristina Campos Calderón: *Estudio de casos de espionaje.* CIHSE, 2005.

[2] National Archives and Records Administration (NARA), 5 de junio de 1998. Memorando para antecedente, 5 de mayo de 1961. Acción paramilitar contra el gobierno de Castro en Cuba. Capítulo 3. "Organización y procedimientos a niveles más altos del gobierno para determinar la política que regía el proyecto", p. 6, inciso a.

insiste en "evitar cualquier asomo de intervención estadounidense".

Aquellas acciones clandestinas debían ejecutarse de modo tal que no afectaran la responsabilidad del gobierno de Estados Unidos, lo que evidencia la política mentirosa y de doble moral que ha caracterizado a esas administraciones.

En la etapa previa a Girón, en la CIA el tema era recurrente: empezar algo para hacer necesario una intervención militar e instalar un gobierno favorable a los intereses norteamericanos, que antes hemos calificado como una sexta dirección, muy secreta, de aquel programa subversivo contra la Revolución. "Se debatió también hasta qué punto Dulles debía inmiscuirse en todo el asunto sobre el incidente de provocación". Quizás Dulles diría, y era razonable: "haga lo que debe hacer, pero no quiero oír los detalles", esta es una práctica estándar en la ejecución de una operación "negra", y se practicaba ampliamente. Los que se encuentran en posiciones autoritarias se aíslan de los detalles específicos, o incluso cualquier parte de ellos, y cualquier otra persona a un nivel más bajo asume toda la responsabilidad. Si eso debe ser aclarado, el nivel más alto puede decir que se hizo sin autoridad, se despiden a algunas personas y misión cumplida, sin daño apreciable [...]".[3]

La estación de la CIA en Miami

La realización del Programa de Acciones Encubiertas contra Cuba demandaba la activa participación de las agencias de inteligencia de Estados Unidos. La CIA potenció

[3] James Wilcott: Declaraciones de un ex agente CIA ante el Comité Selecto sobre asesinatos (22-3-78). Documentos CIHSE.

sus capacidades operativas de inteligencia y subversión desde 1960 para cumplir con el macabro objetivo de liquidar a la Revolución Cubana en el plazo más breve posible.

Según un documento de la CIA, se definió con exactitud el órgano de dirección para esta misión:

> A los efectos de esta acción, se organizó un centro de operaciones de Fuerza de Tarea dentro de la División del Hemisferio Occidental de los servicios clandestinos de la CIA. Esta Fuerza de Tarea estaba integrada por secciones para la planificación y las actividades de supervisión de las esferas de inteligencia, contrainteligencia, política, logística y paramilitar [...] La cadena de mando dentro del cuartel general la integraban a partir del director de Inteligencia Central, señor Allen Dulles, el vicedirector de Planes señor Richard M. Bissell, el jefe de la División del Hemisferio Occidental J.C. King y el jefe de la Fuerza de Tarea, señor Jacob D. Esterline.[4]

El 18 de enero de 1960 se organizó la Rama 4 (WH-4) de la División del Hemisferio Occidental de la CIA como un equipo especial para dirigir la operación cubana y, a finales de abril, se fortaleció la base operativa adelantada en Miami, conocida con el nombre de JM-Wave.

La WH-4 era considerada un equipo especial con la principal *"misión de derrocar al gobierno de Castro [...]"*; y tenía bajo su responsabilidad la Oficina Cuba en el cuar-

[4] National Archives and Records Administration (NARA), 5 de junio de 1998. Memorando para antecedente, 5 de mayo de 1961. Acción paramilitar contra el gobierno de Castro en Cuba, cap. 2.

tel general de la CIA, incluyendo el apoyo a la estación de la CIA radicada en su sede diplomática en Cuba.[5]

Según fuentes públicas, desde mediados de los cincuenta, coincidiendo con el establecimiento de otras instalaciones de la CIA en varios estados norteamericanos y atendiendo a su cercanía con la región del Caribe, Centro y Suramérica, la Agencia abrió una oficina en la ciudad de Miami. En esto influyó el creciente desarrollo de La Florida como área de asentamiento de nuevas comunidades, firmas e intereses latinos, lo que favorecía sus posibilidades operativas sobre la región. Su presencia evitaba también el desplazamiento de sus oficiales desde el centro principal para contactar con sus agentes en tránsito por el sur de Estados Unidos o con los que les resultaba difícil viajar a Washington.

La estación de Miami, a pesar de encontrarse en territorio norteamericano, estaba subordinada, como caso excepcional, a la División del Hemisferio Occidental de la Subdirección de Operaciones del centro principal de la CIA, y desarrollaba su actividad de inteligencia como cualquier estación de la Agencia en terceros países. En sus inicios, tenía asignados unos pocos oficiales veteranos próximos al retiro y con pocas posibilidades para el trabajo en el exterior, situación que se transformó radicalmente al triunfo de la Revolución Cubana. Algunas fuentes norteamericanas desclasificadas señalan que fue concebida como una pequeña organización de apoyo a la actividad clandestina. Sin embargo, pocos meses después, la sede principal y esta base se habían involucrado en muchas operaciones secretas paralelas y superpuestas contra nuestra Isla. El 15

[5] "[...] la base de Miami estaba en estrecho contacto con la estación de La Habana mediante mensajeros y comunicaciones seguras". Informe Kirkpatrick: Ob. cit., epígrafe G, inciso 15. Peter Kornbluh, editor: Ob. cit., p. 61.

de noviembre de 1960 contaba con 39 funcionarios y les habían asignado 44 de la Oficina de Comunicaciones del cuartel general de la Agencia.[6]

El 15 de abril de 1961, en vísperas de la invasión mercenaria, la rama WH-4 y la estación de Miami sumaban 160 funcionarios asignados, lo que indica la intensa actividad subversiva que habían generado contra Cuba en poco menos de un año. "Para el 15 de abril de 1961, la base y su sub-base tenían 160 personas asignadas, divididas de la manera siguiente: 10 Primeros Oficiales, 5 Contrainteligencia, 2 Acción Política, 7 Propaganda, 25 Apoyo, 26 Paramilitares, 14 Seguridad, 68 Comunicaciones, 3 Miscelánea".[7] En lo anterior influía también la retirada de la estación local de la CIA en La Habana en enero de 1961, lo que obligó a que la base de Miami asumiera importantes tareas en la atención a la agentura secreta que aún poseía en Cuba, que se multiplicó durante 1962-1963.

En estos primeros años, la estación de Miami entrevistó en Opalocka a miles de cubanos que arribaban a territorio norteamericano a través del denominado "programa de refugiados", obteniendo todo tipo de información de inteligencia que era utilizada con fines operativos o propagandísticos;[8] desarrolló una intensa actividad de espionaje sobre la gran concentración de cubanos que se

[6] Ídem.

[7] Informe Kirkpatrick: Ob. cit., epígrafe G, inciso 14. Peter Kornbluh, editor: Ob. cit., p. 61.

[8] La calidad de la información aportada por los que llegaban a Miami provenientes de Cuba disminuyó sensiblemente en 1962. En un documento desclasificado por Estados Unidos durante la Operación Mangosta [Memorando del funcionario operativo del Departamento de Defensa (Harris) al jefe de la Operación Mangosta (Lansdale) 23 de julio de 1962, Washington] se expresa: "la cantidad de la información que tenemos disponible no es tan buena como en el pasado, particularmente en el área de la inteligencia militar, muy pocos refugiados pueden hacer grandes contribuciones [...]".

iban radicando a lo largo de La Florida: esbirros batistianos, ex militares, políticos corrompidos, representantes de la gran burguesía, terratenientes y marginales, entre los cuales reclutó informantes, futuros cabecillas de grupos, profesionales, comerciantes y jerarcas religiosos; organizó o controló las incipientes agrupaciones contrarrevolucionarias; brindó entrenamiento a los grupos más violentos y los abasteció con medios de guerra para sus incursiones terroristas dentro de Cuba. Desde este lugar se planificaron y organizaron los primeros planes de atentado contra dirigentes revolucionarios, las campañas de propaganda subversiva, el envío de comandos paramilitares y la introducción de cientos de toneladas de armas y explosivos antes de Playa Girón.

Desde el 28 de septiembre de 1960 hasta abril de 1961, según sus propios informes desclasificados, la CIA intentó introducir ilegalmente al país 75 toneladas de explosivos y armamentos mediante 30 misiones aéreas y 46,5 toneladas en 33 misiones de infiltración marítima por las costas de Cuba, para abastecer a grupos terroristas urbanos y bandas de alzados en zonas montañosas.[9] Contamos con testimonios que indican que los norteamericanos emplearon submarinos para estos trasiegos en las costas cubanas.

En 1960, el agente Napoleón, de la seguridad cubana, en contacto realizado con el oficial de la CIA John Z. William, agregado diplomático de la sede norteamericana en La Habana, recibió instrucciones precisas para organizar el suministro clandestino de armamentos por vía marítima a tres barcos pesqueros tripulados por elementos contrarrevolucionarios

[9] National Archives and Records Administration (NARA), 5 de junio de 1998. Memorando para antecedente, 5 de mayo de 1961. "Acción paramilitar contra el gobierno de Castro en Cuba". Cap. 5: "Resultados del programa de resistencia interna de septiembre de 1960 a abril de 1961", p. 11.

internos por parte de un submarino norteamericano en la zona de Isabela de Sagua, en la provincia de Las Villas.[10]

La entrada de armas y explosivos a nuestro país fue mucho mayor que la que declaran las fuentes, y su traslado clandestino a Cuba se inició desde el mismo 1959. Existen antecedentes de lanzamientos aéreos de armas y explosivos por aeronaves procedentes de Estados Unidos, a grupos de terroristas en Pinar del Río, los días 27 de junio y 9 de octubre de 1959.[11]

Aunque la mayoría de aquellos arsenales cayeron en manos de nuestro pueblo, como resultado de la vigilancia popular y el heroico trabajo de enfrentamiento de las Fuerzas Armadas Revolucionarias y del Ministerio del Interior, una parte causó la muerte de muchos milicianos, estudiantes, obreros y campesinos, incluidos niños y jóvenes, durante aquellos primeros años del triunfo revolucionario. Según el Comandante en Jefe: "Prácticamente no había un día o no había noche en que por nuestras costas no desembarcaran armas, en que sobre las montañas del país no se lanzaran equipos militares en paracaídas, en que no se produjeran infiltraciones. Todos recordamos aquellos días en que habían bandas contrarrevolucionarias organizadas por el imperialismo prácticamente en todas las provincias de Cuba, incluso en la provincia de La Habana".[12]

Las 23 infiltraciones marítimas de la CIA, registradas a partir de octubre de 1960 como parte de la creación de condiciones para la futura invasión, no perseguían solo abastecer con medios de guerra a la contrarrevolución

[10] Testimonio brindado por el teniente coronel (r) Valiente González Morales. Entrevistador: teniente coronel José Lorences González.

[11] Multimedia *Cuba acUSA*. Cronología de hechos terroristas. CIHSE-CITMATEL, 2003.

[12] Discurso de Fidel Castro en el Acto Central Conmemorativo del XV aniversario del Ministerio del Interior, teatro Carlos Marx, La Habana. *Ediciones OR*, enero/marzo, 1976, p. 35.

interna. Formaban parte de operaciones paramilitares integradas por comandos de hombres entrenados en el uso de armas y explosivos, guerra psicológica y medios de comunicación. La misión de los llamados team gray estaba dirigida también a organizar y entrenar militarmente grupos armados en las montañas, garantizar su enlace con la CIA en el extranjero y promover atentados personales y actos de sabotaje. La CIA logró infiltrar por medios aéreos y marítimos a 32 de estos saboteadores, una gran parte de los cuales fueron detenidos o lograron escapar hacia territorio norteamericano antes de abril de 1961.

Un documento desclasificado elaborado por el coronel Jack Hawkins,13 jefe de la sección de personal paramilitar en el centro de operaciones de la Fuerza de Tarea de la CIA en la denominada "operación cubana",14 señala sin el más mínimo pudor que durante el período comprendido entre octubre de 1960 y el 15 de abril de 1961, perpetraron alrededor de 110 atentados dinamiteros contra objetivos

[13] Jack Hawkins, Cor. USMC F.I.S. octubre de 1960 C/WH/4/PM "[...] prestó servicios en el cuerpo de oficiales de la Escuela de la Marina, en Quántico, Virginia en el momento en que lo nombraron comandante de la USMC en el Grupo Operativo Cubano. Es graduado de la Academia Naval y cumplió el servicio en las Filipinas en Bataan y Corregidor [...] por cuyas acciones obtuvo la condecoración DSC (Cruz de Servicios Distinguidos). Posteriormente le confirieron la Medalla de Bronce por la campaña de Okinawa. Después de la Segunda Guerra Mundial, prestó servicios como miembro de la Misión Naval a Venezuela y posteriormente como Oficial de Mando, 1er. batallón, 1ra. unidad de la Marina en combate en Corea. Allí lo condecoraron con la Estrella de Plata [...] El coronel Hawkins posee fluidez natal en español [...]" (Programa de análisis histórico de la CIA publíquese como quedó censurado, 1997. Estudio del Inspector General sobre la operación cubana y documentos afines, p. 82).

[14] National Archives and Records Administration (NARA), 5 de junio de 1998. Memorando para antecedente, 5 de mayo de 1961. "Acción paramilitar contra el gobierno de Castro en Cuba". Cap. 5: "Resultados del programa de resistencia interna de septiembre de 1960 a abril de 1961", pp. 11-14.

políticos y económicos, se colocaron más de 200 bombas, se descarrilaron 6 trenes, se dejó inactiva la refinería de Santiago de Cuba durante una semana como resultado de un ataque sorpresivo desde el mar,15 se provocaron más de 150 incendios contra centros estatales y privados, incluyendo 21 viviendas "de comunistas" y 800 incendios en plantaciones de caña. "[...] Estas operaciones lograron un éxito considerable. Las embarcaciones que prestaban servicio de Miami a Cuba entregaron más de 40 toneladas de armas, explosivos y equipos militares, e infiltraron y sacaron a un gran número de personal. Algunas de las armas entregadas se utilizaron para pertrechar parcialmente a 400 guerrilleros [léase: bandidos] que operaron durante un tiempo considerable en el Escambray, provincia Las Villas. La mayoría de los sabotajes perpetrados en La Habana y otros lugares se realizaron con materiales suministrados de esta manera [...]".16

El informe del coronel Hawkins no menciona que en estos cinco meses antes del 17 de abril de 1961, las bandas y grupos terroristas armados por la CIA también fueron responsables del asesinato de tres jóvenes maestros voluntarios incorporados a la Campaña de Alfabetización, 11 obreros y campesinos y un menor de edad.[17] El último mencionado,

[15] En este ataque pirata a la refinería Hermanos Díaz, el 13 marzo de 1961, resultó muerto el marinero René Rodríguez Hernández, de 27 años, y gravemente lesionado el miliciano Roberto Ramón Castro, de 19. Este dato no se menciona en el informe desclasificado.

[16] National Archives and Records Administration (NARA), 5 de junio de 1998. Memorando para antecedente, 5 de mayo de 1961. "Acción paramilitar contra el gobierno de Castro en Cuba". Cap. 5: "Resultados del programa de resistencia interna de septiembre de 1960 a abril de 1961", p. 11, inciso c.

[17] Los maestros voluntarios Conrado Benítez García, Pedro Miguel Morejón Quintana y Narciso Gómez González fueron asesinados por grupos terroristas en Sancti Spíritus, Matanzas y La Habana, los días 5 de enero, 21 y 28 de febrero de 1961, respectivamente. Los obreros y campesinos asesinados se nombra-

cometido el 10 de octubre de 1960, en el kilómetro 78 de la Carretera Central, cerca de Matanzas, expresaba la cobardía y ensañamiento de estas bandas que, actuando en medio de la noche, pretendían incendiar un camión cargado de ganado y, al aproximarse un vehículo por la carretera, dispararon contra sus ocupantes, causando la muerte del menor Reinaldo Muñiz Machado, de 22 meses de nacido, y heridas a su madre Haydée Machado Reyes, en momentos en que la abuela gritaba a los terroristas: "No disparen. Somos gente pacífica. No disparen, por Dios, que viene un niño con nosotros".[18]

En total, según datos registrados sobre los crímenes cometidos por bandas terroristas de alzados entre 1959 y 1965, fueron asesinadas a lo largo del país 173 personas inocentes; de ellas, 12 menores de edad, 3 mujeres y 8 ancianos. Se excluyen de esta cifra más de 700 combatientes revolucionarios muertos en acciones de guerra u otras causas en las zonas de operaciones donde se realizó la persecución y aniquilamiento de las bandas.

Hawkins no reconoce que como consecuencia de aquellos explosivos introducidos al país, manipulados por terroristas internos, fueron asesinados semanas antes de Playa Girón un niño de 13 años, un joven estudiante y cinco trabajadores, y recibieron lesiones decenas de ciudadanos inocentes[19] en calles, escuelas y centros laborales.

---

ban Arias Saroza (octubre de 1960), Danilo Losada Mustelier (9 de octubre de 1960), Rafael Castillo Marrero (31 de octubre de 1960), Santiago Escobar Arrechea (21 de noviembre de 1960), Norberto Morales Ramírez (7 de diciembre de 1960), Heliodoro Rodríguez Linares (5 de enero de 1961), Manuel Rodríguez Pozo (10 de enero de 1961), Carlos Manuel Calcines (14 de enero de 1961), Amado Ramón Sánchez (14 de enero de 1961), Julio Piñeiro Lorenzo (28 de febrero de 1961) y Carlos Rodríguez Borbolla (6 de marzo de 1961).

[18] Periódico *Revolución*. Titular: "Asesinado un niño por un grupo contrarrevolucionario", 12 de octubre de 1960.

[19] Cronología de agresiones del gobierno de Estados Unidos contra Cuba (1959-1999). CIHSE, 1999.

Aquellos hechos imborrables serían denunciados por el pueblo en mítines y marchas revolucionarias. Fidel Castro expresó en uno de aquellos actos de masas:

> [...] no solamente reclutan, arman y organizan mercenarios, descarada y abiertamente, sino que violan de manera incesante el espacio aéreo nacional y las aguas jurisdiccionales de nuestro país, con barcos y aviones procedentes de esas bases contrarrevolucionarias situadas alrededor de Cuba, y que a través de aviones y de barcos, traen aquí los explosivos que cuestan la vida de niños, de mujeres y de obreros, cruelmente ultimados mediante actos que no tienen otro propósito que segar vidas, en el intento de ablandar a nuestro pueblo [...] y lo triste, y lo verdaderamente ofensivo para nuestro pueblo, lo que constituye una flagrante violación de los derechos internacionales, es que todas esas actividades están directamente manejadas y dirigidas desde los Estados Unidos por agentes del Servicio Central de Inteligencia [...].[20]

Hawkins tampoco menciona las 14 incursiones de avionetas piratas en cinco meses, provenientes de Estados Unidos, con su carga de fuego sobre áreas rurales y urbanas, ni los asesinatos de tripulantes o pasajeros de aeronaves y embarcaciones civiles secuestradas mediante la violencia y obligadas a marchar a territorio norteamericano donde sus captores eran recibidos como héroes. Sin embargo, reconoce que las operaciones de abastecimiento aéreo constituye-

[20] Discurso del Comandante en Jefe Fidel Castro Ruz en el primer aniversario del sabotaje de *La Coubre,* Muelle del Puerto de La Habana. *Obra Revolucionaria,* no. 8, marzo de 1961, p. 10.

ron un fracaso. En su informe escribió: "Estas operaciones no tuvieron éxito. De las 27 misiones que se intentaron solo cuatro lograron los resultados deseados [...]".[21]

Abastecimiento logístico a las bandas de alzados antes de Girón

Para suministrar armas, parque, explosivos, medios de comunicación, víveres, medicamentos y otros pertrechos necesarios a las bandas de alzados durante 1960, la CIA recurrió al abastecimiento aéreo a baja altura en zonas montañosas.

A mediados de 1960, los oficiales y agentes de la estación local de la CIA en La Habana promovían con fuerza la actividad de las organizaciones contrarrevolucionarias dentro del país, algunas de las cuales, por indicaciones de la propia Agencia, habían organizado el alzamiento de bandas armadas en zonas de Las Villas y Matanzas. Semanas después, otros alzamientos aislados se producirían en Pinar del Río y en diversos puntos de Oriente.

La CIA mantuvo estrechos contactos con las bandas en el Escambray, donde se desarrolló el foco principal de bandidos en el país. En agosto de 1960, lanzó en paracaídas sobre estas montañas a un experimentado agente nombrado Richard Pecoraro,[22] que actuó a nombre del FRD, órgano que servía de pantalla a la Agencia, y concertó con los principales cabecillas un llamado "Pacto de Unidad" que dio lugar más tarde a la creación de un denominado Ejército

[21] National Archives and Records Administration (NARA), 5 de junio de 1998. Memorando para antecedente, 5 de mayo de 1961, p. 12, inciso c.

[22] El agente de la CIA de origen norteamericano, Richard Pecoraro, fue detenido en agosto de 1960. Juzgado en la causa 829 de ese mismo año y liberado años después. Pedro Etcheverry Vázquez y Santiago Gutiérrez Oceguera: *Bandidismo, derrota de la CIA en Cuba*. Editorial Capitán San Luis, La Habana, 2008, p. 72.

de Liberación Nacional, aspirante a la integración de las bandas bajo un mando único. Pecoraro pretendía conocer sus necesidades materiales y recomendar las medidas organizativas más convenientes para que las bandas intensificaran sus acciones terroristas.

Con estas maniobras, la CIA proyectaba, en 1960, la creación y consolidación de un ejército irregular en los principales macizos montañosos como apoyo a una futura brigada mercenaria invasora, que ya se entrenaba en países de Centroamérica. En el segundo semestre de ese año, estos sueños sucumbirían ante el fracaso de aquellas bandas de forajidos, lo que determinó que el 4 de noviembre la CIA ordenara a su centro legal en Guatemala la drástica reducción de los grupos que venían preparándose en guerra de guerrillas e introdujeran un entrenamiento convencional al resto de la tropa invasora como fuerza anfibia y de asalto aéreo. A finales de septiembre se habían producido las primeras operaciones aéreas de lanzamiento. En ese momento, la seguridad cubana venía detectando intereses de la estación local de la Agencia en la capital sobre posibles lugares en el Escambray para realizar sus operaciones. Sobre las acciones en esta zona, el Comandante en Jefe expresó: "En algunas regiones del país, las bandas adquirieron determinada fuerza, como fue en la zona del Escambray. Con la amplia movilización del pueblo se logró cercar todo el Escambray y se capturaron alrededor de 500 y 1 000 contrarrevolucionarios unas cuantas semanas antes de la invasión de Girón; el enemigo tuvo que cambiar sus planes, ya no disponía de una base para su agresión y lanza su ataque por Girón".[23]

[23] Fidel Castro Ruz: Discurso con motivo del XXVI aniversario del desembarco del *Granma* y la fundación de las FAR, Plaza de la Revolución, La Habana. En *Ediciones OR*, octubre-diciembre de 1982, p. 59.

El 29 de septiembre, la CIA intentó un lanzamiento de armas y suministros pero equivocaron la zona. Las armas cayeron encima de un embalse y fueron ocupadas rápidamente por las milicias revolucionarias.

Pocos días después, el 4 de octubre, se produjo un desembarco de 27 terroristas por la Bahía de Navas, en la costa norte de Baracoa, Guantánamo, provenientes del territorio norteamericano, encabezados por Armentino Feria Pérez *(El Indio Feria)*. Entre ellos se encontraban los norteamericanos, Anthony Zarba, Robert O. Fuller y Allan D. Thompson, capturados poco después.

El 7 de noviembre tuvo lugar otro lanzamiento aéreo de 12 paracaídas con material bélico en la zona de Boca Chica, inmediaciones del poblado de Condado, el Escambray, también ocupado.

En enero de 1961, la CIA realizó un nuevo envío, esta vez a Pinar del Río, ocupado nuevamente por las fuerzas revolucionarias. El fracaso de estos tres envíos obligó a la CIA a reorganizar sus operaciones de abastecimiento aéreo, dirigidas al fortalecimiento logístico de las bandas terroristas.

En aquel momento habían sido movilizados hacia el Escambray unos 60 mil milicianos, organizados en 80 batallones de todas las provincias. De esta forma, el abrupto territorio montañoso fue ocupado palmo a palmo por las fuerzas revolucionarias y se iniciaba a principios de diciembre de 1960 la Operación Jaula, que durante cuatro meses persiguió con tenacidad a los bandidos, desarticuló sus bandas y los redujo a pequeños grupos, escondidos en los lugares más abruptos. Esto impidió que el bandidismo pudiera desempeñar el papel de quinta columna cuando se produjera la anunciada invasión. Un inmenso sistema de "cercos", que simulaban una enorme red de jaulas, paralizó por completo la actividad de las bandas criminales.

Fidel Castro recordaría años más tarde aquella epopeya: "Fue una lucha dura, una lucha heroica, en que nuestro pueblo venció por la energía con que combatió en esas acciones, y por la estrecha colaboración entre las Fuerzas Armadas y el Ministerio del Interior. Una a una fueron siendo liquidadas todas las bandas, las ubicaban y las localizaban y las unidades de nuestras Fuerzas Armadas Revolucionarias las exterminaban".[24]

Entre el 6 de enero y el 4 de marzo de 1961, la CIA llevó a cabo la Operación Silencio, para intentar nuevos lanzamientos de armas y pertrechos, utilizando aviones C-46 y C-47; mientras las bandas se mantenían inactivas en espera de la anunciada invasión. En aquellos días, en San Ambrosio, Trinidad, el cabecilla Osvaldo Ramírez[25] preparaba un área de recepción para recibir los envíos prometidos por la CIA.

El Comandante en Jefe explicó años después: "Las bandas mercenarias estaban imbuidas de una mentalidad de espera, imbuidas de una mentalidad de supervivencia. No de atacar, no de desarrollar una guerra con el objetivo de destruir nuestra fuerza, sino fundamentalmente esperando siempre el momento en que se produjera una invasión, y que con la participación de Estados Unidos se resolvería la cuestión. Y por lo tanto, su mentalidad era de cometer fechorías, cometer asesinatos de campesinos honrados, asesi-

[24] Fidel Castro Ruz: Acto central conmemorativo por el XV aniversario del Ministerio del Interior, teatro Carlos Marx, La Habana. En *Ediciones OR,* enero-marzo de 1976, p. 35.

[25] Osvaldo Ramírez García (1931). A principios de 1960 comenzó a conspirar contra la Revolución. Se alzó en las montañas el 1ro. de agosto en la zona de El Lumbre, Trinidad, y comenzó a recibir apoyo de la CIA y de varias organizaciones terroristas como el FND. En diciembre fue designado por la Agencia como jefe de las bandas armadas en Las Villas; participó en crímenes y pillajes contra la población campesina. Fue capturado el 16 de abril de 1962. Pedro Etcheverry Vázquez y Santiago Gutiérrez Oceguera: Ob. cit., p. 211.

natos de maestros, asesinatos de estudiantes, asesinatos de alfabetizadores".[26]

Alrededor de la una de la madrugada del 6 de enero, un avión C-47 dejó caer en la zona comprendida entre Condado y Magua, Trinidad, numerosos paracaídas con un cargamento de armas y suministros, que no llegó a manos de los bandidos. La poderosa ofensiva de las fuerzas revolucionarias los obligaba a una huida constante. El texto del escueto mensaje del 7 de enero enviado por el cabecilla Osvaldo Ramírez al agente de la CIA Augusto expresaba el profundo desaliento y temor de aquellas bandas: "Situación ha variado. Intentan cercarnos. Todos paquetes 'Operación Silencio' cayeron enemigo. Enemigo prepara ofensiva con miles milicianos. Parece todo se perderá. Incluso la vida [...] Comandante Osvaldo Ramírez". Ese mismo día se produjo una infiltración armada.[27]

El 7 de enero de 1961 se infiltraron y fueron capturados, por la costa de Pinar del Río, un grupo de terroristas, entre ellos los norteamericanos Alford Eugene Gibson, Leonard Louis Schmidt, George R. Beck, Tommy L. Backer, Donald Joe Green y James B. Beane. El 1ro. de febrero de 1961 el periódico *Miami Herald* publicó sus nombres y señaló que fueron adiestrados en un campamento de Miami, antes de desembarcar en la Isla.

Los días 6; 13 y 17 de febrero se produjeron nuevos lanzamientos en la zona de Santa Lucía, en el Naranjo y La Sierrita, entre el Circuito Sur y San Blas; mientras, el 4 de marzo, tuvieron lugar otros dos en El Mamey y en Charco Azul, todos en el Escambray. Decenas de toneladas de

[26] Fidel Castro Ruz: Discurso en acto por X aniversario del MININT, Teatro de la CTC, La Habana. En *Granma,* 7 de junio de 1971, p. 2.

[27] Multimedia *Cuba acUSA.* Cronología de actos terroristas, CIHSE, 2003.

armamentos y vituallas de guerra fueron ocupadas por las fuerzas revolucionarias. La Operación Silencio, en apoyo a la Operación Zapata de la CIA, fracasó.

Otro lanzamiento aéreo en Pinar del Río[28] correría igual suerte, gracias a la estrecha vigilancia de la población campesina, su cooperación con las milicias y el Ejército Rebelde y el trabajo anónimo de los órganos de la Seguridad del Estado. El testimonio de Napoleón, quien cumplía tareas como doble agente, para la estación local de la CIA en La Habana, es elocuente:

> [...] El primero de estos enlaces nos comunicó con Luis Molina, Luis Moliné y Teresita Tardío, que era hermana y contacto del cabecilla Blas Tardío.[29] También con el enlace de la banda de Evelio Duque. Así empecé los contactos con los enlaces de las bandas, en representación de la embajada de Estados Unidos en Cuba.
>
> Todas las semanas, a través de Julio Otón y financiado por la embajada de Estados Unidos, disponíamos de un auto nuevo con la gasolina necesaria y también del dinero para el alojamiento durante los viajes a las distintas provincias, tanto en función de los contactos con las bandas, como para el desarrollo de otras tareas de la organización creada por la CIA

[28] El 7 de enero de 1961 otra aeronave lanzó un cargamento de armas sobre una zona montañosa en la finca Pinalillo, entre Sagua y La Mulata, en Cabañas, Pinar del Río, territorio en el que solo se encontraba la banda de Pastor Rodríguez Rodas *(Cara Linda)*. Dos días después fueron capturadas por las milicias con el apoyo de los campesinos entre Bahía Honda y La Mulata, en Cabañas. Pedro Etcheverry Vázquez y Santiago Gutiérrez Oceguera: Ob. cit., p. 122.

[29] Blas Tardío Hernández. Cabecilla de bandas de alzados en el Escambray desde septiembre de 1960. Responsable de varios crímenes de campesinos. Fue capturado por las fuerzas revolucionarias el 11 de marzo de 1965. Juzgado en la causa 338/65. Ibídem, p. 329.

> desde la sede diplomática estadounidense. Nosotros solicitábamos a estos enlaces de las bandas —por requerimiento de los norteamericanos—, la entrega de un plano del área geográfica donde operaban, el nombre de su jefe, la cantidad de hombres con que contaba y las principales necesidades de medios materiales que les serían suministrados por vía aérea y marítima, entre ellos armas. Posteriormente, tenía que entregar esos datos a la embajada a través del enlace establecido [...] Desde luego, previamente pasábamos todos estos datos a la Seguridad del Estado [...].[30]

El 4 de marzo, durante el sobrevuelo de una aeronave no identificada, por la zona de Cabañas, en Pinar del Río, fue averiada por las baterías antiaéreas y, para poder escapar, aligeró su carga mortífera que cayó en la finca el Rubí y fue ocupada por las fuerzas revolucionarias. Entre las armas enviadas se encontraba un mortero (60 milímetros), 15 obuses, 3 ametralladoras Browning, 28 fusiles Garand, 9 subametralladoras Thompson, 6 cajas de gelatina explosiva y un equipo para minado terrestre. Días después se conoció que, debido a los impactos recibidos, la nave se vio obligada a aterrizar en Jamaica, por lo que el 6 de marzo el Ministro de Relaciones Exteriores de Cuba entregó una nota de protesta al Embajador de Gran Bretaña en La Habana.[31]

A mediados de marzo de 1961, el armamento ocupado fue exhibido en la Plaza Cívica de La Habana (hoy Plaza

[30] Testimonio brindado por el agente de la seguridad cubana teniente coronel (r) Valiente González Morales *(Napoleón)* al teniente coronel José Lorences González. CIHSE, 2003.

[31] Pedro Etcheverry Vázquez y Santiago Gutiérrez Oceguera: Ob. cit., pp. 138-139.

de la Revolución) como muestra del apoyo del gobierno de Estados Unidos a las bandas terroristas, lo que constituyó una denuncia irrefutable ante la opinión pública nacional y extranjera. Aquel hecho lo publicó el periódico *Revolución*, el 15 de marzo de 1961.[32]

El abastecimiento de armas y explosivos a las organizaciones contrarrevolucionarias internas creadas por Estados Unidos dentro de Cuba no fue responsabilidad única de la CIA. El 4 de marzo, coincidiendo con los últimos lanzamientos que se realizaban, la Inteligencia Naval norteamericana efectuó una operación aérea con características similares, al lanzar siete paracaídas dirigidos a la zona donde actuaban las bandas de los terroristas Ramón Ortega Ortega, Tico Herrera y Maximino Delgado Reyes. El hecho se produjo en las cercanías de Jaroche del Naranjal, región montañosa de Caujerí, en Guantánamo. En esta ocasión llegaron a manos de los alzados 60 fusiles Garand, 14 subametralladoras Thompson, 12 pistolas calibre 45,

[32] "Pruebas de la agresión". "La tarde del 14 de marzo de 1961, Fidel visitó la exposición CUBA DENUNCIA que se exhibe en el vestíbulo del monumento a José Martí, en la Plaza de la Revolución; en ella el Gobierno Revolucionario expone las pruebas de las agresiones realizadas, en los últimos meses, por los imperialistas yanquis a nuestro país. Pueden verse las armas de procedencia norteamericana lanzadas sobre Cuba, grandes cantidades de parque para esas armas y otros equipos bélicos; así como fotos relacionadas con los grupos exterminados en el Escambray". "[...] Las bases de entrenamiento de mercenarios contra Cuba son señaladas en otro mapa donde se destaca su proximidad a nuestro territorio, en Guatemala, Nicaragua, Costa Rica e Isla Swan [...] Se exponen, en diferentes paneles, todas las armas de procedencia norteamericana capturadas a los bandidos contrarrevolucionarios y las lanzadas en paracaídas [...] Seguidamente se ofrece una amplia información gráfica en paneles sucesivos, sobre el desarrollo de las actividades en la Sierra del Escambray, donde los grupos contrarrevolucionarios, traidores a la patria, están siendo aniquilados y gran número de ellos se encuentran detenidos pendientes del correspondiente juicio revolucionario [...]". Conferencia Científica "Girón 40 años después". Sitio Web del gobierno de Cuba, La Habana, 2000.

granadas, explosivos C-3 y C-4, y dos plantas transmisoras. Esta acción evidenciaba la estrecha cooperación entre las agencias de espionaje norteamericanas en el tema cubano.

La Base Naval de Estados Unidos en Guantánamo y el servicio de inteligencia militar introducían secretamente, a través de su cerca perimetral, numerosos abastecimientos de carga mortífera contra el pueblo cubano, que eran acopiados por grupos terroristas y enterrados en lugares seguros. Esta actividad ilegal se inició desde 1960 y se extendió más allá de abril de 1961. Por varios años se convirtió en una importante proveedora de armas y explosivos, además de guarida de grupos terroristas que entraban o salían por allí al territorio nacional para cometer sus actos criminales. Un documento desclasificado de la jefatura de la Seguridad del Estado cubano, de 9 agosto de 1961, ofrece una amplia descripción del *modus operandi* utilizado por los servicios de inteligencia de ese enclave militar para la introducción clandestina al territorio nacional de grandes cantidades de armamento y explosivos:

> [...] los oficiales norteamericanos convinieron con Rosabal en situarle el armamento próximo a la cerca por la parte exterior [...] como al mediodía, marchando el camión delante y el *jeep* detrás del mismo se internaron en el montecillo próximo a la cerca de la Base, que oculta y permite cargar las armas sin que se vea dicha operación desde el exterior. Cuando el camión y el *jeep* llegaron al lugar, el sargento Smith, secundado por elementos cubanos contrarrevolucionarios que trabajan en dicha Base, habían situado las armas y las habían cubierto con una lona fuera de la Base y próxima a la cerca de alambre de la misma. Estos cubanos eran: uno de apellido Torres Colás

> conocido por el Moro y que habla bien el inglés, que sirve de enlace y traductor a Smith con otros contrarrevolucionarios cubanos y Elbo Torres otro de los empleados de la Base que funciona bajo las órdenes del referido Smith [...] Al día siguiente, a la misma hora hicieron de nuevo la operación de cargar en el camión el resto de las armas [...] en esta ocasión también volvieron a encontrar a tres sujetos vestidos de verde olivo que cuidaban las armas y protegían la carga de las mismas hasta que se marchó al camión y el *jeep* [...] pudo observar que un helicóptero de la Base que también cuidaba la operación desde el aire, sus ocupantes los saludaron con la mano [...]".[33]

Después de Girón, al igual que en la Base Naval de Guantánamo, la estación de Miami continuó suministrando pertrechos de guerra, llegando a tener en esa ciudad más de 700 empleados norteamericanos, de ellos 300 oficiales de caso, quienes tenían bajo su mando otros agentes principales de origen cubano. El agente principal era el responsable de un sinnúmero de agentes regulares secretos dispersos por La Florida y Cuba. La nómina de estos, controlados por la estación a partir de 1961, llegó a más de 3 000 hombres, incluyendo su personal clandestino dentro de los *teams* de infiltración, la base marítima, los grupos contrarrevolucionarios, los órganos de prensa y otras dependencias

[33] José Rosabal *(El Zorro)*. Terrorista de origen cubano, reclutado por los servicios norteamericanos, operaba en coordinación con oficiales del Servicio de Inteligencia de la Base Naval de Guantánamo. Detenido en julio de 1961, involucrado en el caso Patty-Candela. Departamento de Seguridad del Estado, 9 de agosto de 1961. Documento desclasificado durante la conferencia internacional "La crisis de octubre, 40 años después", La Habana, octubre de 2002.

gubernamentales en La Florida. La cifra del personal de aseguramiento y el abultado financiamiento para atender la actividad operativa y la infraestructura de la estación resultan incalculables.[34]

La estación local de la CIA en La Habana

La estación de la CIA en la embajada estadounidense en La Habana, situada en una céntrica zona de El Vedado, frente al litoral habanero, continuó su actividad ilegal hasta la ruptura unilateral de relaciones diplomáticas por Estados Unidos en enero de 1961.

Al triunfar la Revolución Cubana, el gobierno norteamericano tenía acreditados en el país, entre diplomáticos y personal auxiliar —incluyendo personal en tránsito—, a más de 300 empleados. En aquella estructura se incluían representantes de misiones militares, Inmigración y Naturalización, Tesoro, Agricultura, Salud, Agencias de Información y Cooperación (actualmente la USIS y la USAID), la estación local de la CIA en La Habana y otros servicios especiales de inteligencia.

[34] Después de la derrota mercenaria en Playa Girón, la estación de Miami contaba con casas de seguridad en áreas residenciales, donde vivían norteamericanos, con mayor frecuencia en el suroeste de Miami, Miami Sur, Coral Gables, Homestead y a lo largo de la cayería floridana, así como habitaciones en hoteles, moteles, edificios de apartamentos, aviones de pequeño porte, embarcaciones de 140 a 180 (buques madre) o de 40 a 80 pies (buques intermedios), bases y astilleros marítimos, centros de comunicaciones, talleres automotrices, pistas aéreas, campamentos de entrenamiento para guerra irregular, talleres de impresión, firmas de bienes inmuebles, agencias de viaje, gasolineras, tiendas para la venta de armas, agencias de detectives y cientos de vehículos de todo tipo. El presupuesto de la estación no ha podido ser calculado. Estudio de la JM-WAVE. Documentos del CIHSE.

Una poderosa misión diplomática tan ampliamente estructurada solo se justificaba por los importantes intereses económicos que Estados Unidos tenía en el país y sus estrechos vínculos políticos y militares con el régimen batistiano. Organizar la recolección de inteligencia en la Isla y hacerla llegar a Washington se convirtió en una de sus principales tareas.

Estas condiciones, potenciadas tempranamente por la CIA para valorar *in situ* la compleja situación política interna que atravesaba el país en 1957 y 1958 y el auge creciente del movimiento insurreccional encabezado por Fidel Castro, contribuyeron al reforzamiento de su plantilla en La Habana antes del triunfo revolucionario. Muchos documentos cubanos y norteamericanos, desclasificados de aquella etapa, evidencian el sistemático monitoreo informativo que realizaba dicha embajada sobre todo lo que acontecía en el país.

El proceso revolucionario a partir del 1ro. de enero de 1959 y su apoyo popular había ido polarizando los distintos sectores de la sociedad cubana. Las alternativas que tenía la CIA para seleccionar y "reclutar" fuentes humanas capaces de aportar información de inteligencia no abundaban, razón por la que exbatistianos, terratenientes y burgueses constituyeron el potencial mayoritario de las primeras redes de inteligencia de la estación local de la CIA en La Habana a partir de entonces. Esta debilidad operativa fue una de las problemáticas que no pudo sobrepasar la estación, a pesar de contar con algunos agentes encubiertos dentro de la Isla antes de 1959.

A pesar de aquella limitación, documentos desclasificados norteamericanos reconocen que "mientras, la embajada de Estados Unidos en La Habana estuvo abierta, asegurando las comunicaciones, la sección" —se refiere a la rama WH-4 de la CIA— "recibió y procesó una buena cantidad de inteligencia sobre Cuba, fundamentalmente sobre asuntos políticos, económicos y relacionados con el Partido Comunista".[35]

Los servicios especiales norteamericanos velaron porque su estación local en La Habana mantuviera normas operacionales que garantizaran a sus oficiales y agentes una cobertura idónea, con su inclusión dentro del *staff* general de la embajada. Al triunfar la Revolución, hacía uso de mantos seguros para realizar el trabajo de exploración, reclutamiento, atención y traslado de jefes de redes y agentes independientes, organización y ejecución de operaciones secretas, abastecimiento de medios ilegales a sus redes y aplicaciones técnicas de escucha y seguimiento, por solo mencionar algunas tareas de inteligencia que realizaban con bastante impunidad.

Para proteger la actividad ilegal de sus oficiales de inteligencia, la estación utilizó ampliamente la categoría de "agregado" diplomático en buena parte de su personal dedicado al espionaje y la subversión, violando así desde entonces la Convención de Viena. La CIA utilizaba a los oficiales de seguridad del FBI, asentados en la sede, en diversas acciones clandestinas con los grupos contrarrevolucionarios internos. Los oficiales se movían también detrás del manto que les brindaban las dependencias norteamericanas que funcionaban en la capital en las áreas de aviación, trabajo y agricultura, así como la infinidad de empresas comerciales, firmas de negocios y todo tipo de entidades privadas asentadas desde hacía muchos años dentro del país.

El capitán James Wilson y el sargento Daniel Lee realizaban labores de inteligencia desde la Interamerican Geodesic Swing, en La Habana, organización pantalla de la

[35] Informe Kirkpatrick: Epígrafe H, inciso 3. Peter Kornbluh, editor: Ob. cit., p. 63.

estación local de la CIA. Esta reclutó colaboradores entre funcionarios acreditados en las sedes diplomáticas europeas y latinoamericanas como apoyo a su actividad ilegal de espionaje a partir de enero de 1961.[36]

Como se ha explicado, la estación utilizó como subcentro operativo el hotel Victoria, ubicado en la calle 19 esquina a M, El Vedado, donde contaba con una habitación preparada con técnicas secretas de escucha, utilizada para contactos con sus colaboradores. Su administrador era norteamericano.

Los oficiales de la CIA con manto diplomático desarrollaban una vida social activa dentro de los círculos de empresarios extranjeros y la burguesía cubana. En los primeros meses de 1960 comenzaron a moverse en el círculo de sus agentes ilegales radicados permanentemente en el país a quienes trasladaron parte de su base operativa previo a la ruptura de relaciones diplomáticas en enero de 1961, para garantizar la vitalidad futura de su actividad subversiva.

Los contactos con sus agentes se realizaban generalmente en lugares públicos, sin aplicar muchas medidas de clandestinidad, preferentemente en salas de teatro, parques, gasolineras de propietarios norteamericanos, viviendas de los propios agentes, automóviles o en el Club Americano (antiguo Rover Club y actualmente el Diploclub), situado en la carretera de Vento, en La Habana.

Los oficiales gozaban de un buen nivel de vida, en comparación con otros funcionarios diplomáticos de esa sede. Residían en viviendas generalmente lujosas; recibían altas sumas económicas como estímulo por resultados satisfactorios en labores de reclutamiento u obtención de información de inteligencia; y el centro principal les garantizaba

[36] Tomado de la investigación sobre la actividad de espionaje de la CIA en 1960-1961, María Cristina Campos Calderón y Manuel Galván García: *Estudio de casos de espionaje de la CIA. 1959-1961*. CIHSE, 2005.

seguros de vida con altas primas. Algunos fueron descubiertos por los incipientes órganos de la Seguridad del Estado cubana mientras desarrollaban sus actos ilegales en el territorio nacional después de 1959.[37]

El diplomático James A. Noel fue el último jefe de la estación local de la CIA en La Habana hasta enero de 1961. Según documentos norteamericanos desclasificados, a su salida del país fue nombrado jefe de estación en Miami, teniendo en cuenta su experiencia profesional y operativa y su activa labor subversiva contra Cuba.

El diplomático Arthur Avignon actuaba como agregado en la embajada y se especializó en la atención de agentes ilegales de nacionalidad norteamericana. Entre otras misiones, brindaba atención a grupos de la contrarrevolución interna dedicados a la búsqueda de información de espionaje. Apoyó una operación encubierta, dirigida por el centro principal, para la entrada al país por vía marítima, en la costa norte de Pinar del Río, de ocho toneladas de armas y explosivos, el 24 de febrero de 1961, que fueron ocupadas por fuerzas revolucionarias.

El agregado de aviación, coronel Erickson S. Nichols, era un experto oficial de inteligencia que se involucró en actividades de espionaje y sabotaje, en las que utilizaba a ciudadanos cubanos vinculados a grupos contrarrevolucionarios internos. Residía en avenida 25 no. 2501, antiguo reparto Country Club Park, Marianao. Fue detenido y expulsado del país en octubre de 1960 cuando participaba con un grupo de terroristas en una reunión clandestina que planeaba acciones contra la Seguridad del Estado. En esta operación fue también detenido el agregado de aviación, comandante Robert E. Van Horn, otro experto oficial reclutador de la estación local, encargado de la atención

[37] Ídem.

y dirección de grupos contrarrevolucionarios internos y agentes ilegales norteamericanos "sembrados" en Cuba.

El agregado diplomático, John Z. Williams, oficial de la CIA con fachada de especialista de la USIS fue identificado por la seguridad cubana con el seudónimo de Frank. Participó activamente en acciones de inteligencia y dirigió grupos contrarrevolucionarios internos, amparado en su condición diplomática. Residió en la calle 16 no. 513, reparto Miramar, La Habana.

El agregado diplomático, David S. Morales, oficial de la CIA, reclutó y atendió agentes para la actividad de espionaje dentro del medio contrarrevolucionario, con los seudónimos de Moraima y Carlos Morales. Antes de 1959, desde su cargo en la embajada, mantenía vínculos sistemáticos con esbirros del denominado Servicio de Inteligencia Militar (SIM) de la dictadura batistiana. Residía en la calle 208 no. 3703, reparto La Sierra, Marianao, La Habana.

El agregado, Robert D. Wiecha, fue un experimentado oficial de la CIA que trabajó hasta 1959 en el consulado de Estados Unidos en Santiago de Cuba. Residió en la calle 9 no. 257, reparto Vista Alegre. Después de su traslado a La Habana, reclutó y dirigió agentes en el medio contrarrevolucionario y brindó cobertura, entre otras, a operaciones con el uso de la técnica operativa secreta de penetración realizadas por la CIA contra la agencia de prensa china Sinhua, a mediados de 1960.

Un valioso testimonio de un oficial de la Seguridad nos revela la complejidad de aquella operación:

> El otro caso fue el de la instalación de técnica de escucha en las oficinas de la agencia de prensa china Sinhua, acción realizada por oficiales de inteligencia de la embajada norteamericana en La Habana [...] los norteamericanos (Robert Wiecha, oficial CIA) alquilaron un apartamento encima del

> que ya ocupaba la agencia de noticias en el edificio del antiguo Retiro Médico situado en la calle 23 y N en el Vedado [...] Para ello acreditaron en la misión oficial como personal de tránsito a tres técnicos provenientes de Estados Unidos que se encargarían de la instalación de los micrófonos [...] habían taladrado desde abajo el piso del apartamento [...] ya tenían empotrado en la pared el botiquín donde estaba instalado el transmisor [...] Ese dispositivo transmitiría hacia un receptor que se hallaba en un apartamento (*penthouse*) del edificio Altamira (situado en la calle O y 21, Vedado).[38]

El agregado auxiliar Jack Stewart actuó dentro de la estación local como oficial de inteligencia militar y trabajó activamente con grupos de bandidos alzados en el Escambray. Residió en la calle 12 no. 20, El Vedado, La Habana.

El teniente coronel agregado del ejército, Samuel G. Kail, realizó espionaje en Cuba y mantenía vínculos con David Atlee Philips, oficial de la CIA que actuaba con manto no diplomático en Cuba. Residió en la avenida 21-A no. 15008, Country Club Park, Marianao.

El tercer secretario, Anthony Sileo, oficial de la CIA, dedicó una intensa labor a la atención de agentes encubiertos dentro del país y en la organización de los grupos contrarrevolucionarios internos que proyectaban realizar un supuesto levantamiento armado que debía servir de apoyo a la invasión mercenaria por Playa Girón. Este oficial de la CIA residió permanentemente en el hotel Victoria, ya descrito como un centro de acciones subversivas.

[38] Testimonio brindado por el coronel (r) Ramón Oroza Naverán *(Demetrio)*. Entrevistador: teniente coronel José Lorences González, CIHSE, 2003.

Los agregados diplomáticos, Edwin L. Sweet y William G. Friedman, oficiales del FBI que actuaban dentro del país, fueron descubiertos en una residencia del reparto Miramar, en La Habana, cuando trasladaban instrucciones conspirativas a jefes de grupos contrarrevolucionarios.

Los funcionarios diplomáticos radicados en la embajada no eran los únicos que espiaban y conspiraban para el gobierno de Estados Unidos. La CIA poseía agentes encubiertos, generalmente de origen norteamericano, radicados en el país como comerciantes o empresarios, así como oficiales ilegales que desempeñaban una vida normal bajo determinadas "cubiertas" clandestinas en países latinoamericanos, también ampliamente utilizados en Cuba en el reclutamiento de nuevos espías dentro de las organizaciones políticas, sociales y religiosas, en la atención de jefes de redes organizadas secretamente por la CIA en el territorio nacional, el enlace con grupos terroristas internos; en la organización de sabotajes y atentados a funcionarios del Estado; en el apoyo a infiltraciones marítimas para introducir armas y explosivos, así como garantizar el soporte informativo de inteligencia al centro principal de la CIA en territorio norteamericano.

Una acuciosa investigación histórica[39] en los archivos cubanos nos ofrece la caracterización de algunos de estos agentes, conocidos también en el argot del espionaje como fuentes de "fachada profunda". En su mayoría venían desarrollando su profesión de espías desde años antes del triunfo revolucionario. Por orientaciones de la CIA, cultivaron una estrecha relación conspirativa con cabecillas y grupos contrarrevolucionarios internos después de 1959. A partir de entonces, en su mayoría, fueron descubiertos, por los órganos de seguridad cubanos, cuando ejecutaban sus acciones ilegales.

[39] María Cristina Campos Calderón y Manuel Galván García: Inv. cit., CIHSE, 2005.

> La CIA, sin embargo, nunca ha tenido, en la ocultación de sus agentes bajo un profundo velo, tanto éxito [...] la cobertura profunda requiere paciencia y los norteamericanos no son pacientes. Después de un par de años en un puesto, los norteamericanos comienzan a demandar ascensos, nuevas asignaciones. Nadie quiere ser mero soldado raso de carrera, ni siquiera un capitán de carrera. Todo el mundo quiere estar en la corriente principal, subir por la cadena de mando. Reconociendo este hecho, cuando la agencia descubre a alguien con potencial de cobertura profunda lo hace agente de carrera o de contrato, pero esta connotación es ominosa: los agentes no pertenecen al personal interno, los agentes son para utilizarse y ser separados del puesto cuando dejan de ser útiles.[40]

Uno de aquellos agentes era el norteamericano Edmund Moranski, quien residía en La Habana desde antes de 1959 y se desempeñaba como empresario de la distribuidora de filmes, Columbia Pictures. Su actividad de espionaje militar solo pudo ser revelada por los órganos de seguridad cuando la estación local de la CIA en La Habana se retiró. El empresario recibió de mano del oficial Robert Wiecha la atención del jefe de una red de espías que operaba en la capital.

A partir de aquel momento Moranski fue el encargado de recolectar la información y enviarla por sus medios secretos a Estados Unidos, así como de abastecer de dinero y otros recursos a la red de espías. Acostumbraba a realizar los contactos clandestinos con sus agentes en los cines donde distribuía sus

[40] John Stockwell: *En busca de enemigos. Una historia de la CIA*. Editorial de Ciencias Sociales, La Habana, 1980. María Cristina Campos Calderón y Manuel Galván García: Inv. cit., CIHSE, 2005.

películas. Pocos meses más tarde, la CIA decidió su salida de Cuba y la atención de la red fue trasladada a otro agente encubierto, Mario Filippi, de nacionalidad francesa, quien residía en La Habana y era profesor de idiomas desde principios de los cincuenta; desarrolló su actividad clandestina hasta finales de los sesenta en que abandonó el país por indicación de la CIA.

Otro de aquellos agentes, Frank Clark Emmick, presidente del Club Americano, se estableció en Cuba en 1960 como empresario de la firma COMARCU, dedicada a la exportación de mariscos hacia Norteamérica. Su contacto fue el traidor William Morgan, quien le proporcionó el apoyo necesario para negociar y embarcar privilegiadamente estos productos hacia Estados Unidos, lo que paralelamente le proporcionaba una sólida cobertura para sus actividades de espionaje y subversión. Emmick recibía, en los locales del American Club, a los principales agentes de la red y su cabecilla, Manuel Sanjurjo Paz, le entregaba valiosa información política, económica y militar obtenida por el resto de los miembros, actividad enemiga que se extendió hasta 1964. Visitó frecuentemente el Departamento de Agricultura de la embajada norteamericana, donde la CIA contaba con otros agentes encubiertos, hasta enero de 1961.

En la década de los cincuenta arribó a Cuba el religioso norteamericano Herbert Caudill Walter, quien llegó a ser dirigente de una iglesia protestante en el país. Después de 1959, por indicaciones de la CIA, organizó una red de inteligencia integrada en su casi totalidad por miembros de su congregación, hasta 1964. Este espía reclutaba a los colaboradores aprovechando su ascendencia sobre los fieles y obtenía información de interés a través del servicio religioso. Se dedicó a la búsqueda de información de carácter militar, abastecía con medicamentos y dinero a las bandas de alzados en las montañas, facilitaba el traslado clandestino fuera del país a elementos perseguidos por sus delitos contrarrevolucionarios e incitaba y brindaba apoyo material a los familiares de los reclusos. Después de enero de 1961, utilizó a empleados de una embajada en La Habana para trasladar la información a la CIA.

El ganadero norteamericano y agente encubierto, Lawrence Kirby Lunt, residía desde 1957 en una finca en Pinar de Río, propiedad de su suegro belga, circunstancia que aprovechó para mantener contacto sistemático con el agregado de una embajada europea a través de la cual transmitía información a la CIA. Dirigió nacionalmente una red de espías a la que abastecía con dinero y medios para la escritura secreta y equipos de transmisión de datos, actividad ilegal que realizó hasta 1965.

El ítalo-norteamericano, Mario Nordio, era propietario antes de 1959 de una academia de baile en la capital. Según él, fue reclutado por el agregado diplomático Robert Wiecha, a mediados de 1960, para servir como enlace con grupos terroristas. Asimismo, sirvió de apoyo a la estación local de la CIA en la operación de técnica microfónica de inteligencia a los locales de la agencia de noticias china Sinhua.

El británico, Robert Gueddes Morton, fungía desde 1956 como jefe de ventas de la empresa Pepsi Cola, en La Habana. En 1959 se vinculó a varios grupos conspirativos y funcionó como enlace entre la CIA y la organización contrarrevolucionaria Unidad Revolucionaria, para coordinar envíos de armas y su distribución entre las distintas organizaciones ilegales.

Entre 1959 y principios de 1961 la búsqueda de información orientada por la estación local en La Habana, de acuerdo con la división político-administrativa, pretendía cubrir todo el territorio nacional.

Pero su prioridad, a partir de 1960, estuvo dirigida desde Pinar del Río hasta Santa Clara y por el sur y al norte de Camagüey. Los intereses informativos de carácter militar que recolectaban las redes de la CIA en Cuba conformaban los indicios de una futura agresión mercenaria, que organizaba febrilmente Estados Unidos.

Aquella actividad de espionaje estaba dirigida a la identificación y fijación fotográfica de las unidades militares, el armamento y el equipamiento de guerra, así como a la estructura y composición de las Milicias Nacionales Revolucionarias. Los agentes de la CIA trabajaban en la localización de posibles zonas rurales y costeras con las condiciones requeridas para llevar a cabo suministros aéreos y desembarcos marítimos para la entrada clandestina de armamentos y explosivos al país, así como la ubicación geográfica de hangares, cifras y modelos de aviones desplegados, lugares de emplazamiento de baterías antiaéreas y carreteras donde se visualizaba el tráfico permanente de vehículos militares.

Los oficiales de inteligencia norteamericanos concedieron mucho valor a la información militar que provenía de fuentes directas, a la que les resultaba difícil acceder. En el informe desclasificado de Kirkpatrick ratificaba lo anterior: "Ya avanzado 1960 se le dieron instrucciones para que enfatizara la información militar pero se encontró que sus agentes en Cuba carecían de acceso a las fuentes militares de alto nivel".

Otra debilidad del trabajo de la CIA en Cuba en aquellos momentos lo constituyó la insuficiente confiabilidad y evaluación de sus fuentes humanas reclutadas en el medio contrarrevolucionario, que no garantizaban una calidad adecuada o la fiabilidad necesaria de la información que brindaban. Los estudios realizados indican que la CIA conocía esa debilidad, y los condujo más tarde a errores "conscientes" en la apreciación de la situación operativa cubana referida a si existía o no un apoyo popular mayoritario a la Revolución antes de Playa Girón. Coincidimos con algunos especialistas del tema en que la propia CIA presionó en determinado momento a sus oficiales de casos, oficiales de inteligencia y analistas para que estos accionaran sobre sus agentes y plasmaran en sus informes lo que sus jefes querían escuchar. Según opiniones de un exoficial de la CIA, vinculado al tema cubano en aquella etapa, para algunos oficiales de la Agencia no era mala dirección sino un complot tramado que aseguraba una base mínima para pedir ayuda, después que se concluyera que no existía un apoyo popular mínimo a la invasión.[41] Luego, a la administración no le quedaría otra salida que la intervención militar directa, antes que cargar con el fracaso.

A mediados de 1960, la estación local había creado y dirigía nuevas organizaciones terroristas internas. Una se denominó la Legión Anticomunista del Caribe, y fue organizada para planear atentados personales, ejecutar actos de sabotajes y obtener informes de inteligencia, enviar hombres a Estados Unidos para recibir entrenamiento, así como mantener el enlace y abastecimiento logístico a bandas de alzados en diferentes provincias.

En *Bandidismo...* se ha escrito sobre la dirección y suministro de armas y explosivos por la CIA a las bandas terroristas en el Escambray y otras zonas montañosas. Un agente secreto de la seguridad cubana reclutado por la CIA refirió que, en junio de 1960, fue convocado a una reunión en una lujosa residencia en la zona de El Cacahual, cercana a la avenida Boyeros, en la capital:

> La "fachada" para esta reunión era una fiesta por la celebración del cumpleaños de un niño en la piscina de la casa. De manera que mientras se desarrollaba la fiesta de cumpleaños, para no levantar sospechas, nos reuníamos en la planta alta [...] En la reunión,

[41] James Wilcott: *Declaraciones de ex agente CIA ante el Comité Selecto sobre asesinatos,* 22 de marzo de 1978. Documentos CIHSE.

> celebrada en junio de 1960, se encontraban los oficiales norteamericanos de la CIA con manto de diplomáticos, Robert E. Van Horn, John Z. Williams y David Morales Domínguez [...] La reunión trató sobre la creación del estado mayor de la organización contrarrevolucionaria Legión Anticomunista del Caribe, dirigida por los servicios de inteligencia norteamericanos [...] yo fui designado como jefe nacional de enlace, cargo que estaba relacionado con el abastecimiento logístico a las bandas de alzados en las distintas provincias [...] nos correspondía a nosotros (los cubanos) ejecutar planes de atentado contra dirigentes de la Revolución y acciones de sabotaje, para lo que se nos iban a facilitar distintos medios, entre ellos, artefactos explosivos y armas.[42]

Otros testimonios recogidos a ex oficiales de la seguridad cubana atestiguan que más de un agente cubano logró llegar al quinto piso de la sede diplomática donde se fraguaban estos planes. En este piso de la embajada radicaba el centro operativo de la CIA. El agente Napoleón rememora:

> A mí me citan un día, a las diez de la mañana, para un encuentro en el Centro de la CIA, situado en el quinto piso de su embajada. La contraseña para subir al centro era un sobre doblado.
>
> Allí estaban todos, pero el que me atendió fue David Morales Domínguez que hablaba español. La reunión era para decirme que había que fortalecer las medidas de seguridad para evitar que fuéramos

[42] Testimonio brindado por el agente de la seguridad cubana teniente coronel (r) Valiente González Morales *(Napoleón)*. Entrevistador: teniente coronel José Lorences González, CIHSE, 2003.

> penetrados por la seguridad cubana, orientarme acerca de cómo se debían desarrollar las relaciones con las bandas de alzados, entre ellas, las que sostendría con el enlace del cabecilla Evelio Duque y una especie de "clase" acerca de cómo estructurar los grupos en la organización mediante el sistema de "cadenas". Esto último estuvo a cargo de John Z. Williams (*Frank*) quien incluso utilizó gráficos para apoyar su explicación.[43]

Meses antes de la invasión mercenaria, la embajada norteamericana tenía acreditados dentro de su *staff* a 65 cargos con inmunidad diplomática. La estación de la CIA utilizaba al menos 12 de ellos. La nomenclatura de diplomáticos más cubiertos por la CIA en su sede diplomática en Cuba fueron los de "segundo secretario" y "agregado" y, en este último, se detectaron —entre 1959 y enero de 1961— más oficiales de inteligencia realizando actividades subversivas.

Radicaban en la sede norteamericana 77 personas exentas de inmunidad diplomática, así como secretarias administrativas que realizaban funciones dentro de la estación CIA. Muchos funcionarios de la embajada eran utilizados por la CIA como colaboradores para la selección y estudio de nuevos agentes en el país. Existía también una cifra considerable de funcionarios norteamericanos que fueron acreditados para trabajos de asesoría en instituciones cubanas en las ramas agrícola, minero-metalúrgica y de aviación civil, que constituían sectores económicos priorizados de interés para Estados Unidos en sus planes de bloqueo económico y sabotaje contra la Isla desde 1959.

[43] Ídem.

Las visitas al país de "turistas" —en realidad verdaderos oficiales de inteligencia y especialistas de la técnica secreta de la CIA—, así como la categoría de funcionarios en tránsito, fue explotada convenientemente para operaciones de inteligencia.

Como parte de su política agresiva, el gobierno de Estados Unidos decidió de forma unilateral retirar su representación diplomática de Cuba. Aquella medida constituyó una nueva maniobra de provocación, en momentos en que se desarrollaba una intensa ola de crímenes y sabotajes y se fraguaban planes para asesinar a Fidel Castro. En horas de la noche del 4 de enero de 1961, el Consejo de Ministros cubano formuló una declaración oficial en torno a aquella maniobra:

> El Consejo de Ministros, reunido para considerar la ruptura de relaciones diplomáticas producida por parte del gobierno de los Estados Unidos con Cuba, acuerda declarar: Que la responsabilidad de la ruptura entre Estados Unidos y Cuba, recae por entero sobre la administración del presidente Eisenhower, que primero produjo el deterioro de esas relaciones con su política agresiva e inamistosa hacia nuestro país y dando por último este paso a solo tres semanas de expirar su mandato sin fundamento ni justificación alguna, tomando como pretexto la limitación al número de miembros de la Embajada, medida esta, legítima y legal, que el Gobierno Revolucionario se vio en la necesidad de tomar para impedir las actividades de no pocos funcionarios que, sin respeto alguno a nuestras leyes y a la hospitalidad de nuestro pueblo, promovían la contrarrevolución y el terrorismo, haciendo caso omiso de las reiteradas protestas del gobierno cubano por la constante injerencia en los asuntos internos de nuestro país [...].

> [...] Era lógico que a la larga serie de agresiones de que Cuba ha sido víctima por parte de la actual administración pública de los Estados Unidos, culminara en ese acto y amenace con otros peores y mucho más grave antes de finalizar su mandato, y que nosotros estamos resueltos a enfrentar [...].
> [...] El pueblo de Cuba considera rotas sus relaciones con el gobierno de los Estados Unidos, pero no con el pueblo de los Estados Unidos, y esperamos que esas relaciones algún día vuelvan a restablecerse oficialmente, cuando los gobernantes de los Estados Unidos comprendan, al fin, que sobre bases de respeto a sus derechos soberanos, sus intereses legítimos y dignidad nacional, es posible mantener relaciones sinceras y amistosas con el pueblo de Cuba [...].[44]

Las redes de la CIA

Según el inspector de la CIA, Lyman Kirkpatrick, al cesar sus funciones en Cuba la embajada norteamericana, la estación local contaba solo con una red de inteligencia de 27 personas, 15 de las cuales eran agentes que informaban y, el resto, operadores de radio, suplentes y correos. Según esta apreciación, "los principales agentes y uno de los operadores de radio eran ciudadanos norteamericanos y por consiguiente tenían un *status* dudoso tras la ruptura de relaciones".[45]

[44] Conferencia Científica "Girón 40 años después". "El culpable de la ruptura". Sitio Web del gobierno de Cuba, La Habana, 2000.

[45] Informe Kirkpatrick: Epígrafe H, inciso 5. Peter Kornbluh, editor: Ob. cit., pp. 63-64.

Estudios posteriores demuestran que la cobertura ilegal de la CIA en Cuba cuando tuvo lugar la ruptura diplomática no resultaba tan endeble como intentaban presentarla. Esa Agencia y otros servicios de espionaje norteamericanos contaban con el apoyo de varios grupos o redes clandestinas integradas por decenas de colaboradores y una cifra indeterminada de agentes encubiertos, que les permitía mantener la cobertura de inteligencia y subversión dentro del país, aun sin la presencia de oficiales con fachada diplomática.

En esa fecha, una parte de estas redes ilegales creadas dentro de organizaciones contrarrevolucionarias internas, atendidas directamente o no por la CIA, continuaron siendo abastecidas con armas y explosivos desde la estación de Miami, mediante grupos de misiones especiales que comenzaban a operar por vía marítima desde La Florida. Un exmiembro de uno de estos comandos, detenido cuando trataba de infiltrarse en Cuba con posterioridad a los sucesos de Playa Girón, habla acerca del entrenamiento recibido:

> La primera clase del curso fue sobre las fuerzas expansivas de los explosivos C-3, C-4 y TNT y la dinamita [...] compartimentos de un detonador de mecha, su funcionamiento, cómo utilizarlos, sus sensibilidades, precauciones [...] detonador eléctrico, su uso y manejo [...] detonador de cordón detonante [...] Petacas y lapiceros [...] nos enseñó a fabricar bombas de C-4 para utilizarla en sabotajes en puentes [...] se nos enseñó a destruir transformadores eléctricos utilizando explosivos que se pondrían en el poste y al volarlo se interrumpía el fluido eléctrico y se destruía el transformador [...] desembarco de armas por la costa [...] los requisitos que se necesitaba para ello y lo perjudicial que sería si capturaban uno del grupo, teniendo

> por necesidad que morir antes de caer prisioneros, hablándonos de las torturas a las que nos sometería la "dictadura comunista".[46]

Según Kirkpatrick, a partir de enero de 1961, el cuartel general de la CIA asumió el control del trabajo operativo de las redes que permanecían en Cuba, y la estación de Miami se concentró en el entrenamiento y en la infiltración de agentes dentro del país.[47] A partir de entonces, las redes de espionaje y subversión creadas en aquellos primeros dos años recurrirían a sus propios medios de comunicación para mantener el enlace directo con el centro principal, ya que —según el investigador, general de división Manuel Fernández Crespo— desde finales de 1959 hasta 1960 la CIA los estaba abasteciendo con plantas transmisoras-receptoras (sistemas RS-1 y RS-2).

Kirkpatrick no aclara que existían otras vías emergentes. Algunas de estas redes contaban también con los recursos técnicos y operativos de embajadas europeas en La Habana, donde la CIA había logrado reclutar agentes secretos entre los funcionarios diplomáticos, en muchos casos a espaldas del país en cuestión.

Durante 1961, la Agencia introdujo otros sistemas de comunicación agente-centro más modernos y de mayor calidad técnica como el equipo RS-6, aunque continuaron utilizando los medios de escritura secreta que habían perfeccionado desde 1960 con el uso de las pastillas de revelado y el denominado "papel carbón" para el envío de

[46] Declaración del infiltrado Pedro López Pérez sobre el curso de inteligencia recibido en La Florida a cargo de la CIA. En el informe de la Seguridad del Estado sobre un grupo de siete cubanos que desembarcaron el 19 de noviembre de 1961 por Punta de Cocos, en la ensenada de Cortés, al sur de Pinar del Río, 12 de diciembre de 1961.

[47] Informe Kirkpatrick: Epígrafe H, inciso 5. Peter Kornbluh, editor: Ob. cit., pp. 63-64.

mensajes codificados.[48] Pero el alto desarrollo en recursos técnicos secretos que tenía la CIA no impidió que sus redes fueran descubiertas y controladas por los órganos de seguridad cubanos. Años después, un oficial de contrainteligencia rememoraría aquellos días: "[...] Nosotros nos enfrentábamos a redes de la CIA que usaban las famosas plantas de tiro rápido de aquella época, técnica de cuya existencia no teníamos la más mínima referencia. Sin embargo, rápidamente aprendimos no solo a enfrentar, controlar y burlar las acciones que realizaba el enemigo valiéndose de ellas, sino que conocimos también la manipulación de aquellas plantas de comunicación, las que utilizábamos después para engañar a la CIA, en función de nuestro trabajo [...]".[49]

El agente principal de una de estas redes de espionaje dirigida por la CIA, nombrado Pedro Rivases Malo, ciudadano cubano, traductor, fue reclutado por el vicecónsul de la embajada norteamericana en La Habana y oficial de la estación, Robert D. Wiecha.[50] La CIA le encargó la misión de obtener información militar y económica, y también lo orientó contra funcionarios diplomáticos de una embajada de Europa Oriental radicada en La Habana. Con posterioridad a su reclutamiento mantuvo comunicación directa con la CIA mediante enlaces en el medio diplomático, que realizaban colaboración secreta con la Agencia. Fue entrenado en el uso de escritura secreta y, después de 1961, la Agencia le envió una planta receptora RR-48-A para recibir sus mensajes cifrados. Esta red, integrada por 24

[48] Manuel Fernández Crespo: *Estudio de casos de espionaje.* Documentos del MININT, CIHSE, 2005.

[49] Testimonio del coronel (r) Miguel Ángel Sánchez Curbelo, exoficial de contrainteligencia. Entrevistador: teniente coronel José Lorences González, CIHSE, 2003.

[50] Jacinto Valdés-Dapena Vivanco: *Operación Mangosta.* Caso: Abandono. Editorial Capitán San Luis, La Habana, 2004.

colaboradores, se organizó en dos grupos, uno en la provincia de Camagüey y otro en La Habana. En esta última, existían cuatro agentes que mantenían contacto directo con la CIA. Era atendida también por oficiales ilegales, como el norteamericano Edmund Moranski, distribuidor de películas de Columbia Pictures. La red fue neutralizada en 1965 y sus miembros juzgados por los tribunales.

Otra red de espionaje,[51] utilizada desde 1960, estuvo integrada de forma destacada por Ramón Grau Alsina, politiquero y latifundista durante la tiranía batistiana, y su hermana Leopoldina, ambos reclutados por Norberto Martínez, agente infiltrado. Ramón Grau fue entrenado en escritura secreta, utilizaba la valija diplomática de embajadas europeas y latinoamericanas acreditadas con las que mantenía estrechas relaciones conspirativas y de inteligencia. La CIA entregó a los hermanos Grau medios técnicos para su enlace directo con el centro principal en territorio norteamericano. Su tarea principal consistió en la obtención de información militar, política y económica de interés para la CIA. Algunos de los miembros de la red tuvieron destacada participación en la ejecución del complot de asesinato contra Fidel Castro fraguado por la CIA en contacto con la mafia, así como en la Operación Peter Pan, que provocó la salida rumbo a Estados Unidos de más de 14 000 niños.

Otro de los agentes principales de esta red se nombraba José Luis Pelleyá Jústiz, que laboraba como representante legal en la filial de la compañía de aviación Pan American en Cuba hasta 1959 y, posteriormente, en Mexicana de Aviación; reclutado por la CIA en 1961; entrenado en Estados Unidos en septiembre de 1962 en el manejo del equipo AT-3 para su comunicación directa con el centro

[51] Ibídem, Caso: Cura-Manco.

principal. A esta red pertenecían otras figuras provenientes de la burguesía, 12 agentes tenían contacto independiente con la CIA y poseía más de 65 colaboradores. Fue neutralizada en 1965 y sus miembros juzgados por los tribunales.

Las organizaciones terroristas internas

Desde finales de 1959 e inicios de 1960 comenzaron a manifestarse acciones contrarrevolucionarias de nuevo tipo, resultado de la decisión norteamericana de no solo crear en el exterior la junta contrarrevolucionaria FRD para que le sirviese de manto a sus acciones, sino también de agrupar, estimular, abastecer de medios de guerra y dirigir fuerzas internas para crear un clima de desestabilización que trajese consigo la destrucción de la Revolución.

El gobierno norteamericano, a través de la CIA y otras agencias de su comunidad de inteligencia, atrajeron como espías, saboteadores y terroristas a aquellos representantes de la burguesía y terratenientes fuertemente influidos por la propaganda anticomunista.

Este proceso fue descrito por el Comandante en Jefe en el informe al Primer Congreso del Partido Comunista de Cuba: "Los terratenientes y la burguesía nacional lo confiaban todo a Estados Unidos, puede decirse que el imperialismo dirigió omnímodamente a la contrarrevolución interna".[52]

Pese a que siempre se trató de enmascarar esta flagrante intervención, aduciendo la existencia de una contrarrevolución "autóctona", los hechos demostraron lo contrario: "Jamás hubo un movimiento contrarrevolucionario que

[52] *Informe del Comité Central del PCC al Primer Congreso.* Departamento de Orientación Revolucionaria del CC del PCC, La Habana, 1975, p. 36.

tuviera como base una proyección de carácter popular. En todos los casos, sin excepción, predominaron las acciones terroristas, los sabotajes, el asesinato y el crimen. La CIA inundó a nuestro país de explosivos plásticos del tipo C3 y C4, de detonadores sofisticados y de armas de distintos tipos y calibres [...]".[53] Como se explicó, la creación de las primeras organizaciones mercenarias se hizo a partir de personeros seleccionados por la CIA para que formasen una junta en el exilio. De la junta contrarrevolucionaria en el exterior emergería un denominado "nuevo gobierno cubano". Esas organizaciones, como las que hoy promueven y sostienen desde su Sección de Intereses en La Habana, serían el embrión de los futuros partidos políticos que sobrevendrían tras el hipotético derrumbe de la Revolución.

Una investigación del Comité Selecto del Senado de Estados Unidos evaluó los grupos más activos y sus cabecillas principales entre unas 100 organizaciones de "exiliados anticastristas" en ese país durante el gobierno de Kennedy, según la cual "Los grupos seleccionados fueron denominados —eufemísticamente— 'grupos de acción', considerados los más activos en los frentes militares y de propaganda, los que no solo hablaban sobre las operaciones 'anticastristas' sino que en realidad planeaban y ejecutaban infiltraciones e incursiones a Cuba, dirigían intentos de asesinato contra dirigentes cubanos, participaban en múltiples negocios de armas y tenían a los líderes más agresivos y ruidosos".

Según los representantes de la CIA y otros documentos desclasificados, declaraciones y memorias de los participantes, los miembros del FRD debían dejar creadas las organi-

[53] Testimonio del coronel (r) Miguel Ángel Sánchez Curbelo, exoficial de contrainteligencia. Entrevistador: teniente coronel José Lorences González, CIHSE, 2003.

zaciones en Cuba antes de establecerse en el exterior como frente contrarrevolucionario.

Fue por ello que desde finales de 1959 y en el primer semestre de 1960 se dieron a conocer en el país el denominado Movimiento Demócrata Cristiano (MDC), el Movimiento de Recuperación Revolucionaria (MRR), así como Rescate Revolucionario Democrático.

El MRR surgió en octubre de 1959, mediante la integración de elementos que provenían de la Asociación Católica Universitaria (ACU) y un pequeño grupo representativo de un sector de la burguesía terrateniente oriental que había participado en la lucha antibatistiana. Constituyó uno de los núcleos originales fundamentales de la contrarrevolución interna. Desde un principio recibió todo el respaldo de la CIA y del clero reaccionario, y fue utilizada por la Agencia en sus planes de agresión. Se caracterizó por la intensidad de sus actividades terroristas tales como la quema de objetivos económicos, la colocación de bombas en lugares públicos y la organización de planes de atentado contra dirigentes de la Revolución.

La organización denominada Rescate Revolucionario Democrático, creada en mayo de 1960 por seguidores del politiquero y mafioso Antonio de Varona, se convirtió también en uno de los grupos terroristas de mayor actividad en el país por sus estrechos vínculos con la CIA, de la que recibía armamentos y explosivos.

El Movimiento Demócrata Cristiano se organizó en diciembre de 1959 con una limitada integración de jóvenes católicos conservadores. Mantuvo desde el principio una abierta tendencia contrarrevolucionaria y participó activamente en tareas de propaganda política desde el exterior.

Aunque los representantes del FRD deseaban mantener el control sobre sus "seguidores" dentro del país, dado que sería una base política sobre la que asentarse tras el triunfo ambicionado, su verdadera dirección dependía directamente de la CIA, responsabilidad que se asignó a su Frente Paramilitar radicado en la base de Miami, y no en pocas oportunidades a los oficiales paramilitares desde sus oficinas centrales. Esta concepción se correspondía con el Programa de Acción Encubierta, que proclamaba que aquella red contrarrevolucionaria interna "[...] deberá tener una comunicación efectiva y ser dirigida de forma selectiva [...]". La CIA trató de facilitar este procedimiento y les otorgó categoría de "agentes" a los más destacados cabecillas de cada una de estas organizaciones contrarrevolucionarias en el país, que internamente alcanzaron una precaria concertación y cuya cabeza en el exterior pretendía ser el denominado FRD.

En su condición de agentes CIA, recibieron medios de comunicación directa con la Agencia y el más voluminoso arsenal de medios de guerra. Fue también a través de ellos que se comenzaron a realizar las acciones terroristas dentro de nuestras ciudades en una nueva etapa de confrontación, así como se enviaron las primeras partidas de alzados hacia las montañas, que fueron debidamente abastecidas con todo tipo de armamentos y medios de guerra por la Agencia de espionaje norteamericana.

La guerra sucia desatada en el país, que se caracterizó tempranamente por actos de terrorismo en las ciudades y por el pillaje y el crimen a manos de las bandas de alzados en zonas montañosas, se recrudeció desde el segundo semestre de 1960. Esta tendencia violenta había sido anticipada en el propio texto del Programa de Acciones Encubiertas, en el que expresaba que en un término de 60 días a partir de marzo de 1960 contarían con una "organización secreta de inteligencia y acción", la que, entre otras tareas, *"organizaría grupos tal y como se indique"*, y rápidamente crearían las condiciones para las *"operaciones militares encubiertas dentro de la isla"* o la preparación de *"fuerzas de resistencia allí reclutadas"*.

Una de las tareas más importantes en la actividad de aquellas organizaciones contrarrevolucionarias dirigidas por la CIA fue, sin lugar a duda, la creación de los focos de bandidismo en las áreas montañosas a lo largo del país. Hawkins afirmó "que los agentes infiltrados en Cuba lograron desarrollar una amplia organización clandestina que se extendía desde La Habana hasta el resto de las provincias. Sin embargo, solo en el Escambray hubo una actividad guerrillera verdaderamente efectiva".[54]

De aquellas organizaciones contrarrevolucionarias, la CIA privilegió la atención y dirección del MRR. A su cabecilla en el exterior, Manuel Artime Buesa, se le brindó por el gobierno norteamericano un tratamiento diferenciado que le ganó el mote de "el niño de oro" de la CIA, y se convirtió en uno de sus más destacados agentes. Los planes originales para esta organización sobreestimaron sus reales posibilidades, que se vieron limitadas en gran medida por las diferencias y la ambición de poder de sus primeros organizadores.

Otra de las organizaciones terroristas de mayor actividad interna fue el Movimiento Revolucionario del Pueblo (MRP), que desarrolló una intensa actividad de terror, sabotaje y participación directa en planes de atentado contra la dirección de la Revolución, con estrechos vínculos con la CIA. Ejemplo de su carácter violento lo resume el testimonio de un combatiente revolucionario infiltrado en sus filas en 1960:

> Un día me encuentro con [*mutilado*] quien se muestra muy entusiasmado, me comunica su incor-

[54] National Archives and Records Administration (NARA), 5 de junio de 1998. Memorando para antecedente, 5 de mayo de 1961. Acción paramilitar contra el gobierno de Castro en Cuba, cap. 5, inciso d, p. 12.

poración al MRP y me invita a integrar esta organización, alegando que tiene proyectadas varias acciones que me van a gustar. Entre las tareas que se me encomiendan en esta organización se encuentra la entrega de alrededor de 15 petacas de ácido nítrico para que yo y mi gente las colocáramos en los cines de La Víbora a fin de quemarlos [...]. Para no ejecutar las acciones contrarrevolucionarias orientadas, utilizando dichas sustancias incendiarias, acordamos justificar mi falta de actuación atendiendo al aumento de la vigilancia revolucionaria en los cines donde se me indicaba situarlas, lo cual frustró aquella acción criminal [...].[55]

Otra organización violenta y criminal fue el denominado Movimiento 30 de Noviembre (M-30-11),[56] que desarrolló un vano intento por penetrar el recién fortalecido movimiento obrero cubano. Otras numerosas agrupaciones contrarrevolucionarias de menor cuantía, que elevarían la cifra a más de 300 en todo el país, fueron fruto de la estimulación de los sectores más reaccionarios del gobierno norteamericano y la jauría batistiana recién llegada que no desaprovechó oportunidad alguna en su convocatoria a la lucha contra la naciente Revolución Cubana.

[55] Testimonio del teniente coronel (r) Reinaldo Granados Fernández, ex oficial de contrainteligencia. Entrevistador: teniente coronel José Lorences González, CIHSE, 2003.

[56] Movimiento 30 de Noviembre (M-30-11). Organización terrorista creada a finales de 1959. Se convirtió en otra estructura violenta de la contrarrevolución interna. Su primer cabecilla fue David Salvador Manso. Esta organización planeó atentados contra la vida del Comandante en Jefe Fidel Castro Ruz, ejecutó sabotajes como el incendio de la tienda por departamentos La Época, el teatro de la CTC y los teatros América y Neptuno en La Habana. Contribuyó a la creación de bandas de alzados en varias provincias y su posterior abastecimiento en armas.

> Siempre tuvimos una conciencia muy definida de que estábamos enfrentando un enemigo muy poderoso y técnicamente bien preparado. También sabíamos que para derrotarlo y triunfar, no bastaba con tener de nuestro lado, como teníamos, la verdad y la razón. Hacían falta otros elementos como inteligencia, recursos y conocimientos, cuyas carencias tratábamos de suplir con nuestras propias experiencias personales y, aunque parezca paradójico, con los conocimientos que adquiríamos del estudio de los métodos y medios usados por el propio enemigo. Ellos estaban condenados al fracaso pero había que hacerlos fracasar, fueron nuestras medidas y la participación del pueblo en esta lucha, quienes, en última instancia, determinaron su derrota".[57]

Contra la mayoría de estos grupos, con una definida tendencia fascista, se enfrentó valientemente nuestro pueblo en aquellos primeros dos años que precederían a la invasión de Playa Girón. Nunca antes una pequeña nación como Cuba había recibido tal embate de violencia y muerte a manos de un país cien veces más poderoso y rico. Algunos combatientes revolucionarios que se enfrentaban a estos grupos dentro de sus propias filas relatan sus vivencias:

> La intensidad de la actividad enemiga que enfrentábamos exigía de nosotros, además de una total dedicación al trabajo, un rápido aprendizaje o corríamos el riesgo de perecer. No obstante estas circunstancias y el bajo nivel de escolaridad prevaleciente en muchos compañeros, estábamos obli-

[57] Testimonio del coronel (r) Miguel Ángel Sánchez Curbelo, exoficial de contrainteligencia. Entrevistador: teniente coronel José Lorences González, CIHSE, 2003.

gados a vencer la actividad enemiga con arreglo a los principios de la Revolución, en especial, el principio del trato justo y humano al enemigo [...] La "penetración" y control interno de las organizaciones contrarrevolucionarias hasta llegar, incluso, a la sustitución de sus cabecillas por parte de nuestros agentes no se produjo de un día para otro. Esto fue todo un proceso largo y de trabajo minucioso [...] Los propios contrarrevolucionarios decían que donde había tres individuos conspirando, uno pertenecía al G-2.[58]

Al evaluar el documento del Departamento de Estado del 4 de diciembre de 1959, entre las fuentes a utilizar para la creación de las primeras organizaciones contrarrevolucionarias, el gobierno norteamericano hizo mención a las denominadas "organizaciones católicas juveniles y laborales".[59] La más destacada fue el Directorio Revolucionario Estudiantil (DRE)[60] —nada tenía que ver con importantes organizaciones estudiantiles revolucionarias que se enfrentaron

[58] Testimonio del teniente coronel (r) Israel Behar Dueñas, ex oficial de contrainteligencia. Entrevistador teniente coronel José Lorences González, CIHSE, 2003.

[59] *Memorandum From the Assistant Secretary of State for Inter-American Affairs'Special Assistant (Hill) to the Assistant Secretary of State (Rubottom),* en Department of State: *Foreign Relations of United States,* volume VI, document 405, p. 691.

[60] Directorio Revolucionario Estudiantil (DRE). Surgió como un desprendimiento del MRR e integró la trilogía de las organizaciones de la derecha católica. Sus antecedentes se remontan a fines de 1959. Su principal cabecilla fue el contrarrevolucionario Alberto Müller Quintana. Realizó algunas acciones terroristas: colocación de bombas en el anfiteatro de Marianao y en la Universidad de La Habana, preparación de un atentado al canciller cubano Raúl Roa García y apoyo al bandidismo. Se constituyó también en Estados Unidos, estableció estrechos vínculos con la CIA.

a la tiranía batistiana—, constituido en lo fundamental por alumnos de escuelas religiosas, umbilicalmente unido al Movimiento Demócrata Cristiano y al Movimiento de Recuperación Revolucionaria. Constituyó uno de los primeros intentos de sectores reaccionarios de atraer a algunos fieles religiosos a la actividad contrarrevolucionaria. Un exagente de la seguridad cubana, Reinaldo Granados, infiltrado en sus filas, relató años después la forma en que frustró un acto terrorista organizado por esta organización.

> A finales del año 1960, penetré el Directorio Revolucionario Estudiantil. En esta organización descubro planes de alzamientos de algunos miembros, la planificación de acciones terroristas y la ubicación de sus asociados. Entre las tareas que me asignaron en esta organización se destaca que en una ocasión el coordinador nacional de acción y sabotaje me cita y me entrega un artefacto explosivo, que contenía C-4, para que lo colocara en la estación del Naranjito con el objetivo de volarla. La Seguridad ocupa la bomba y ejecuta medidas para que no explotara preservando mi identidad. La medida consistió en desactivarla y situarla en un lugar donde se pudiera encontrar para que a los elementos contrarrevolucionarios le llegara la información que yo la había puesto en el lugar indicado, aunque no explotó. Cuando conocieron lo sucedido solo me critican por no haber sabido activar adecuadamente el artefacto [...].[61]

[61] Testimonio del teniente coronel (r) Reinaldo Granados Fernández, exoficial de contrainteligencia. Entrevistador: teniente coronel José Lorences González, CIHSE, 2003.

Un conocido cubanólogo y agente de la CIA en Miami expresó en un libro en 1969: "Fue así como organizaciones clandestinas, cuyos líderes pertenecieron a la Agrupación Católica Universitaria, fueron provistos por parte de la Iglesia de la base que sirvió a estos estudiantes en su actividad anticomunista, al ofrecerles una doctrina alternativa a la Revolución".[62]

Otro especialista en Estados Unidos describió este proceso: "La Iglesia, fragmentada, insegura, demasiado relacionada con los extranjeros y los ricos desafió a un gobierno popular, y fue derrotada de una forma a la vez convincente y humillante. Los obispos habían abierto la invitación a luchar. Los fieles no respondieron".[63]

Los bombardeos aéreos

A partir de octubre de 1959, se incrementaron con fuerza los bombardeos con explosivos y sustancias incendiarias a centrales azucareros y plantaciones cañeras por parte de naves piratas aéreas que provenían y se marchaban rumbo al Norte. Entre los primeros lugares afectados, que inauguraron la nueva modalidad terrorista contra Cuba, se encontraba el bombardeo a la sección de calderas del central Niágara en el municipio La Palma, en Pinar del Río; al central Punta Alegre, en Chambas, y al central Violeta, ambos en la actual Ciego de Ávila.

¿Cuáles fueron las causas que impulsaron al gobierno norteamericano a través de la CIA a iniciar una política

[62] Jaime Suchlicki: *University Students and Revolution in Cuba, 1920-1968.* University of Miami Press, Florida, 1969, p. 95. Citado por Ramón Torreira Crespo y José Buajasán Marrawi: *Operación Peter Pan, un caso de guerra psicológica contra Cuba*. Editora Política, La Habana, 2000, p. 39.

[63] Alfred L. Padula Jr.: *The Fall of Bourgeoisie: Cuba, 1959-1961.* Disertación doctoral, Universidad de Nuevo México, 1974, p. 497. Citado por Ramón Torreira Crespo y José Buajasán Marrawi: Ob. cit., p. 19.

de tierra arrasada contra la producción azucarera cubana? Los documentos de planificación del Programa de Acción Encubierta contra la Revolución dan la respuesta. En ellos se expresa en más de una oportunidad la preocupación norteamericana respecto a la entrada de divisas a Cuba que representaría la venta de azúcar al exterior. Una evaluación realizada por el Departamento de Estado del 4 de diciembre de 1959 señala: "[...] mientras las ventas de azúcar se mantengan [...] el sostén de la economía cubana no se verá demasiado afectado por el programa revolucionario".[64]

En otro documento de importancia capital, el memorando del jefe de la División Occidental al director de la CIA, Allen Dulles, del 11 de diciembre de 1959, en el acápite titulado *Estimado de la situación* se expresaba: "c) Se contempla asimismo una rápida nacionalización de los bancos, las industrias y el comercio. Si esto ocurre, *el pequeño grupo que posee el control dispondrá de unos cuantos millones de dólares a partir de la venta de la zafra a principios de 1960*. Parte de estos fondos pueden ser utilizados para otros de sus objetivos revolucionarios contra países del Caribe y de América del Sur".[65]

Adicionalmente, en aquellos momentos el gobierno norteamericano estaba interesado en crear las condiciones psicológicas internas de rechazo a la Revolución, y una de las vías para lograrlo era mediante el terror derivado de acciones de guerra que, sin que pudiesen serle imputadas directamente, mostrase a timoratos e indecisos que poderosas fuerzas desde el exterior se enfrentaban resueltamente a ella.

[64] Department of State: Ob. cit., document 405, *Observations Concerning Cuba and Our Current Policy Towards It*, p. 690.

[65] Agencia Central de Inteligencia: *Memorando para el Director de la Agencia Central de Inteligencia del jefe de la División del Hemisferio Occidental:* Ob. cit.

Los vuelos de avionetas piratas continuaron, a lo largo del último trimestre de 1959, sembrando el terror en poblados rurales, campos de caña y bateyes de centrales azucareros, a partir del uso de sustancias incendiarias. Aquellas naves regresaban a sus bases, comúnmente situadas en La Florida, sin ser molestadas por las autoridades.

Enero de 1960 trajo consigo un incremento de las acciones de terror, a pesar de que todavía faltaban tres meses para la aprobación presidencial del Programa de Acción Encubierta, indicación clara de que la CIA actuaba basada en sus propios planes con la mayor impunidad. En los documentos desclasificados del gobierno norteamericano de esta etapa aparecen elementos que evidencian que ni aun esas acciones complacían al presidente Eisenhower.

Según testimonio de Gordon Gray, asistente especial del Presidente para Asuntos de Seguridad Nacional, en ocasión de una visita del Director de la CIA a Eisenhower, en los primeros días de enero de 1960, en que abordarían "aspectos relacionados con la propuesta de la Agencia para sabotear los centrales azucareros", el Presidente le expresó que no estaba satisfecho con lo que se había hecho hasta ese momento contra Cuba, y pidió que regresase "con un programa más amplio".[66]

Según Luis M. Buch: "Estábamos tempranamente apercibidos: con el incremento de la contrarrevolución y las agresiones estadounidenses, la zafra se transfiguraba de un hecho esencialmente económico, fabril, en hecho político-militar. No era para menos. Los que querían doblegar a la Revolución pretendieron hacerlo destruyendo la principal

[66] Testimonio de Gordon Gray, asistente especial del presidente Eisenhower para Asuntos de Seguridad Nacional. Ver Gray to Wilson —Assistant Director, Dwight D. Eisenhower Library—, Dec. 3, p. 1. Gray Paper, box 2, DDL. Tomado de Tomás Diez Acosta: *La guerra encubierta contra Cuba.* Editora Política, La Habana, 1997, p. 9.

fuente de riqueza nacional. La zafra azucarera de 1960 fue convertida durante meses en el blanco de ataque contrarrevolucionario más importante". Continuaba expresando: "Desde dentro, el daño terrorista fue limitado. Sin embargo, las plantaciones y la propia industria azucarera fueron seriamente afectadas. Centenares de incendios fueron provocados desde el aire por aviones y avionetas procedentes de los Estados Unidos, los que sobrevolando a baja altura, dejaban caer materias incendiarias".[67]

El 12 de enero de 1960 el primer bombardeo del año se realizó sobre el central Hershey y sus áreas cañeras, en el municipio Santa Cruz del Norte, en La Habana, e incendió 500 000 arrobas de caña.

La inscripción *Bristol Marines. Made in USA* aparecía inscrita sobre algunas de las cápsulas incendiarias que no llegaron a estallar. ¿Qué se pretendía con esas acciones? El Comandante en Jefe lo respondió con claridad: "[...] sembrar la intranquilidad y arruinar al país".[68]

Otras acciones en el propio mes se produjeron el día 18 contra áreas cañeras de los centrales Corazón de Jesús y Santa Teresa, en Cifuentes y Sagua la Grande, con la afectación también a plantaciones en zonas cañeras de San Rafael y San Vicente, en Rancho Veloz y Quemado de Güines. En esta oportunidad, además del incendio de casi medio millón de arrobas de caña, fueron destruidas las viviendas de campesinos de la zona. Como había sucedido antes, cápsulas incendiarias recuperadas tenían la inscripción *Bristol Marines.*

Al final del mes estas acciones cobraron su primera víctima humana: el joven Walter Sosillo perecía por un acci-

[67] Luis M. Buch Rodríguez y Reinaldo Suárez Suárez: *Otros pasos del gobierno revolucionario.* Ed. cit., pp. 207-208.

[68] Fidel Castro Ruz: Comparecencia en el programa televisivo Ante la prensa, 18 de febrero de 1960. Versión taquigráfica de la Oficina del Primer Ministro.

dente al encontrarse cerca de un artefacto explosivo dejado caer sobre áreas cañeras del central Chaparra, en el norte de la actual provincia de Las Tunas. Ocurría igual, en febrero, al obrero Roberto Padrón Alzugaray, en Unión de Reyes, Matanzas, al intentar apagar un incendio provocado por un sabotaje.

El piloto norteamericano Robert Spining y su copiloto de origen cubano Eduardo Whitehouse testimoniaron, ante el Senado de Estados Unidos, como autores de acciones sobre territorios urbanos y áreas pobladas, situados en Cojímar y Regla, en enero de 1960.

En algunas oportunidades, en cumplimiento de la política informativa norteamericana del 15 de septiembre de 1959, en Estados Unidos las autoridades negaban que estos hechos fuesen provocados por naves aéreas procedentes de aquel territorio, e incluso se ponía en duda que en realidad hubiese ocurrido. Los que no las negaban, como se puede constatar en la obra de los norteamericanos Tad Szulc y Karl E. Meyer,[69] se atrevían a sugerir, aunque parezca increíble, que los realizaban los propios cubanos para hacer recaer las culpas sobre Estados Unidos.

Refiriéndose a estos hechos Fidel Castro dijo: "Soy yo el que alienta odio contra Estados Unidos, el que habla con el propósito de dificultar las relaciones entre los dos países, o qué hemos hecho nosotros, en cada una de las ocasiones como la incursión que se realizó sobre el central Niágara, o la incursión que se realizó sobre La Habana, o en incursiones reiteradas que se han realizado sobre otros lugares del país, y la de hoy, sino exponer los hechos tal como son y rebatir con hechos las mentiras que se escriben contra nuestra patria [...]".

Los bombardeos sobre el territorio nacional fueron calificados por el Comandante en Jefe, en febrero de 1960,

[69] Tad Szulc y Karl E. Meyer: Ob. cit., p. 41.

como los sucesos que más habían envenenado el ambiente en las relaciones entre Cuba y Estados Unidos:

> ¿Cuál ha sido el hecho que más ha envenenado el ambiente? Más aún que el hecho de que los criminales de guerra se fueran a asilar allí, más aun que el hecho de que constantemente se robaran aviones del territorio nacional o barcos y se refugiaran allí, más aún que las campañas que se han hecho desde el primer momento contra Cuba por la prensa, por una parte de la prensa de Estados Unidos, más aun que las declaraciones de innumerables funcionarios de los Estados Unidos, de senadores, más aún que el recibimiento que le hicieron al señor Pedro Luis Díaz Lanz en un comité senatorial de los Estados Unidos para dar cuenta de los problemas nuestros, más que todo esto, qué ha sido sino los ataques aéreos, que pasan ya de 30, seguramente, las incursiones aéreas que se han realizado sobre el territorio nacional.[70]

Las acciones incendiarias se continuaron incrementando, hasta que un hecho fortuito se levantó como dedo acusador contra el gobierno norteamericano: en febrero estalló en el aire una avioneta Comanche 250, que pretendía bombardear el central España en el municipio Perico, Matanzas. Posteriormente, se encontró, entre los restos del avión, el cadáver del piloto norteamericano Robert Ellis Frost, junto con documentos que probaban que había realizado tres misiones anteriores y que su último y fatal vuelo —por el que cobraría 1 500 dólares— había partido de un aeropuerto de Miami e, incluso, había hecho escala en otro aeropuerto

[70] Fidel Castro Ruz: Comparecencia en el programa televisivo Ante la prensa, 18 de febrero de 1960. Ed. cit.

cercano del propio estado, antes de dirigirse con su carga mortífera hacia Cuba.

Tierra arrasada

A partir de los medios de guerra suministrados por la CIA comenzaron a cobrar fuerza, a lo largo de 1960, los actos de terror que alcanzaron altos niveles en el período previo a la invasión de Playa Girón. Había sido precisamente la detonación de artefactos explosivos mientras se realizaba una importante concentración popular, el 28 de septiembre de 1960, lo que dio origen a la creación de los Comités de Defensa de la Revolución, que desempeñaron un papel decisivo en el enfrentamiento y liquidación del terrorismo en nuestros campos y ciudades.

El combatiente Israel Behar recuerda que "En aquella etapa, la participación del pueblo en el enfrentamiento fue fundamental, existía una gran efervescencia revolucionaria que se manifestaba en una masiva preocupación por la vigilancia. A partir de la creación de los CDR se potencia y organiza la vigilancia del pueblo y se desarrolló su cooperación con nuestros órganos. En esos momentos había mucho celo por todo lo que tuviera que ver con la defensa de la Revolución, muchas veces de forma espontánea las personas informaban sobre indicios y señales de actividad enemiga y se brindaban para profundizar sobre las mismas".

Los actos de sabotaje se hicieron sentir en la capital y las principales ciudades del país en lugares públicos y especialmente en instalaciones importantes de servicios con una gran concurrencia de público. La contrarrevolución interna utilizaría en casi todos los casos materiales incendiarios o explosivos de alto poder, introducidos la mayoría por la CIA para tratar de sembrar el terror y el caos en la población, como muestran múltiples testimonios.

> Detener solo en casos muy peligrosos [...] La dirección de la Revolución definió desde un principio la política de tratar de no detener, porque cada detenido no solo era un individuo que enfrentábamos más agudamente a la Revolución, sino que a la vez se producía una afectación moral en sus hijos, esposas, padres y amigos [...] Las detenciones solo se producían para impedir una actividad enemiga como un sabotaje o un crimen; elaborábamos el plan de detención y deteníamos a los elementos más comprometidos en una acción determinada. No actuábamos contra las personas menos implicadas o que suponíamos no tenían una vinculación directa en los hechos delictivos [...] Nosotros enfrentábamos a las organizaciones, fundamentalmente a las más fuertes, porque descubríamos su participación en un plan de atentado criminal u otra actividad terrorista peligrosa.[71]

El 5 de febrero de 1960, miembros del ala estudiantil del MRR organizaron una provocación en el Parque Central en La Habana para protestar contra la visita de Anastas Mikoyan, pero la población los enfrentó. El 15, un incendio en el conocido Ten Cents de La Habana, provocado por el material inflamable conocido en aquellos momentos por "fósforo vivo".

Después de unos días de aparente calma, el 4 de marzo amaneció soleado y con una fresca brisa invernal. Ninguno de los transeúntes que encaminaban sus pasos por la calle Egido rumbo a los muelles, en el puerto de La Habana, imaginó siquiera la enorme tragedia que tendría lugar aquel viernes en la tarde. José Luis Méndez Méndez recoge en su inves-

[71] Testimonio del teniente coronel (r) Israel Behar Dueñas, exoficial de contrainteligencia. Entrevistador: teniente coronel José Lorences González, CIHSE, 2003.

tigación los momentos de aquel suceso y los testimonios que niegan cualquier posibilidad de un accidente. Las evidencias posteriores acumuladas por las autoridades cubanas confirmaron la ocurrencia de un premeditado acto de sabotaje.[72]

> Al amanecer de ese día, el torrero de guardia del Castillo del Morro, Arturo Mendieño Magadán, avistó un buque mercante, que minutos después reconoció como de bandera francesa. Guiado por el práctico Juan Nodal Miquín entró a puerto habanero a las 08:12; otras fuentes registran que fue a las 09:14 a.m., pero consideramos la primera que es la que aparece en el manifiesto de entrada del buque *La Coubre*, de 4 310 toneladas brutas, 2 155 netas y calado de 17,8 pies, con un cargamento de 490,156 kilogramos y 650 gramos, perteneciente a la flota de la Compagnie Génerale Trasatlántique, sociedad anónima francesa operadora de la French Line. En la hoja No. 358 del libro No. 104 correspondiente a la entrada de embarcaciones al puerto de La Habana, aparece registrado el arribo del buque francés el día 4 de marzo de 1960, con el manifiesto de carga No. 1621, a las 08:12 a.m., procedente de Hamburgo y escalas, bajo el mando del capitán George Dalmas.
> [...] Entre el 13 y 14 de octubre de 1959 el vapor *La Coubre* ya había estado en La Habana. Para esta nueva visita había partido el 9 de febrero del puerto Le Havre en Francia hacia Hamburgo, Alemania y Amberes, Bélgica, para regresar nuevamente a Le Havre, llevaba inicialmente 38 tripulantes.

[72] José Luis Méndez Méndez: Investigación sobre *La Coubre*. (Estudio en desarrollo). Archivos del CIHSE, 2005.

A partir de su salida del puerto de Le Havre con destino a varios puertos del Caribe y del sur de Estados Unidos, sería su viaje 54 [...].

[...] El capitán del Ejército Rebelde Carlos Mir Marrero suscribió con el inspector jefe del Distrito Aduanero de Arsenal, Carlos Alfonso Galbán, la entrega al Ministerio de las Fuerzas Armadas Revolucionarias de las municiones, amparadas por el manifiesto 1621, partidas 19 y 20, en total: 1 492 cajas, entre ellas 125 de granadas marca M.D.N.FN 626-750; 400 de granadas marca M.D.N.FN 1271-1670; 29 de municiones de seguridad marca M.D.N.FN 2264-2292; 625 cajas de municiones de seguridad marca M.D.N.FN 3126/3750 y 313 cajas de municiones de seguridad marca M.D.N. FN 3751-4063, consignadas al Ministerio de Defensa Nacional [...].

[...] A las tres y quince minutos del soleado y fresco[73] viernes 4 de marzo, una explosión estremeció la capital cubana en el lado oeste de la bahía de La Habana, había sido el vapor francés *La Coubre,* surto en puerto, cargado de municiones y explosivos. Treinta minutos después, mientras cientos de personas auxiliaban a las víctimas en las tareas de rescate, otra explosión, más potente, lanzó a distancia desechos de cuerpos mezclados con hierros incandescentes y retorcidos por la acción deflagradora [...].

[...] El general de brigada Gustavo Chuí Beltrán, fue uno de los nueve oficiales[74] que cursaron estu-

[73] José Antonio Díaz, sobreviviente del sabotaje, declaró en 1980 que: "Había sol y la temperatura era más bien fresca, muy agradable". Véase periódico *Granma,* 27 de febrero de 1980.

[74] Los oficiales que fueron enviados para adiestrarse en la fábrica de armamentos de Bélgica fueron: capitán Octavio Toranzo Alberteriz, capitán Ge-

> dios de adiestramiento en la fábrica de armas de Bélgica durante un año. Cuando se produjo la explosión Chuí Beltrán estaba en la ciudad de Herstal, Lieja, y expresó que en la fábrica no se admitió la posibilidad de un accidente, por las características de las granadas, la forma de su embalaje, la experiencia en transportar esa carga y por no existir antecedentes de ese tipo de hecho [...].
>
> [...] Otro testimonio fue dado por el compañero Hirán Pratts Labrada, quien fue el jefe del grupo de oficiales de las FAR que recibió entrenamiento en la fábrica de armas en Bélgica a la salida de Octavio Toranzo Alberteriz. En el momento de producirse la explosión del vapor *La Coubre,* recuerda Pratts, en la fábrica los expertos, fabricantes y otros ejecutivos aseguraban que no podía haber sido consecuencia de un accidente, las granadas tanto antipersonales como antitanques tenían dos seguros, uno de acero y otro de aluminio y si ambos no eran quitados antes del disparo, las granadas no explotaban.
>
> Ellos hicieron varias prácticas en el polígono de la fábrica [...].

Un año después, en el primer aniversario del bárbaro atentado terrorista, Fidel expresó: "Hoy, después de un año de experiencia, después de conocer las actividades de ese mismo Servicio Central de Inteligencia con respecto a nuestro país, después de la lucha contra ese Servicio Central

---

rencio Echevarría Hernández, José M. Portela Silva,* Hirán Pratts Labrada,* Luis Hierrezuelo,* Rubén Araújo Caldeiro,* Néstor Vicente Blanco,* Raúl Fernández, Eloy Bermúdez Campanioni,* Ivio Martín Cabrera, Israel Leyva Álvarez,* Baldomero Vázquez,* Jorge Otero Fernández,* Leandro Ortiz de Francisco, y Gustavo Chuí Beltrán.* Los marcados con asterisco se quedaron hasta el final y regresaron en julio de 1960.

de Inteligencia yanqui, y después de la experiencia que ha vivido el mundo en este último año, tenemos derecho a decir que tenemos la convicción de que fue el gobierno imperialista de los Estados Unidos el asesino de esos obreros y soldados cubanos".[75]

La voladura del vapor *La Coubre* fue el más espeluznante de los hechos contra Cuba en aquellos tempranos momentos, cuando se descargaban en el puerto de La Habana pertrechos de guerra adquiridos en Bélgica. Se trataba de uno de los pocos países europeos que mostró disposición en contra de las presiones norteamericanas para impedir las ventas de armas a Cuba a partir del pretexto de que produciría un desbalance de medios respecto a Santo Domingo, que podría provocar una carrera armamentista en la zona.

Desde octubre de 1959, el mismo mes en que comenzaron los ataques aéreos contra industrias y plantaciones, Estados Unidos influía para impedir las posibilidades de defensa de Cuba, al disuadir a Inglaterra de que no aceptase una negociación cubana que buscaba dar continuidad a la iniciada por la tiranía batistiana, que había solicitado la venta de 15 aviones Sea Fury. En esta oportunidad, se pretendía su sustitución por aviones Hunker Hunters, de mayor potencia y alcance.

El atroz sabotaje a *La Coubre,* a todas luces organizado desde el puerto de embarque, perseguía una finalidad similar: impedir el desarrollo defensivo del país para enfrentar las agresiones que desde el exterior se aprobarían por el presidente Eisenhower apenas dos semanas después de ejecutado este horrendo hecho, que cobró la vida de 101 personas,

[75] Fidel Castro: Discurso en el primer aniversario del sabotaje de *La Coubre,* Muelle del Puerto de La Habana. *Obra Revolucionaria,* no. 8, marzo de 1961, pp. 11-12.

un número indeterminado de desaparecidos y más de 300 heridos. La evaluación más calificada fue la del Comandante en Jefe en la despedida de duelo de aquellas víctimas:

> Nosotros sí tenemos razones más que sobradas para creer que se trata de un sabotaje, y ¿quiénes son las fuerzas internacionales que están alentando a los enemigos de nuestro pueblo y de nuestra Revolución? [...] Nosotros sí tenemos razones para pensar que había intereses esforzándose porque no recibiéramos las armas; nosotros sí tenemos razones para suponer —o razones para pensar— que los que promovieron ese sabotaje no podían ser otros que los que estaban interesados en que no recibiéramos esos pertrechos.
>
> Porque, ¿en quiénes hay que pensar como autores de un acto semejante, sino en los interesados en que nosotros no recibiéramos esos explosivos [...] los que no quieren que nuestro país se defienda, los que no quieren que nuestro país esté en condiciones de defender su soberanía [...] y entre los más interesados en que no recibiéramos esas armas estaban los funcionarios del gobierno norteamericano.[76]

Desde finales de marzo, la CIA emprendería nuevas maniobras en el campo de la propaganda sucia, para tratar de lograr el descrédito internacional de la Revolución Cubana en América Latina y el miedo entre nuestra población. Mientras tanto, la prensa norteamericana mantenía un total mutismo ante los vuelos de avionetas procedentes de

[76] Discurso en la despedida de duelo de las víctimas de la explosión del vapor *La Coubre,* La Habana, 5 de marzo de 1960. En *El pensamiento de Fidel Castro. Selección temática.* Editora Política, La Habana, 1983, t. I, vol. 1, p. 35.

La Florida que diariamente bombardeaban centrales azucareros, poblados y plantaciones de caña y sembraban el terror y la muerte.

Pocas semanas más tarde, el 2 de abril de 1960, fue incendiado el supermercado Ekloh, de 17 y K, en El Vedado, La Habana; y el 17 era saboteado en plena función el cine Apolo, de Jovellanos, Matanzas, con daños en la pantalla y la cafetería.

El 6 de mayo fueron colocados tres "cócteles molotov" (que no detonaron) en el periódico *La Calle,* en La Habana, por elementos contrarrevolucionarios; mientras el 29 fue tiroteada la entrada de la revista *Bohemia* desde un auto desconocido en marcha. Este último hecho se produjo a las once y media de la noche contra los dos custodios que se encontraban dentro de la recepción, cuyas puertas de cristales fueron destrozadas por unos 20 disparos de calibre 45.[77]

En junio estallaron dos artefactos explosivos los días 13 y 19. El primero ocurrió durante la madrugada, frente a la tienda de ropa Cleveland, situada en Prado esquina a Dragones, en La Habana, que destrozó los cristales de las vidrieras. El segundo se produjo en un transformador eléctrico aledaño a la Universidad de La Habana.

Antes, el 9, una fábrica de escobas, situada en la carretera de Managua, fue destruida por un incendio intencional; mientras que el 20 y el 28 de julio detonaron otros dos artefactos en los locales del Partido Socialista Popular y en el cine Manzanares, respectivamente, también en la capital.

En julio fue asesinado Claro Núñez, en Las Villas, por la banda terrorista de Zacarías García López.[78] El día 16,

[77] Periódico *Revolución,* 30 de mayo de 1960.

[78] Zacarías García López se alzó contra la Revolución el 7 de julio de 1960. Cabecilla de bandas capturado el 1ro. de febrero de 1961 y juzgado en la Causa 163/63. Pedro Etcheverry Vázquez: Inv. cit.

un grupo de contrarrevolucionarios dio muerte a Manuel López de la Portilla, en Vía Blanca, Santa Cruz del Norte; y el miliciano Eulalio Piloto Fumero era ultimado mientras se encontraba de guardia en el crucero de la Cuchilla, en Alquízar, La Habana.

En septiembre son asesinados Curro Navas y Luis Conesa Cruz, a manos del cabecilla Osvaldo Ramírez, en el Escambray; y los días 14, 15 y 29 corren la misma suerte a manos de bandas terroristas los campesinos Santiago Castañeda Álvarez, Ricardo González Miranda y Juan Guzmán Argüelles, respectivamente, en las provincias de La Habana y Oriente. Igual, estallaron petardos en la tienda Marianao Modelo y en una peluquería en la calzada de Güines, en San Miguel del Padrón, donde fueron heridas siete personas, y también en el servicio eléctrico en una barriada de El Vedado.

El 2 de septiembre de 1960 el pueblo de Cuba aprobó la Primera Declaración de La Habana. Fidel Castro expresó entonces: "¿Qué quiere decir Patria o Muerte? Quiere decir que a cualquiera de nosotros no le importa morir, con tal de que su pueblo viva, de que su patria viva; que a ninguno de nosotros nos importa entregarle nuestra vida a la patria, para que la patria siga viviendo. Y, ¿por qué el pueblo dice 'Venceremos'? El pueblo dice 'Venceremos', porque aun cuando muchos de nosotros podamos caer, porque aunque individualmente muchos compatriotas, si la patria lo exige, den su vida en sacrificio, ello quiere decir que no la dan en balde, ¡la dan para que la patria triunfe!"[79]

A partir de octubre de 1960, el pueblo cubano sufrió con mayor rigor la ola de atentados terroristas a lo largo del país, que tenía como objetivo provocar la desestabilización interna como paso previo a la invasión militar que se fraguaba.

[79] *El pensamiento de Fidel Castro, Selección temática.* Ed. cit., p. 112.

Un ex miembro de la organización terrorista DRE declaró años más tarde que en los momentos de la invasión de Bahía de Cochinos: "Nosotros teníamos la capacidad operacional de hacer ese ruido en La Habana todas las noches, y mantener esa suerte de presión psicológica sobre el gobierno de tener diez o quince realmente grandes petardos detonando en desafío al control de la censura y ese tipo de cosas [...]".[80]

No solo se trataba de ruido, sino de muerte y destrucción de objetivos civiles. El estudio realizado alrededor de aquellos hechos arroja la ocurrencia de cientos de actos terroristas entre octubre de 1960 y abril de 1961. Gran cantidad de obras construidas por la Revolución: escuelas rurales, tiendas del pueblo, almacenes, casas de tabaco, granjas avícolas, así como grandes extensiones cultivadas de caña de azúcar y otros productos agrícolas fueron consumidos por el fuego a manos de bandas terroristas o grupos contrarrevolucionarios internos que operaban en zonas urbanas. Se conoce que, desde septiembre de 1960, los yates *Reefer* y *Wasp* comenzaron a traer armas y explosivos desde Miami a un punto de la costa del Club Náutico de Marianao. Operaban desde un almacén en Cayo Hueso y la red clandestina del MRR distribuía los suministros bélicos en la ciudad.

Como constancia histórica de aquel vandalismo extremo desatado en unas pocas semanas por el gobierno de Estados Unidos y sus mercenarios en Cuba reproducimos otros hechos de mayor connotación, ocurridos mayoritariamente en la ciudad de La Habana.

El 9 de octubre dos artefactos explosivos en los cines 23 y 12 y La Rampa, ambos en la concurrida avenida 23, en

[80] Enrique A. Baloyra: Evento académico realizado en Musgrove Plantation, en la Isla de San Simón, Georgia, Estados Unidos, 1996. James Blight: *Políticas de ilusiones*, pp. 14 y 70.

El Vedado, causaron daños materiales y resultó herido un ciudadano nombrado Rafael del Toro. En esa misma fecha, otra bomba colocada en la tubería conductora de agua que cruza por la calle de Macedonia y Bellavista en el Cerro, en la capital, afectó el área residencial por varios días.

El 23 de octubre, en la peletería La Buena Vista, situada en la barriada de Marianao, estalló otro artefacto explosivo, con daños materiales en el inmueble. Alberto Jiménez Yupart, un niño de 13 años de edad, perdió la vida el día 27 al manipular inocentemente un artefacto explosivo encontrado al azar en un céntrico barrio de la capital, lo que causó gran consternación en la población.

Mientras aumentaba la ola terrorista y criminal, como presagio de los planes de agresión en marcha y reveladora del cinismo y la ausencia de escrúpulos de la administración norteamericana, Estados Unidos continuaba negando cualquier posibilidad de amenaza de guerra.

El 1ro. de noviembre la Asamblea General de la ONU rechazaba 45 a 29, con 18 abstenciones, la demanda de Cuba para debatir la amenaza de invasión de Estados Unidos, mientras que el embajador de ese país ante Naciones Unidas, James J. Wadsworth, declaraba que "las acusaciones de Cuba son una monstruosa distorsión y completas falsedades" y que "no hay amenaza de agresión de los Estados Unidos contra Cuba". El día 18, el director de la CIA, Allen Dulles, y el subdirector, Richard Bissell, informan formalmente al presidente electo John F. Kennedy sobre los planes de invasión a Cuba.[81]

En noviembre aumentaron los actos de terror en la capital al detonar petardos o "cócteles molotov" los días 14, 17 y 23 en una tienda de víveres en la avenida 47, esquina a

[81] Jane Franklin: *Cuba y los Estados Unidos. Una historia cronológica.* Ocean Press, Melbourne, New York, pp. 19-20.

112 en Marianao, en la popular tienda de vestir Los Precios Fijos, la peletería Villarnovo y en el salón de conferencias del Banco de Seguros Sociales de Cuba, ubicado en el segundo piso del entonces Capitolio Nacional, objetivos de gran concentración de personas situados en el centro de La Habana. El día 15, se produjo un incendio intencional de un camión estacionado en la calle Zulueta; y el 29 estalló un artefacto explosivo en la planta eléctrica de Tallapiedra, frente al puerto habanero. En este último hecho los terroristas fueron detenidos y se les ocuparon explosivos y armamentos. En el frigorífico de Jovellanos, Matanzas, el 25, se había producido un incendio provocado por elementos terroristas.

EL 29 de noviembre, un grupo de terroristas encabezado por un sujeto nombrado Julio Casielles, que desarrollaba su actividad en la empresa eléctrica de la capital, se reunió en el piso 8 de un edificio situado en Galiano y Ángeles donde ultimaron los detalles de los sabotajes en registros eléctricos y planificaron una salida ilegal del país, desde el Club Cubanaleco, en Miramar, ante la eventualidad del fracaso de sus planes.

Aprovechando el conocimiento y las posibilidades de acceso a este tipo de instalaciones, colocaron bombas-reloj en los registros de electricidad situados en las calles Zulueta y San José (teatro Payret), San José y Consulado (al lado de Radio Cadena Habana), Galiano entre Neptuno y Concordia (teatro América), Enna y Justicia, Luyanó (sótano del teatro Estrada Palma), Antón Recio entre Puerta Cerrada y Diaria, Alambique entre Vives y Esperanza; Concordia no. 153 y Santa Emilia no. 24, Santos Suárez. Durante la madrugada tuvieron lugar las explosiones que dañaron el fluido eléctrico por varias horas. Fueron detenidos posteriormente.

En las ciudades, en el mes de diciembre de 1960, la ola terrorista continuó con fuerza: bombas y petardos, el día 6, en una panadería situada en la calle Línea y 12, en El Vedado;[82] el 10, en la fábrica de conservas El Palmar; el 13, en el bar Cantabria, en la barriada de 10 de octubre.[83]

El día 17 en el teatro América y en la cafetería de la tienda por departamentos Flogar,[84] ambas en una importante zona comercial en la calle Galiano, tuvieron lugar dos terribles sabotajes con bombas. Miembros del grupo terrorista Movimiento 30 de Noviembre colocaron un petardo que provocó daños materiales.

Un hecho similar había ocurrido esa misma tarde a menos de 200 m de allí. En aquella amplia zona, dada la proximidad de las fiestas de Navidad y fin de año, las tiendas se encontraban atestadas de público. Una madre visitaba la tienda Flogar junto a sus tres hijos menores de 10 años, y minutos después estallaba un artefacto explosivo que hirió a dos de los niños. La niña Marta Romagosa declaró a la prensa "Me llevé un susto horrible al ver sangrar de la cabeza a mi hermanito y cojeando seguí a mi mamá que llevaba a Juanito en brazos [...]".[85] Mientras otras 12 personas lesionadas eran trasladadas también a un centro de salud cercano, en medio del clamor del pueblo, que concentrado en las calles Neptuno y Galiano brindaba su colaboración en el siniestro, se escuchaban consignas revolucionarias y gritos de "¡Paredón para los traidores!", "¡Justicia revolucionaria para los terroristas!" Ese mismo día fue secuestrado e incendiado en la vía pública un ómnibus de la ruta 14, en el Cerro, por un grupo de elementos contrarrevolucionarios.

El día 29 estalló un artefacto explosivo en la tertulia del cine Cándido, en la avenida 41 y 94, Marianao. Aquella

[82] Es lesionado el ciudadano Manuel San Pedro González.

[83] Resultan heridas 7 personas.

[84] Resultan lesionadas 15 personas, entre ellas varios menores.

[85] Periódico *Revolución,* 18 de diciembre de 1960.

terrible explosión se produjo a las 10:05 p.m., cuando un numeroso público, principalmente jóvenes, asistía a la exhibición de *El fantasma del circo*. Resultaron heridos siete jóvenes entre 13 y 22 años, uno de ellos con pronóstico grave por quemaduras y contusiones en las piernas, tórax, cuello y cara.[86] La prensa revolucionaria desplegaba en grandes titulares: "¡Condenación del pueblo a atentados terroristas!". "Coinciden la clase obrera, entidades revolucionarias y otros sectores en pedir castigo para los autores de esos criminales hechos [...]". Los medios destacaban la espontaneidad de las masas que salieron a repudiar los recientes atentados "[...] recrudecidos en estos días pascuales con ánimo de frustrar el júbilo general de los ciudadanos y de causar mala impresión sobre la Revolución Cubana a cientos y cientos de huéspedes extranjeros que nos visitan [...]".[87]

El 30 continuaron los titulares: "Demostración pública contra los terroristas",[88] y se anunciaba que ese día recorrerían las calles de La Habana caravanas de obreros del comercio en demanda de fusilamiento para los dinamiteros.

En ese diciembre, en el interior del país estallaron otros artefactos explosivos el día 10 en el cine Rex, en el instituto preuniversitario y en la escuela de maestros primarios, en Matanzas; el 17 fue incendiada una tienda de víveres en el barrio Guaniquical, en Trinidad; y el 23 estallaron dos artefactos en Güira de Melena, La Habana.

El segundo año de la Revolución, 1960, concluía el sábado 31 de diciembre con un sabotaje a la tienda La Época, uno de los establecimientos de venta más grande y populoso en esos momentos, situado en la céntrica Galiano y Neptuno, en pleno centro de la capital. El incendio se inició

[86] "Siete heridos en acto terrorista". Ibídem, 30 de diciembre de 1960.

[87] Ibídem, jueves 29 de diciembre de 1960.

[88] Ibídem, viernes 30 de diciembre de 1960.

poco después de las siete y media de la noche por la segunda planta, y se prolongó hasta las cinco de la tarde del día siguiente, hora en que los bomberos y milicianos extinguieron los últimos focos. Causó estragos en el edificio de cuatro plantas y en las edificaciones cercanas. Manuel Berman, gerente, comentaba que aquella tarde había permanecido en su oficina después de marcharse los empleados y cerrar el establecimiento a las seis de la tarde, en compañía del jefe de personal Mariano Costa y el cajero Mario Entralgo, anotando la recaudación del día, cuando se percataron del humo que ya corría por el edificio. "Los almacenes estaban repletos de mercancías, principalmente juguetes, con motivo de la proximidad de la fiesta de los Reyes Magos", declaró a la prensa. Las pérdidas ascendieron a más de 5 millones de pesos.

En este siniestro resultaron lesionadas unas 50 personas. El sabotaje fue realizado por la organización terrorista Movimiento 30 de Noviembre. Utilizaron "gelatina" y "fósforo vivo", de los que se ocuparon residuos en la propia tienda.[89]

Un día antes, el periódico *Revolución* anunciaba en sus titulares: "Ocupan fábricas de bombas, detenidos 17 terroristas", como parte de un operativo en el que fueron tomadas grandes cantidades de dinamita gelatinosa de fabricación norteamericana introducidas en cajetillas de cigarrillos de la marca EDEN, utilizadas en actos terroristas en cines y teatros por estos grupos contrarrevolucionarios internos.

Durante los meses anteriores a la invasión de Girón, el Movimiento Revolucionario del Pueblo, siguiendo instrucciones de la CIA, se dedicó a cometer actos de terrorismo y sabotaje, que realizaba en conexión con la organización terrorista Movimiento 30 de Noviembre, entre ellos, el incendio de El Encanto, el de la Papelera, los principios de

[89] Ibídem, lunes 2 de enero de 1961.

incendios en los Ten Cents de Monte y de Obispo, los sabotajes del sector eléctrico, así como la explosión de numerosas bombas y petardos. Hasta la ruptura de relaciones diplomáticas, la embajada de Estados Unidos en La Habana facilitaba al MRP ayuda económica y proporcionaba visas a sus miembros, al igual que a otros grupos contrarrevolucionarios. También facilitaba ayuda bélica, explosivos, armas, etc., a través de varios funcionarios yanquis.[90]

Ante la inminencia de una agresión armada del gobierno norteamericano y sus lacayos en el extranjero, cientos de miles de hombres y mujeres despidieron el año y conmemoraron el triunfo de la Revolución distantes de sus hogares con las armas en la mano y cavando trincheras en la primera gran movilización militar que tendría lugar en el país.[91]

El 4 de enero, como justo reclamo de nuestro pueblo, el Consejo de Ministros aprobó la ley contra terroristas y saboteadores, en la que se establecía la pena de muerte para los culpables de todo acto de terrorismo, sean cuales fueren las circunstancias. En los POR CUANTO se sancionaba:

> Es evidente que la acción clandestina contrarrevolucionaria, financiada y alentada por agentes imperialistas extranjeros, aprovechando los recursos técnicos y económicos que el imperialismo y los grandes

[90] Informes sobre los planes del MRP: actos de terrorismo, sabotajes y atentados al Comandante en Jefe. Director del Servicio de Información del Departamento de Seguridad del Estado, 3 de noviembre de 1961.

[91] El 31 de diciembre de 1960, Fidel cenó con 10 000 maestros en Ciudad Libertad. Aquella noche expresó: "Estamos haciendo un gran esfuerzo por evitar que la agresión se lleve a cabo y una parte del esfuerzo es hacerles difícil la agresión [...] están cometiendo un gran error de estimación [...] porque mientras quede un hombre o una mujer con vergüenza en este país habrá resistencia [...]". Fidel Castro: *Obra Revolucionaria,* no. 1, La Habana, 4 de enero de 1961, p. 13.

> intereses afectados por la Revolución proporcionan a los contrarrevolucionarios, utiliza cada día con mayor intensidad los procedimientos del sabotaje y el terrorismo [...] Si bien es cierto que la Revolución ha proscripto definitivamente la tortura y el crimen como brutales procedimientos represivos, no es menos cierto que la defensa suprema de la patria exige que la Justicia Revolucionaria esté provista de los medios indispensables para la legítima y severa represión del crimen contrarrevolucionario [...] Con la finalidad antes indicada se hace necesario modificar los preceptos del *Código de Defensa Social* relativos a los delitos contra la seguridad colectiva de manera que en cada caso pueda ser impuesta la sanción condigna a los actos criminales y antipatrióticos con los que inútilmente se pretende entorpecer el desarrollo de la Revolución Cubana [...].

Ese mismo día, estalló un artefacto en la calle 130, entre ave. 79 y 81, en La Habana, que ocasionó heridas a los ciudadanos Rogelio Díaz Abreu, Teresa Díaz García y los niños Omar González Díaz y José Antonio González Pérez.

Un día después —5 de enero—, el país se consternaba ante el terrible asesinato del maestro voluntario Conrado Benítez García y el campesino Heliodoro Rodríguez Linares, en la finca Las Tinajitas, Trinidad, Sancti Spíritus, a manos de la banda criminal de Osvaldo Ramírez García. Otros dos jóvenes maestros voluntarios, Pedro Miguel Morejón Quintana y Narciso Gómez González, serían asesinados por bandas contrarrevolucionarias pocas semanas después, el 21 y 28 de febrero, en Matanzas y La Habana.

Como respuesta al alevoso crimen, la juventud cubana movilizaría poco después a más de 100 000 jóvenes alfabetizadores hacia las zonas más intrincadas del país. En solo unos meses las brigadas Conrado Benítez declararían con orgullo a Cuba territorio libre de analfabetismo.

El 7 de enero, nuestro pueblo conoció la detención de un grupo terrorista que fabricaba sus bombas en una casa situada en la calle San Lázaro no. 403, en plena capital. A estos mercenarios pagados por la CIA se les incautó por las autoridades la cifra increíble de 50 libras de nitrógeno, 1 libra de aluminio en polvo, 1 000 pies de mecha detonante, 67 fulminantes eléctricos para activar explosivos, 20 bombas incendiarias, 75 m de mecha de ignición lenta, 300 m de alambre para dinamita, 25 cartuchos de caza calibre 12 para reforzar las bombas con balines, 133 empalmadores metálicos para alambre especial a utilizar en dinamita, 33 latas vacías que serían rellenadas y utilizadas como artefactos explosivos y 10 libras de minium.[92]

El 8 de enero fue destruida por un incendio de grandes proporciones la colchonería OK, ubicada en la calle Cristina esquina a Concha, en la barriada de Luyanó, La Habana, al ser saboteada por miembros de una organización terrorista interna.

El 14, fue incendiado el almacén de tabacos de la firma Rothishild Samuell, en la calle Dragones entre Industria y Amistad, en Centro Habana.

El 26 de febrero fue incendiada con "fósforo vivo" la tienda El Encanto, en Santiago de Cuba; y eran reducidas a cenizas, el 28, las oficinas del acueducto de Regla, en La Habana. Pero el más alevoso atentado, que causó conmoción en toda la capital, tuvo lugar el mismo 28 a las tres y media de la tarde, al estallar una bomba en el servicio sanitario de la Academia Nobel, barrio de la Víbora, en La Habana, que destruyó dos aulas y un servicio sanitario y lesionó a ocho

[92] Periódico *Revolución*, 7 de enero de 1961.

adolescentes entre 15 y 18 años de edad —una de ellas en estado grave con pérdida del ojo izquierdo— y a una maestra, de 36 años. Todas se encontraban en ese momento en el inmueble.

El acto criminal fue realizado en el momento en que los alumnos se encontraban en el recreo. Fue organizado por el grupo terrorista denominado Frente Revolucionario Democrático.

Al día siguiente se convocaba a una multitudinaria manifestación de protesta en la capital, mientras los titulares de la prensa reseñaban: "Niñas heridas por una bomba". "Caerá sobre los malvados la justicia revolucionaria".[93]

Los actos de terror se incrementaron con la llegada de marzo de 1961, pocas semanas antes de la invasión. Pero ningún terrorista prisionero fue torturado, humillado, ni se le negaron sus derechos fundamentales. Un modesto combatiente de los órganos de seguridad, mayor (r) Raúl Alfonso Roldán, expresó con sus palabras la ética de nuestro pueblo ante los criminales y saboteadores:

> La política humanitaria de la Revolución con sus enemigos incluyó, aun en medio de la ola de terror desatada por todos estos elementos en los primeros años de la década del 60, la creación de un departamento que con el nombre de visitadores políticos se ocupaba de atender los problemas familiares de los contrarrevolucionarios detenidos. Cuando el preso era un padre de familia y esta se quedaba desamparada, este Departamento se encargaba de ayudar a resolver dichos problemas: una beca para los hijos, un trabajo para la esposa, sencillamente brindarle atención [...] Nosotros con

[93] Periódico *Revolución,* 1ro. de marzo de 1960.

estos recursos sustituimos la tortura y otros métodos violentos que por principio, y porque lo teníamos prohibido, nunca lo utilizamos.

El 3 de marzo muere a consecuencia de un artefacto explosivo de fabricación norteamericana el joven de 20 años, José María Méndez Marrero, cuando visitaba los locales de la empresa de Industrias Consolidadas de la Construcción, en La Habana, donde comenzaría a laborar.

Tres días más tarde es asesinado el miliciano Carlos Rodríguez Borbolla e incendiado un almacén de bobinas de papel en la barriada del Cerro, en La Habana; y además fue destruido un camión cisterna de combustible, dañados otros cinco camiones y quemada la nave donde se encontraban parqueados, por la explosión de un artefacto colocado en el tanque del carro no. 134, en la refinería de petróleo Belot (actualmente Ñico López), en La Habana.

En la ciudad de Colón, Matanzas, estalló otro artefacto ese día en la fábrica de conservas La Campesina, que fue destruida totalmente, colocado por la organización terrorista MRR.

Los días 10 y 11 detonaron dos bombas en el piso 15 del edificio del Instituto Nacional de la Reforma Agraria (INRA), y en las torres del servicio eléctrico en la Víbora, La Habana, dejando sin electricidad una amplia zona de la capital.

El 13 de marzo, dos horas antes del amanecer, Santiago de Cuba despertó entre el ululular de las sirenas de los grupos de bomberos y socorristas que acudían presurosos a la refinería de petróleo Hermanos Díaz, situada en Punta Gorda, a la entrada de la bahía. Poco después de las cuatro de la madrugada, una embarcación artillada con ametralladoras de grueso calibre, lanzada desde el barco pirata *Bárbara J.*, procedente de Estados Unidos, tras una sorpresiva entrada en la bahía, abrió fuego contra la refinería.

El marinero José Aties Díaz se encontraba de guardia junto a su compañero René Rodríguez Hernández en la posta de Punta Gorda, cuando sintió el sonido del motor de una lancha que se acercaba rápidamente a ellos. Segundos después escuchó disparos de una ametralladora de grueso calibre, en momentos en que su compañero le decía: "Espérate aquí que yo voy para allá y le tiro [...] quédate tú cuidando que yo me encargo de responder a la lancha [...] tú no puedes ir porque estás desarmado". Aties rememora que René se batió con todo valor, descargando 14 de los 15 tiros que tenía en su carabina hasta caer abatido por un proyectil en la cabeza. La acción solo duró 3 o 4 minutos.

En el ataque, la lancha pirata hirió también gravemente al miliciano Roberto Ramón Castro, de 19 años, que cubría la posta en otro lugar cercano, llamado La Zocapa. Los disparos perforaron la torre atmosférica de la planta de destilación, que se incendió, la torre desponjadora de productos, la torre redestiladora, el horno de crudo AH-1 y los tanques 121; 123 y 124. Además, la torre del tendido eléctrico sobre la bahía, en Cayo Ratones, fue dinamitada en su base. Después de esta acción la lancha escapó mar afuera, evadiendo la persecución de nuestras embarcaciones, retornando a la embarcación que había fungido como buque-madre de aquella lancha, que tres días más tarde tuvo un rol protagónico en la invasión por Playa Girón.

El 14 de marzo estallaron petacas incendiarias en los Ten Cents de Monte y Suárez, y Obispo y Habana, en la capital, colocadas por miembros de la organización terrorista MRP; resultaron heridos tres empleados, además de grandes pérdidas materiales.

Un incendio intencional de grandes proporciones estalló el 24 en las naves de la destilería de Bodegas Morera, en Lawton, La Habana, con altas pérdidas materiales y varios heridos entre bomberos y milicianos; mientras el 29 explotaban otros dos petardos en dos centros estatales en Perico, Matanzas.

Pero el terrorismo contra Cuba se haría sentir, aún con más fuerza, días antes de Playa Girón. El 2 de abril una bomba estalló frente a la sede de la revista *Verde Olivo.* Otro artefacto colocado el 6, en los portales de la tienda El Encanto, destruyó todas sus vidrieras, así como las de El Bazar Inglés, Los Reyes Magos, el Ten Cents, la peletería La Moda y la joyería La Casa Quintana, en la zona comercial más importante de la ciudad.

Al día siguiente una explosión provocada por miembros de la organización terrorista MRR en la conductora central de la Cuenca Sur, en La Habana, interrumpió el suministro de agua a gran parte de la ciudad durante 48 horas. En los días siguientes estallaron otros incendios en objetivos económicos, mientras el día 13 fallecían cuatro obreros agrícolas durante el siniestro provocado por contrarrevolucionarios en los cañaverales de la cooperativa Esteban López Ayné, del central Stewart, en Ciego de Ávila.

Apenas dos días antes del cobarde ataque a los aeropuertos de Ciudad Libertad y Santiago de Cuba, preludio a la invasión por Playa Girón, un mercenario de la organización MRP colocó el 13 de abril dos petacas explosivas de nitro-almidón-H4, introducidas clandestinamente al país por comandos de la CIA en el interior de unas prendas de vestir que se encontraban en el departamento de Sastrería del segundo piso de la tienda nacionalizada El Encanto, situada en las calles Galiano entre San Miguel y San Rafael, y considerada tradicionalmente como la más grande y lujosa del país. Horas después resultó totalmente destruida por las llamas que hicieron desplomar el edificio. En aquel terrible sabotaje perdió la vida valientemente la trabajadora y miliciana Fe del Valle Ramos y resultaron heridas otras 18 personas.

La fecha de la invasión estaba cerca. Pero en la medida en que avanzaban los días los intentos de la CIA por desestabilizar políticamente al país mediante el miedo y el terror se hacían añicos. La ola de violencia había fracasado frente a la heroicidad y el sacrificio de nuestro pueblo. A pesar de la intensidad y salvajismo de aquellos sabotajes y su grave secuela en nuestra población, la vigilancia y acción del pueblo y sus incipientes órganos de seguridad, milicias y Ejército Rebelde frustraron otros muchos cientos de actos terroristas planeados por la CIA y sus mercenarios en Cuba. A partir del 15 de abril, por indicación de la dirección revolucionaria, una gran parte de los cabecillas y miembros de organizaciones y grupos contrarrevolucionarios fueron detenidos y neutralizados por la acción de nuestro pueblo y la certera dirección del Comandante en Jefe.

Los planes de asesinato

UNA AUTORIZACIÓN EXPLÍCITA ERA INNECESARIA

El informe del inspector general de la CIA Lyman Kirkpatrick y el memorando del coronel Jack Hawkins, jefe de la Sección de Personal Paramilitar del Centro de Operaciones de la Fuerza de Tarea de la División del Hemisferio Occidental de la CIA que había fungido como el principal planificador militar de la operación encubierta que culminaría en Playa Girón, ambos escritos en el segundo semestre de 1961, no hacen mención a lo que en realidad constituyó para la CIA en aquellos momentos su principal y más secreta aspiración: la eliminación física de Fidel Castro. Aquellos dos informes ultrasecretos, desclasificados muchos años después, que pretendían evaluar causas y condiciones que explican la valoración norteamericana sobre el fracaso de la operación, aportaban juicios sobre los errores tácticos y estratégicos cometidos por la CIA, omiten toda mención al tema del asesinato político.

Un artículo periodístico de Drew Pearson, publicado en la primavera de 1967, que aludía a la participación de Estados Unidos en complots para asesinar al dirigente cubano, obligó a la administración de Lyndon Johnson a solicitar una investigación al entonces director de la Agencia, Richard Helms.

El asunto no era nuevo. Desde 1964, la CIA había recibido informes que involucraban a la mafia y a grupos contrarrevolucionarios de origen cubano en planes de asesinato contra Fidel y otros dirigentes cubanos; pero la Agencia negó cualquier implicación en el tema, con el que realmente se encontraba muy comprometida.

El inspector general de la CIA, J. S. Earman, inició el 23 de marzo de 1967 lo que denominó en su informe final "la reconstrucción del involucramiento de la CIA en planes de atentados a Fidel Castro" —el que calificó— "cuando menos, una historia imperfecta". Pero aquella historia fragmentada e incompleta, protegida desde entonces en las bóvedas secretas de la Agencia, puso al descubierto años más tarde, durante las sesiones del Comité Selecto del Senado en 1975, uno de los episodios más tenebrosos de la política norteamericana, cuyo impacto brutal ha llegado hasta nuestros días. Sin embargo, aquello era solo la punta del *iceberg,* que ocultaba bajo su asiento el programa de intentos de asesinato más colosal a que haya sido sometido un jefe de Estado en la historia contemporánea.

Tanto el informe de Earman como los documentos del Comité Selecto del Senado —conocidos también como Comisión Church—, a pesar de sus ligerezas y justificaciones, reconocieron la participación de algunos funcionarios del gobierno y de la CIA en un reducido número de complots de asesinato contra Fidel y evidenciaron el fundamentalismo creciente entre figuras prominentes de la Agencia y de la propia administración, así como la política terrorista seguida contra Cuba desde aquella temprana época hasta 1965:

> El Comité aprecia cabalmente la importancia de evaluar los complots de asesinato en el momento histórico en el cual ocurrieron [...] nuestro país se

> enfrentaba a un enemigo monolítico en el comunismo. Esa actitud ayuda a explicar los complots de asesinato que hemos revisado aunque no los justifica; sin embargo, aquellos que participaron pensaban que estaban llevando hacia adelante los mejores intereses del país. Las evidencias eran insuficientes para que el Comité pudiera llegar a la conclusión de que los presidentes Eisenhower, Kennedy o Johnson, o sus consejeros cercanos, o el Grupo Especial, hayan autorizado los asesinatos de Castro.[1]

Durante la etapa previa a la invasión mercenaria de Playa Girón, que abarcó 1959 y 1960, tomó fuerza en algunos círculos de la administración norteamericana y sus agencias de espionaje, la creencia de que la desaparición de Fidel por medio del asesinato contribuiría a una rápida solución del "problema cubano", en la medida en que crecía su frustración e intensificaban sus esfuerzos para derrocar la Revolución. Aquel ambiente era perceptible en las conversaciones entre funcionarios de la casa oval y las oficinas de la CIA en Washington, y de estos con los mercenarios de los grupos y organizaciones terroristas que estaban bajo su control y que pululaban por toda La Florida.

En su informe conclusivo, Earman intentó justificar, o al menos entender o explicar, el sentido de lo que leía en los documentos o escuchaba en las deposiciones de los investigados: "De esta forma encontramos referencias repetidas a frases tales como 'disponer de Castro' lo cual puede leerse en el estrecho sentido literal del asesinato, cuando la

[1] Informe Provisional del Comité Selecto del Senado de Estados Unidos para estudiar operaciones gubernamentales relacionadas con las actividades de inteligencia, 20 de noviembre de 1975, p. Q-15, t. II.

intención es que se lea en el más amplio sentido figurado de desalojar el régimen de Castro. Dándole la vuelta a la moneda encontramos gente hablando vagamente de 'hacer algo con respecto a Castro' cuando está claro que lo que ellos tenían en mente era, específicamente, matarlo".[2]

Aunque los políticos declararon que no había intención de asesinato en palabras como "eliminen a Castro", algunos de sus subordinados en la Agencia expresaron que comprendieron que se deseaba el asesinato y deberían proceder sin perjudicar a sus superiores. Según John McCone, ex director de la CIA, "Era casi común para una persona u otra decir: 'Nosotros debiéramos deshacernos de Castro'". Sin embargo, en su memorando del 14 de abril de 1967, se apresuró a declarar que "durante los años en que el problema cubano se discutía en términos tales como 'librarse de Castro', 'derrocar a Castro', 'eliminar a Castro', etc., esto significa el derrocamiento del gobierno comunista en Cuba y su sustitución por un régimen democrático. Términos como los antes mencionados aparecen en muchos documentos de trabajo, memorándums para los archivos, etc., y, como ya se dijo, todos se refieren a un cambio en el gobierno cubano".[3]

Los funcionarios de la CIA interrogados por el Comité Selecto, involucrados en los atentados, consideraban que asesinar era un modo de actuar permisible, por lo que declararon que creían que sus actividades habían sido completamente autorizadas:[4]

[2] *CIA Assassination plots: A report from the inspector general on plots to assassinate Fidel Castro.* Memorando. Peter Dale Scott, English Dept. University of California, Berkeley, p. r-8.

[3] Informe Provisional del Comité Selecto del Senado de Estados Unidos para estudiar operaciones gubernamentales relacionadas con las actividades de inteligencia. Ed. cit.

[4] Ídem.

> En el caso de los esfuerzos efectuados para asesinar a Castro, Bissell y Sheffield Edwards[5] declararon que creían que la operación que incluía figuras del bajo mundo, había sido autorizada por Dulles [...] William Harvey testificó que él creía que los atentados estaban completamente autorizados en todos los niveles apropiados dentro y fuera de la agencia, aunque él no tenía conocimiento personal alguno de la identidad de los individuos [...] Harvey declaró que Richard Bissell[6] le había dicho que la actividad contra Castro había sido autorizada desde el más alto nivel, y que había discutido los complots con Richard Helms, su superior inmediato.[7]

Richard Helms[8] declaró en repetidas ocasiones a ese Comité del Senado "que él creía que una autorización explícita era innecesaria para el asesinato de Castro a principios de los años 1960". "Las acciones que estábamos tomando contra

[5] Sheffield Edwards: Coronel jefe de la oficina de Seguridad durante el gobierno de D. Eisenhower. Fue el funcionario que le sugirió a Richard Bissell que miembros del Sindicato del crimen, que habían operado los casinos en La Habana, podrían ser capaces de llevar a cabo el asesinato de Fidel Castro. Documentos del CIHSE, 2005.

[6] En sus memorias, Bissell dice: "Sin duda, mientras avanzaba con mis planes para la brigada, tenía la esperanza de que la mafia alcanzaría el éxito. Mi filosofía durante los últimos dos o tres años en la agencia era muy definida de que el fin justifica los medios y yo no iba a ser derrotado". Richard M. Bissell Jr.: *Reflections of a Cold Warrior: From Yalta to the Bay of Pigs* Yale University Press, New Haven, 1996, p. 157. Tomado de James G. Blight: *Política de ilusiones*. Documentos del CIHSE.

[7] Informe Provisional del Comité Selecto del Senado de Estados Unidos para estudiar operaciones gubernamentales relacionadas con las actividades de inteligencia: Ed. cit.

[8] Richard Helms: Director de la CIA desde junio de 1966 hasta su renuncia en septiembre 1973.

Cuba y contra el gobierno de Fidel Castro en Cuba, eran lo que se nos había pedido que hiciéramos [...] En otras palabras: nos habían pedido eliminar a Castro y [...] no había limitaciones en cuanto a los medios; y consideramos que estábamos actuando bien dentro de la pauta que nosotros entendíamos que estaba en juego en ese momento específico".[9]

Helms afirmó también durante las sesiones que "[...] con todas las cosas que se desarrollaban en ese entonces [...] parecían estar dentro de la parte permisible de este esfuerzo [...] Dentro de las percepciones del tiempo y de las cosas que estábamos tratando de hacer, era una vida contra muchas otras que se estaban perdiendo". Declaración del 13 de junio de 1975.

Los documentos de la Comisión señalan que la interpretación de algunos oficiales de la Agencia de que el asesinato se encontraba dentro de la gama de actividades permitidas, "se vio reforzada por la continua aprobación de violentas acciones secretas contra Cuba que eran sancionadas a nivel presidencial y por el *fallo de las sucesivas administraciones* en aclarar que el asesinato no estaba permitido".

No se trataba solo de un "fallo". Se correspondía con una actitud consciente ante el tema del asesinato político y con la política de "negación plausible", expresión de la doble moral de aquellas administraciones, que hoy subsiste.

No existe argumento alguno para justificar la responsabilidad de la CIA ni de esos gobiernos ante tales planes magnicidas. El Comité se vio obligado a reconocer que "el fallo en la comunicación no tiene excusa si se tiene en cuenta la gravedad del asesinato [...] los funcionarios

[9] Informe Provisional del Comité Selecto del Senado de Estados Unidos para estudiar operaciones gubernamentales relacionadas con las actividades de inteligencia. Ed. cit.

de la administración no fueron lo suficientemente exactos en sus comunicados a la agencia y que su actitud ante la posibilidad del asesinato era ambiguo en el contexto de la violencia de otras actividades que ellos habían autorizado".

La convicción de que matar al jefe de un Estado se correspondía con la ética imperante dentro de la CIA, se reflejó con fuerza en la propaganda subversiva que se enviaba a la Isla por diferentes medios, en que se instaba no solo al sabotaje y a la rebelión. Esta influencia penetró también en el seno de las organizaciones terroristas, lo cual se convirtió desde 1960 en un poderoso estímulo e incitación al asesinato de los dirigentes de la Revolución.

Estos planes criminales han formado parte del accionar de los grupos terroristas de origen cubano asentados en Miami desde aquella primera década, cuyos principales cabecillas surgieron reclutados y entrenados en las bases de la CIA en La Florida y Centroamérica.

No conocemos ningún ciudadano residente en Estados Unidos que haya sido juzgado en ese país por haber planeado el asesinato de un dirigente revolucionario cubano.

Las acciones ejecutivas

La creación en enero de 1961 de la Unidad de Acciones Ejecutivas, bajo la dirección de la CIA, que fue denominada como "una capacidad en *stand-by* para cometer asesinatos cuando se requiera", fue expresión de la voluntad política de la administración norteamericana de turno. Para dirigirlo fue nombrado como jefe William Harvey,[10]

[10] William Harvey (Estados Unidos). Oficial del FBI y de la CIA. Colaboró con la mafia contrarrevolucionaria de Miami en los planes de atentado contra el

entonces jefe de personal de inteligencia exterior de la CIA, quien caracterizó este término como "un eufemismo de la CIA definido como un proyecto para investigar los medios para derrocar a los líderes políticos extranjeros e incluía la capacidad para llevar a cabo asesinatos".

Richard Bissell, subdirector de Planes de la Agencia, en 1961 expresaba que la acción ejecutiva cubría un "amplio espectro de acciones" para "eliminar la efectividad" de los líderes extranjeros, con el asesinato como la acción "más extrema" dentro de ese espectro.[11]

Esto dio lugar al programa de la CIA denominado ZR/Rifle, que comprendía la eliminación física de dirigentes políticos extranjeros considerados hostiles o enemigos del interés nacional de Estados Unidos.[12]

Según el informe del Comité Selecto, ZR/Rifle era un nombre clave relacionado con dos áreas. Una era la capacidad ejecutiva de asesinato. El segundo programa estaba destinado a proporcionar una fachada para cualquier operación de acción ejecutiva. William Harvey, según el informe, había estado a cargo de la sección de la CIA con responsabilidad general para tales programas.

Richard Bissell declaró que "en general el proyecto ZR/Rifle incluía evaluar los problemas y necesidades para asesinar y desarrollar una capacidad permanente para asesinar; de

---

Comandante en Jefe en los sesenta. Durante la Operación Mangosta fue jefe de la Fuerza de Tarea Cuba para llevar a cabo las operaciones encubiertas contra la Revolución. Desde la sede central de la CIA controló las operaciones de la estación JM WAVE en La Florida. Multimedia *Cuba acUSA*, CIHSE, 2003. La frase utilizada fue tomada del informe del Comité Selecto del Senado de Estados Unidos que examinó los planes de asesinato contra gobernantes extranjeros.

[11] Informe Provisional del Comité Selecto del Senado de Estados Unidos para estudiar operaciones gubernamentales relacionadas con las actividades de inteligencia. Ed. cit.

[12] Ídem.

una manera más específica esto incluía detectar agentes potenciales e investigar las técnicas de asesinato que podrían utilizarse".[13] Sin embargo, la cuestión sobre si aquella capacidad ejecutiva fue utilizada o no finalmente en algún momento por la CIA o si había sido o no autorizada por la Casa Blanca fue aparentemente motivo de un intenso debate dentro de las sesiones y comparecencias del Comité Selecto. Las declaraciones contradictorias o ambiguas de Bissell, Harvey o McGeorge Bundy no lograron restar gravedad al tema.

La realidad cubana de aquel entonces nos demuestra que aun antes de crearse aquel proyecto criminal, la CIA ya había desarrollado estos procedimientos macabros para tratar de asesinar a Fidel.

El inspector Earman confirmó en su informe "que mucho antes del primer contacto de la CIA con John Rosselli, la maquinaria para la preparación de los medios de asesinato fue puesta en marcha". Los documentos del Comité Selecto reconocen también que el complot para asesinar a Patricio Lumumba fue concebido en la segunda mitad de 1960 por funcionarios del gobierno de Estados Unidos, y desarrollado con rapidez hasta el punto de enviar venenos al Congo para que fueran utilizados en el crimen. El proyecto ZR/Rifle solo oficializó una política firmemente establecida por Estados Unidos desde tiempo antes.

El memorando desclasificado firmado por el alto funcionario de la CIA, J. C. King, del 11 de diciembre de 1959, dirigido a Allen Dulles, como se sabe, proponía "una profunda consideración a la eliminación de Fidel Castro". El propio Director de la Agencia cínicamente declaró que, si bien aprobó aquella mención del memorando, "él le dijo al Grupo Especial en una reunión celebrada al mes siguiente", y cito sus palabras: "[...] no tenemos en mente

[13] Ibídem, p. M-2, t. II.

la eliminación inmediata de Castro, sino más bien acciones destinadas a permitir a líderes responsables de la oposición que tengan una posición establecida".[14] Algunos juicios y consideraciones de altos representantes de la CIA y el gobierno de Estados Unidos en aquellos años, desclasificados tiempo después, definen con claridad sus concepciones neofascistas sobre este tema:

> "Se debe considerar profundamente la eliminación de Fidel Castro [...]". J. C. King, jefe de la División del Hemisferio Occidental de la CIA, 11 de diciembre de 1959.
> "Cualquier plan de eliminar a dirigentes cubanos, debe hacerse general [...]". Almirante Arleigh Burke, consejero de Seguridad Nacional.
> "Los elementos gansteriles quizás constituyan el mayor potencial de reclutamiento para acciones contra dirigentes cubanos [...]". General Edward Landsdale, jefe de Operaciones de la Operación Mangosta.
> "La mafia contribuirá a la seguridad nacional [...]". Robert Maheu, involucrado con la mafia en planes de asesinato contra Fidel por encargo de la CIA desde 1960.

Este monstruoso plan constituyó parte esencial del Programa Cuba de Eisenhower, de marzo de 1960, que debía culminar con la invasión mercenaria, y a ello dedicaron amplios esfuerzos desde ese año. Ninguna administración norteamericana ni la propia CIA lo han reconocido oficialmente. Un gobierno que había mantenido como política oficial la negación ante cualquier evidencia de actos ilegales y encubiertos

[14] Ibídem, pp. R-11 y R-12.

cometidos contra otra nación, por medio de la mentira y la desinformación, sería incapaz de aceptar que sus esperanzas de liquidar la Revolución Cubana en aquellos momentos se basaban no solo en la promoción de un proceso de desestabilización interna y una invasión mercenaria armada, sino en la liquidación física de su principal dirigente.

El alto oficial de la CIA, Jacob Esterline,[15] expresó en 1967 "[...] que ningún plan de este tipo podía haber progresado

[15] Jacob D. Esterline: "F.I.S. Fecha de ingreso en el servicio febrero de 1951. Jefe Grupo Operativo Cubano. Alto oficial del proyecto anti-Arbenz en Guatemala y [mutilado]. El señor Esterline habla el español con fluidez. Fue nombrado jefe de Operaciones de la División WH. durante la Segunda Guerra Mundial, estuvo 20 meses en la OSS (Oficina de Servicios Estratégicos), y tuvo dos períodos de servicios detrás de la línea de batalla en Birmania. Tenía el grado de capitán y estuvo al mando de dos unidades de guerrilla hasta la acción en batalla (1952), instructor jefe de la Escuela de Guerra de Guerrilla en la Fortaleza Benning (1953), Instructor Jefe [mutilado] en Guerra de Guerrilla". En Programa de análisis histórico de la CIA "publíquese como quedó censurado" (1997). Estudio del Inspector General sobre la operación cubana y documentos afines, p. 82. En el evento sobre Playa Girón en 1996, en Musgrove Plantation, Estados Unidos, los organizadores ofrecieron una biografía de Esterline más precisa que la de la CIA: "Veterano de la OSS, antecesora de la CIA, dirigió las guerrillas malayas detrás de las líneas japonesas durante la Segunda Guerra Mundial. Después de la guerra, fue el director de Operaciones de Pbsuccess en Washington, el cual terminó como un golpe de éxito en 1954 contra el presidente guatemalteco Jacobo Arbenz, y más tarde se convirtió en el jefe de la estación de la CIA en Guatemala y en Venezuela, de donde fue llamado a Washington a principios de 1960 para dirigir el proyecto que finalmente terminaría en la invasión de Bahía de Cochinos. Especialista en guerra de guerrillas, diseñó el proyecto de la intervención inicial de exiliados cubanos —un desembarco aéreo clandestino que tendría lugar en las montañas del Escambray, cerca de Trinidad, en la costa sur, un plan que fue rechazado por el presidente Kennedy. Durante el período anterior a la invasión por Bahía de Cochinos, trató de varias formas de lograr cancelar la operación, previendo el fracaso que finalmente ocurrió. Más tarde se convirtió en jefe de la estación de la CIA en Miami a fines de la década del 60, antes de retirarse y mudarse primero para el Caribe, después para Carolina del Norte y vivir 'bajo cubierta' utilizando el nombre de Jake Engler". James Blight and Peter Kornbluh: *Política de ilusiones,* Estados Unidos, 1998. Archivo, CIHSE, 2005.

hasta después que se decidió la política sobre Cuba alrededor de marzo de 1960",[16] en clara referencia al programa de Eisenhower. Sobre este aspecto el destacado investigador norteamericano, Peter Kornbluh, analista principal del Archivo de Seguridad Nacional de la Universidad de Washington, durante un seminario en Estados Unidos dedicado al 35 aniversario de la batalla en Bahía de Cochinos, en 1996,[17] expresó:

> [...] de alguna forma, la forma menos cara desde el punto de vista paramilitar, para derrocar al gobierno cubano en 1961, hubiera sido eliminar a su carismático líder, Fidel Castro. Sin él, de acuerdo con muchos estimados de la CIA en aquel tiempo, la revolución hubiera colapsado y la brigada y las fuerzas de la resistencia hubieran tomado el poder [...] La pregunta que me gustaría ver contestada es si había una ruta separada de asesinato que estaba coordinada o se suponía que estuviera coordinada con la invasión por Bahía de Cochinos.
>
> Para ser específico: ¿Es posible que Bissell tuviera algo de esto en el fondo de su mente; que la mafia

[16] Peter Dale Scott: Ob. ci., pp. 12 y 13.

[17] Organizado bajo el patrocinio del Instituto de Estudios Internacionales Thomas J. Watson de la Universidad de Brown y el Archivo de Seguridad Nacional de la Universidad George Washington. Se realizó en el centro de convenciones de la Fundación ARCA, en Musgrove Plantation, St. Simon Island, Georgia, del 31 de mayo al 2 de junio de 1966. Participaron académicos, funcionarios allegados al presidente Kennedy, altos oficiales de la CIA retirados del servicio que habían ocupado cargos de importancia en la actividad contra Cuba, ex integrantes de la Brigada 2506, miembros de organizaciones contrarrevolucionarias en la Isla en los momentos de la invasión y un funcionario de la antigua URSS con responsabilidad en las relaciones con Cuba. Causas relacionadas con la política de confrontación hacia la Revolución por parte del gobierno norteamericano —recuérdese que en 1996 se aprobó la Ley Helms-Burton— impidieron la participación de una adecuada representación cubana.

> mataría a Fidel justo antes de la invasión misma? Por tanto, incluso si estaba forzado a reducir la cobertura aérea y de otras formas reducir el alcance de la operación en el sitio de desembarco, posiblemente el plan de Bissell pudiera todavía triunfar [...].

Kornbluh continuó reflexionando sobre su propia pregunta, mientras Jake Esterline lo escuchaba con atención:

> En el informe, descubrimos que la CIA —que Jake— recibió cables desde Cuba dos semanas antes de la invasión, discutiendo un esfuerzo de asesinato específico contra Fidel, quien iba a hacer un discurso en el Palacio de los Deportes el 9 de abril. Ustedes tenían un agente —cuyo nombre código era NOTLOX—[18] en Cuba, quien estaba enviando mensajes a ti, a través de un agente presumiblemente en Florida, nombrado Bell. Esos mensajes eran principalmente solicitudes de ametralladoras,

[18] El material NOTLOX, citado por Peter Kornbluh, surge de un memorando de R. Mason Cargil, del 21 de mayo de 1975 sobre "Documentos de los archivos DPD relacionados a las operaciones cubanas durante el período 1959-1961". Además de las diferentes comunicaciones respecto a intentos de matar a Castro, hay una mención a un proyecto para destruir la principal planta eléctrica de La Habana, fechado el 1ro. de abril de 1961. Ver también "Informe sobre complots para asesinar a Fidel Castro", 23 de mayo de 1967 (El informe interior de la CIA sobre la historia de sus intentos de matar a Fidel Castro, incluye recuerdos de su gente clave sobre los diferentes contactos que se hicieron con la mafia). De forma interesante, Esterline es reportado por lo menos dos veces por haber tratado de eliminar el programa de asesinato, una vez que la operación de Bahía de Cochinos arrancó. Pero el informe concluye: "Cualquiera que fuera la intención a este respecto, si la decisión de terminar se hiciera realmente, la decisión no fue comunicada de manera efectiva. Está claro que este plan para asesinar a Castro continuó hasta algún momento después de Bahía de Cochinos", pp. 33-34. Tomado de James G. Blight and Peter Kornbluh: Ob. cit.

> rifles Springfield con miras telescópicas y cosas de esa naturaleza [...] Pienso, Jake, si tienes alguna información acerca de la secuencia de cables y, en general, acerca de cualquier pensamiento que pudiera habérsele dado a la coordinación de intentos de asesinato, sabotajes de las plantas eléctricas alrededor de La Habana y la invasión en Bahía de Cochinos.

Esterline respondió de forma evasiva: "No tengo ningún recuerdo claro. Pero nosotros estábamos recibiendo mensajes de un agente en Cuba. Mi recuerdo es que nosotros pensábamos que el tipo debe haber sido capturado y doblado y estaba funcionando para hacer algo que pondría algo como armas en sus manos".[19]

Otro participante, el exasesor del presidente John F. Kennedy, Arthur Schlesinger,[20] consideró que el proyecto de asesinato era inicialmente una parte integral del plan de invasión, y aclaró que el oficial de la CIA, Howard Hunt,[21]

[19] Actuar como agente doble también al servicio de otra nación o servicio de inteligencia.

[20] Arthur Schlesinger Jr. Asistente especial del presidente John F. Kennedy, vigilaba todas las iniciativas para América Latina, incluyendo la Alianza para el Progreso y, durante la crisis de Bahía de Cochinos, fue enlace con la dirigencia cubana del exilio. Entre los íntimos consejeros de Kennedy, se opuso a la invasión durante los primeros meses de la administración. Escribió varios memorandos alertando al presidente de no avanzar con la invasión, aunque no argumentó su caso en las reuniones de alto nivel, de lo que se arrepintió. Uno de los historiadores más eminentes de la era posterior a la II Guerra Mundial, ganó el premio Pulitzer dos veces y escribió biografías *best sellers* de John F. Kennedy (*Los mil días,* 1965) y de Robert Kennedy (*Robert Kennedy y su tiempo,* 1978). Tomado de James Blight and Peter Kornbluh: Ob. cit.

[21] "E. Howard Hunt [...]. PP/PM/ Grupo Operativo Cubano. Los antecedentes del señor Hunt antes de prestar servicios en la Agencia son sus trabajos como escritor y corresponsal de *Time, Inc.* Se le asignó al OPC y trabajó en

coordinador político en aquellos momentos iniciales de la operación, recomendó a Bissell,[22] en mayo de 1960: "[...] primero, asesinar a Castro antes o coincidiendo con la invasión [...] Sin Castro para inspirar, el ejército rebelde y la milicia colapsaría por la falta de liderazgo".[23] Y Bissell mismo le dijo a Michael Beschloss que el asesinato se intentaba para reforzar el plan.

En 1975, el Senado norteamericano se vio obligado a admitir, según sus propias declaraciones, que los intentos de asesinato contra Fidel comenzaron desde 1960 y se

---

[mutilado] [...] durante tres años, posteriormente se le asignó nuevamente al Cuerpo de Oficiales de SE/P&PW. Más tarde fue asignado Oficial PP en [mutilado] [...] antes de que lo seleccionaran como [mutilado] [...] Antes de su asignación a la Fuerza Operativa Cubana, se le reconoció su gran habilidad en la esfera de la acción secreta. Tiene un talento excepcional y gran imaginación en la esfera del PP. En [mutilado] [...] se le hicieron destacados informes. Su español es fluido. Programa de análisis histórico de la CIA publíquese cómo quedó censurado, 1997". Estudio del inspector general sobre la operación cubana y documentos afines, p. 84.

[22] Richard Bissell. Nació en New England. Durante la II Guerra Mundial se fue a Washington y llegó a director ejecutivo de una empresa de buques; supervisaba las operaciones de abastecimiento de los norteamericanos y las fuerzas aliadas alrededor del mundo. En 1948 trabajó en el Plan Marshall y durante cuatro años fue el principal ejecutivo de la administración para la Cooperación Económica y de su sucesora, la Mutual Security Agency. Considerado el padre de los aviones espías U-2 y de su sucesor, el avión supersónico SR-71. Involucrado en el desarrollo de los sistemas de satélites espías y cámaras sofisticadas a fines de los 50 y principios de los 60. Primero asistente especial y después subdirector de Planes de la CIA bajo el mandato de Allen Dulles, desempeñó un papel clave en Girón, como uno de los estrategas de la operación. Como jefe de las operaciones clandestinas de la CIA fue el responsable del proyecto secreto para asesinar a Fidel Castro, ZR/Rifle. Al cumplirse el primer aniversario de la derrota de la invasión fue condecorado por Kennedy con la Medalla de la Seguridad Nacional. Falleció el 7 de febrero de 1996 a los 84 años de edad. Documentos del CIHSE, 2005.

[23] Arthur Schlesinger Jr.: *Robert Kennedy and His Times*. Ballantine, New York, 1978, pp. 488-489. Tomado de James G. Blight and Peter Kornbluh: Ob. cit., pp. 65-69.

prolongaron hasta 1965. Consistieron en ocho proyectos que iban desde tratar de desacreditar su figura hasta el intento de asesinato por diferentes medios, en contubernio de la CIA con la mafia norteamericana[24] y otros criminales a su servicio.[25] El propio Comité Selecto reconoció que esos intentos fueron claramente autorizados por lo menos hasta el nivel de la Dirección de Planes de la CIA, e incluso consideran la posibilidad de que Dulles supo y autorizó los complots que ocurrieron durante su permanencia en el cargo.

"Bissell y Edwards testificaron que le habían informado a Dulles (y Cabell) sobre el complot que incluía indirectamente a figuras del bajo mundo, pero que ellos estaban seguros de que él había comprendido que el complot incluía el asesinato. Su testimonio se apoya en el hecho de que Dulles conocía el complot para asesinar a Lumumba, que se estaba fraguando al mismo tiempo, y en el cual estaba también comprometido Bissell [...] La única sugerencia de autorización presidencial explícita para los complots contra Castro fue la opinión de Richard Bissell de que Dulles le habría informado a los presidentes Eisenhower y Kennedy con algunos rodeos

[24] "[...] Oficiales de la CIA hicieron uso de personas asociadas con los bajos fondos con el fin de lograr el asesinato de Fidel Castro [...]". Un informe provisional del Comité Selecto del Senado de Estados Unidos para estudiar operaciones gubernamentales relacionadas con las actividades de inteligencia, t. II. Imprenta del gobierno de Estados Unidos, 20 de noviembre (día legislativo 18 de noviembre) de 1975, p. Q-16.

[25] Ídem. "[...] El esfuerzo por asesinar a Castro comenzó en 1960 y continuó hasta 1965. Los planes para asesinarlo utilizando tabacos envenenados, conchas marinas explosivas y un traje de buceo contaminado no pasó de la fase de laboratorio. El complot que involucraba figuras del hampa alcanzó la etapa de elaborar píldoras envenenadas, establecer los contactos necesarios para mandarlas a Cuba, conseguir los asesinos potenciales dentro de Cuba, y aparentemente entregar las píldoras en la propia isla".

después de que el asesinato estuviera planificado y en vías de ejecución".[26]

Otros dirigentes revolucionarios fueron objeto también de la persecución, pero pocos casos han sido reconocidos hasta hoy por Estados Unidos. Por sus particularidades y la etapa temprana en que se desarrolló, merece atención el complot urdido contra el prestigioso dirigente revolucionario Carlos Rafael Rodríguez,[27] fuertemente hostigado desde la embajada norteamericana por su pensamiento marxista-leninista.

"La actividad estaba dirigida, por el coronel Wilson, funcionario militar de la embajada de Estados Unidos y jefe del punto cuatro que atendía Geodesia y Cartografía en el país. Se trataba de un grupo contrarrevolucionario que era entrenado por este funcionario norteamericano en el manejo de armas de fuego en una habitación del hotel Nacional [...] En este lugar se proyectaba hacer un atentado a Carlos Rafael Rodríguez, aprovechando sus frecuentes visitas para encontrarse con dirigentes de Partidos Comunistas y de otras fuerzas progresistas de América Latina [...]". Continuó rememorando que con el propósito de comprobar y registrar aquella acción criminal, se colocó una cámara de filmación en la habitación contigua, a través del espejo de la cómoda situada en la pared divisoria:

[26] Ibídem, p. R-5.

[27] Carlos Rafael Rodríguez (1913-1997). Dirigente del Partido Socialista Popular. Al triunfo de la Revolución, dirigió el periódico *Hoy* y desempeñó una importante responsabilidad en el Instituto Nacional de Reforma Agraria. Formó parte del Secretariado y del Buró Político del Partido Comunista, fue vicepresidente del Consejo de Ministros y del Consejo de Estado. Ocupó la presidencia del Banco Nacional de Cuba y del Comité Estatal de Cooperación Económica. En 1983 presidió el Consejo de Ayuda Mutua Económica (CAME). Falleció el 8 de diciembre de 1997 en La Habana.

En el camino me explicó las características de esos espejos muy conocidos y utilizados por algunas personas de la época, pero totalmente nuevos para mí y para otros muchos compañeros: eran los espejos, a través de los cuales, se puede ver. Sustituimos el espejo de la habitación donde se realizaban los entrenamientos por otro espejo comprado en la calle Galiano, entre ellos no existían diferencias. Esto nos permitió filmar algo insólito: el entrenamiento por un funcionario diplomático norteamericano de un grupo contrarrevolucionario en Cuba en la habitación de un hotel para atentar contra la vida de un dirigente de la Revolución. Este plan se frustra y se opera contra el grupo, ocupándose un alijo relativamente importante de armas destinadas al atentado.[28]

El objetivo no era solo lograr el descrédito político

Para J. S. Earman quedó bastante claro en su investigación[29] que los planes de asesinato diseñados a finales de 1960 y principios de 1961 fueron llevados a cabo agresivamente y eran vistos por algunos de sus participantes como

[28] Testimonio brindado por el coronel (r) Ramón Oroza Naverán *(Demetrio)*. Entrevistador teniente coronel José Lorences González, CIHSE, 2003.

[29] Peter Dale Scott: Ob. cit., p. 2. *Memorando para los récords. Informe sobre planes de atentado a Fidel Castro,* 23 de mayo de 1967. El informe fue preparado a solicitud de Richard Helms, director de la CIA, y se asignó la tarea al inspector general J. S. Earman, el 23 de marzo de 1967. Según instrucciones expresas, todas las copias fueron destruidas el 23 de mayo de 1967. Se conservó solo el original clasificado que fue leído por Helms, Earman, J. E. Creer, Inspector (autor), S.D. Breckinridge, Inspector (autor). Los borradores y la mecanografía fueron hechos por los autores. Archivo CIHSE, traducción al español.

uno de los esfuerzos globales, que culminaron en Bahía de Cochinos, para derrocar al régimen.[30] Según el Inspector General, la vitalidad de los distintos esquemas de asesinato aplicados por la CIA contra Fidel varió en la medida en que el gobierno intensificaba sus esfuerzos para derrocarlo. En su opinión, los complots que logró identificar hasta agosto de 1960 estaban dirigidos solo a desacreditarlo políticamente, influyendo en su conducta o alterando su apariencia. El Comité Selecto del Senado secundó esta consideración años más tarde, al señalar "que los esfuerzos dirigidos contra Castro no comenzaron con intentos de asesinato". La evaluación de Earman en este punto resulta inexacta, ya que dichos "proyectos", inocentes o ridículos en apariencia, eran verdaderos instrumentos letales en potencia.

Estos proyectos estaban relacionados con el uso de tabacos envenados y otras sustancias como la sal de talio y un compuesto químico que supuestamente producía reacciones similares a la droga conocida como LSD (*lisergic acid*). El Comité Selecto del Senado calificó con insólita irresponsabilidad estos peligrosos proyectos magnicidas ocurridos entre marzo-agosto de 1960 como "planes con vistas a socavar la simpatía carismática de Castro por medio del sabotaje contra sus discursos".

Jacob Esterline se contradice en su primera declaración ante Earman en 1967 al expresar que el compuesto químico en los tabacos estaba dirigido a provocar "desorientación" en Fidel. Según sus palabras, "la idea era que Castro se fumara uno antes de decir un discurso y entonces que hiciera el ridículo". En una segunda entrevista finalmente dijo que, aunque era evidente que no recordaba

[30] Ibídem. *CIA Assassination Plots. A report from the Inspector General on plots to assassinate Fidel Castro. Memorandum.* Peter Dale Scott. English Dept. University of California, Berkeley, p. 2.

el efecto que se intentaba con los tabacos, estaba seguro de que no era letal. Recuerda haberlos tenido en su caja de seguridad y que definitivamente estaban destinados a Castro. No se utilizaron porque W-4 (grupo especial de la CIA creado para el caso cubano) no pudo diseñar cómo enviarlos sin peligro o daño para la Agencia, y los destruyó antes de dejar el grupo en junio de 1961. Con sus palabras, intentó restar importancia a aquel proyecto altamente mortífero.

El oficial de la CIA Sydney Gottlieb contradijo a Esterline, pues recordaba de forma distinta "un plan que involucraba tabacos, de este plan, del que se habló frecuentemente en el medio de la CIA, que estaba relacionado con el asesinato y no meramente con influencia en la conducta". Earman no pudo determinar si Esterline y Gottlieb se referían al mismo o a dos planes no relacionados. Finalmente, el propio especialista de la CIA encargado de preparar el peligroso veneno no dejaría dudas acerca del propósito de aquel criminal proyecto:

> El Dr. Edward Gunn, jefe de División de Operaciones, Oficina de Servicios Médicos, de la CIA, declaró ante Earman lo siguiente:
> que el 16 de agosto de 1960 recibió una caja de tabacos cubanos para ser tratados con material letal. Él entendió que era la marca favorita de Fidel [...] que estaba seguro de que contaminó una caja completa con 50 tabacos con toxina de botulina, un veneno virulento que produce una enfermedad fatal unas horas después de su ingestión [...] recuerda claramente el trabajo de tapas y sellos que tuvo que hacer sobre la caja y sobre cada uno de los tabacos envueltos, tanto para llegar a los tabacos como para borrar la evidencia de que fue forzada [...] los tabacos fueron contaminados tan fuertemente que simplemente poniendo uno en la

boca haría el trabajo, la víctima escogida no tendría que fumarlo realmente.[31]

Según Esterline, el otro plan que utilizaba la sal de talio estaba dirigido supuestamente a "destruir la imagen de Castro como barbudo, causándole la caída de la barba". El propio documento de la CIA reconocía que una dosis adecuada causaba depilación en la piel, pero en demasía producía una parálisis, lo que constituía también un peligroso proyecto. Estudios médicos recientes realizados por Estados Unidos reconocen que esta sustancia puede producir la muerte u otras graves afecciones.[32] ¿Por qué entonces tratar de minimizar el efecto homicida de estos actos? La respuesta es obvia.

Una leyenda imperfecta

El Comité Selecto del Senado consideró en su informe que "La primera acción auspiciada por la CIA contra la vida de un dirigente cubano de que tenga noticias el Comité, ocurrió en 1960 [...] Un cubano que se había ofrecido voluntariamente a ayudar a la CIA en la obtención de información de inteligencia le informó a su oficial de caso en La Habana que él probablemente estaría en contacto con Raúl Castro [...]".

Según el Comité, el centro principal de la CIA recibió un cable de la estación local de su embajada en La Habana en

[31] Ibídem, p. 13.

[32] Los estudios de personas que ingirieron grandes cantidades de talio durante un período breve han descrito vómitos, diarrea, caída temporal del cabello y efectos en el sistema nervioso, los pulmones, el corazón, el hígado y los riñones. También ha causado la muerte. ATSDR. Dpto. de Servicios Humanos de Estados Unidos. Agencia para sustancias tóxicas y registro de enfermedades. Portal de Internet, 2005.

la noche del 20 de julio, en la que proponían que el cubano cubriera cualquier necesidad de información. La jefatura de la CIA envió un cable "a primera hora" del 21 a su estación en La Habana, donde indicaba: "Posible eliminación tres jefes principales siendo considerada seriamente por oficina central [...]", e indagaba sobre si el cubano se sentía lo suficientemente motivado para arriesgarse a preparar un accidente que involucrara a Raúl Castro. Aconsejaba contactar con discreción a la fuente para determinar su disposición de cooperar y sus sugerencias sobre los detalles de la operación. Según el informe del Senado, se autorizó el pago de 10 000 dólares después de "la conclusión exitosa", pero no se permitió por adelantado debido a que existía la posibilidad de que fuese un agente doble.

No era la primera vez que la CIA se refería a la posible eliminación de tres altos dirigentes cubanos. Esto se conoció muchos años después al desclasificarse el documento secreto norteamericano que mencionaba al alto funcionario de la CIA, J. C. King, cuando declaró en diciembre de 1959 que "a menos que se eliminase a Fidel, Raúl Castro y Che Guevara, todos juntos, lo cual es poco probable, esta operación podría ser un asunto largo y trabajoso".

Al siguiente día 22, la CIA indicó abandonar el caso en momentos en que la fuente ya había sido orientada. Esta última, según el Comité Selecto, le dijo después al oficial del caso en La Habana que no había tenido oportunidad de preparar el "accidente". Este oficial declaró ante el Comité que el cubano y él habían contemplado solo la obtención de información de inteligencia y que no habían propuesto el asesinato. El cable recibido representaba "[...] un alejamiento considerable de las actividades convencionales que se nos había pedido que realizásemos". Pura hipocresía. La promoción de alzamientos, atentados y sabotajes en los que participaban activamente los oficiales de esa estación de la CIA con grupos terroristas internos, a mediados de 1960, no eran precisamente actividades convencionales.

Por razones aún no explicadas, la CIA se vio obligada a reconocer ante el inspector Earman la existencia del cable cifrado del 21. Sin embargo, la historia tejida alrededor de este resulta incomprensible en muchos aspectos. Para cualquier lector podría resultar poco creíble que la jefatura de la CIA, tan solo en unas pocas horas (madrugada del 21 de julio), estuviera en condiciones de autorizar o dejar a discreción de su estación una acción como aquella a manos de una supuesta fuente voluntaria que, de acuerdo a unos pocos datos recibidos horas antes, no mantenía una relación permanente con Raúl y sobre la que existía la posibilidad de ser un doble agente. Utilizando el propio argot de la Agencia, aquello resultaba una leyenda imperfecta.

Quizás resultaba más comprometedor explicar que no se trataba de un simple contacto operativo con una fuente "eventual y voluntaria", sino de una relación estable con un agente entrenado y pagado por su embajada, que realizaba una posible labor de penetración en un ambiente cercano al jefe militar de un país extranjero, al que orientan asesinar simulando un accidente.

¿Era la verdad? ¿Formaba aquel suceso parte de otra operación siniestra en curso, ya premeditada, de las muchas que ejecutaba diariamente su desmedida estación local en Cuba? ¿Qué trató de ocultar la CIA?

Los planes de la CIA para asesinar a Fidel y a Raúl de un solo golpe se repetirían meses después de Girón. Sin embargo, Earman no mencionó, ni mucho menos reconoció, otros casos semejantes en su informe de 1967 ni el Comité Selecto los recogió en sus actas de 1975.

Un año después, en vísperas de la celebración del 26 de julio, no por coincidencia, la CIA desarrolló la operación Patty para intentar asesinar a Raúl en Santiago de Cuba y a Fidel en La Habana, aprovechando los actos masivos en ambas ciudades. La operación de "exterminio general" sería controlada directamente por la CIA. Los oficiales Harold Bishop, Frank Bender y Carl Hitch estaban al tanto, y sería ejecutada por miembros del MRR, MRP y el Movimiento 30 de Noviembre, con el apoyo en armas y explosivos del servicio de inteligencia militar de la Base Naval de Guantánamo. El monstruoso plan fue abortado por la seguridad cubana unos días antes. Informes desclasificados cubanos reseñan los hechos: "[...] Perucho Monterrey levantó un plano del stadium Maceo y de las casas que lo rodean [...] señalando con cruces rojas a tres de las casas seleccionadas para elegir en definitiva la que iba a ser utilizada para situar la ametralladora calibre 30 atendida por dos hombres, la que haría fuego sobre la tribuna en el acto conmemorativo del 26 de julio, cuando el comandante Raúl Castro estuviera haciendo uso de la palabra [...] acto seguido otros cuatro hombres se abrirían paso con granadas de mano lanzadas contra la referida tribuna a fin de lograr la confusión [...] Legón tenía la encomienda de apostarse con seis hombres más y un automóvil en el entronque de la carretera del aeropuerto y Ciudamar, para el caso que fallara el atentado al comandante Raúl Castro [...] agredirlo en dicho lugar cuando este fuera por dicha carretera hacia el aeropuerto para tomar un avión hacia la capital [...] En La Habana, el plan de atentado a Fidel se produciría simultáneamente [...] a todo este plan lo bautizaron con el nombre de operación Patty, que consistía en un atentado al comandante Dr. Fidel Castro Ruz en la concentración que se llevaría a cabo en la Plaza de la Revolución; esto lo harían emplazando un mortero en un lugar en la calle Amézaga [...]".[33]

[33] Acta de la Oficina Jurídica del Departamento de Seguridad del Estado, 8-1-62 (15 folios) desclasificado durante la conferencia internacional "La crisis de octubre, 40 años después", La Habana, octubre de 2002.

Nuestra investigación identificó algunos de estos planes a finales de 1960. En octubre, dos grupos terroristas —uno perteneciente al Movimiento 30 de Noviembre— declararon su intención de realizar atentados a dirigentes revolucionarios, y fueron detenidos y juzgados por los tribunales. En noviembre, otros dos terroristas de origen cubano, Armando Cubría Ramos y Mario Tauler Sagué, que habían marchado a Estados Unidos pocos meses antes, arribaron clandestinamente por Punta Hicacos, Varadero, e introdujeron armas y explosivos para actos terroristas e intento de asesinato a Fidel Castro y otros dirigentes, por lo que fueron detenidos y juzgados en la causa 334/60.[34]

La verdadera historia de las pastillas envenenadas

Earman consideró en su informe que a partir de agosto de 1960 se inició el primer plan serio de asesinato con la participación de figuras del hampa norteamericano y de dentro de Cuba.

En agosto de 1960, la CIA dio pasos para enrolar a miembros de la mafia en el asesinato de Fidel: "Bissell confirmó que pidió a Edwards que se encontrase con alguien para asesinar a Castro, y creía que fue de Edwards la idea de establecer contacto con miembros de un sindicato del juego que operaba en Cuba".[35]

Si bien la CIA se vio obligada a reconocer aquella operación de guerra sucia que implicaba directamente a algunos altos funcionarios con vínculos criminales con la mafia en asuntos de tal gravedad, ocultó hechos que la incriminaban directamente o intentó minimizar su responsabilidad

[34] Cronología de actos terroristas, oct.-nov. de 1960. Documentos del CIHSE, 2005.

[35] Declaración ante el Comité Selecto del Senado, Bissell, 9 de junio de 1975. Ed. cit.

en otros, trató de presentarse como una posible víctima del chantaje por parte de la mafia, inventó subterfugios para confundir a la opinión pública y al propio Comité o para disimular determinados cabos sueltos que pudieran conducir a un escenario más comprometedor para la Agencia y el propio gobierno.

La información desclasificada indica que en un primer momento surgieron puntos de vista discordantes entre la CIA y la mafia,[36] en cuanto al método a utilizar en el magnicidio. A finales de 1960, según señala Earman, "aparentemente la agencia había pensado primero en términos de un asesinato político al estilo de las pandillas en el cual Castro sería derribado a balazos". Pero Giancana[37] razonó que no se podría reclutar a nadie porque la posibilidad de sobrevivir y escapar sería insignificante, y decidió proponer a sus jefes en Nueva York la introducción de un veneno letal, lento y efectivo. Según el Comité, "[...] existen algunas pruebas de que a Giancana o Rosselli[38] se les ocurrió

[36] Robert Maheu. Antiguo agente del FBI, operativo que trabajaba para un Fiscal de Estados Unidos en la CIA, vínculo clave con Sam Giancana y Johnny Rosselli, las figuras de la mafia más íntimamente mezcladas con los intentos de matar a Castro. Ver Evan Thomas: *The Very Best Men: Four Who Dared.* Simon & Schuster, Nueva York, 1955, pp. 226-228. Tomado de James G. Blight y Peter Kornbluh: Ob. cit., pp. 65-69.

[37] Sam Giancana. Seudónimo: Sam Gold, Momo Salvatore. Supuesto autor de tres homicidios. Nunca compareció ante los tribunales; pertenecía a la banda local de Al Capone; obtuvo millones de dólares con el contrabando de drogas, los garitos y los prostíbulos. Junto a Rosselli recibió de la CIA el encargo de asesinar por 150 000 dólares a Fidel, a Raúl y al Che. Cuando el Comité Selecto del Senado se hallaba en plena investigación de los complots de la CIA para eliminar a líderes políticos extranjeros, recibió una citación de Washington para que declarara, y suplicó que se le asegurase una constante protección. El 19 de junio de 1975 fue muerto a tiros en el sótano de su casa. Se desconoce si el autor fue identificado. Documentos del CIHSE.

[38] John Rosselli. Ex cacique de la mafia, socio de Giancana, mercenario al servicio de la CIA, enlace en los planes de atentado a Fidel Castro. En junio

la idea de depositar una cápsula en una bebida de Castro para darle al agente la posibilidad de escapar".

Según el informe del Comité Selecto, "el efecto corrosivo de tener que tratar con personajes del bajo mundo está gráficamente demostrado por el hecho de que el fiscal general Robert Kennedy, el cual ha dedicado gran parte de su vida profesional a luchar contra el crimen organizado, no emitió una orden en contra de la cooperación con tales personas cuando él supo en mayo de 1962 que la CIA había utilizado a Sam Giancana en una delicada operación contra Cuba [...], el Fiscal General supo que la operación —la cual le fue descrita como terminada— había involucrado el asesinato. De acuerdo con testigos de la CIA, el Fiscal General estaba furioso por el informe y cursó órdenes diciendo que él debía ser consultado antes de que fuesen utilizados de nuevo personajes del bajo mundo. Él no dijo, sin embargo, que no se debía utilizar más a personajes del bajo mundo".

Según el informe del Inspector General de la CIA, el mafioso Santos Trafficante[39] tenía contacto con un "funcionario insatisfecho" que accedía a Castro de una forma que, presumiblemente, lo capacitaba para envenenarlo. Los gánster identificaron como "su hombre" a Juan Orta, director de las oficinas del Primer Ministro, quien —según

de 1975 compareció ante el Comité Selecto que investigó los complots de la CIA en asesinatos de líderes extranjeros. Apareció muerto el 28 de julio de 1976 dentro de un barril de aceite flotando en la bahía de Key Biscaine, poco después de su testimonio. En aquel entonces, regenteaba desde Miami los negocios de la mafia en Chicago, Las Vegas y La Florida.

[39] Santos Trafficante (1915). Jugador profesional. Arrestado en Estados Unidos en varias ocasiones por violar las leyes federales. Dueño del cabaret Sans Souci, en Cuba; al triunfo de la Revolución fue considerado indeseable; detenido en junio de 1959 y enviado hacia Estados Unidos. En 1960 comenzó a trabajar para la CIA en un plan de atentado contra Fidel Castro en estrecha relación con Antonio (*Tony*) Varona y su organización contrarrevolucionaria Rescate.

ellos— antes recibía pagos de los intereses del juego y, como había perdido esa fuente, necesitaba dinero.

Más tarde, entre finales de febrero y principios de marzo de 1961, según Earman, la mafia informó a la CIA que las píldoras habían sido enviadas a Cuba y entregadas a Orta, que las mantuvo en su poder un par de semanas y las devolvió, lo cual no parece cierto.

Hasta el momento, los norteamericanos no han ofrecido certeza de que el veneno haya sido devuelto. Las evidencias obtenidas en esta investigación señalan lo contrario. En una fecha no precisa, antes de la invasión, Alberto Cruz Caso, uno de los principales cabecillas de Rescate en Cuba, miembro después de 1962 de una importante red de espionaje de la CIA, declaró que las cápsulas fueron introducidas en Cuba por el contrarrevolucionario Rodolfo León. Fueron guardadas en un laboratorio farmacéutico. De inmediato buscaron posibles ejecutores del asesinato.[40]

Juan Orta se asiló en la embajada de Venezuela en La Habana entre el 11 y el 13 de abril de ese año.[41] El gángster Rosselli y el jefe de apoyo de la CIA declararon ante el Comité Selecto, el 30 de mayo y el 24 de junio de 1975, que "el funcionario cubano descrito por el Inspector General como aquel que realizó el primer intento estaba de hecho implicado en el proyecto de asesinato e imputaron su fracaso a haberse rajado por cobardía". Esto puede tener

[40] Documentos del MININT. Expediente de Alberto Cruz Caso, CIHSE, 2005.

[41] Juan A. Orta Córdova. Miembro del Partido Ortodoxo y posteriormente colaborador del Movimiento 26 de Julio. Al triunfo, laboró en las oficinas del Primer Ministro. El 22 de octubre de 1964 se le concedió salvoconducto y abandonó el país rumbo a México. Según el informe de Jack Earman, arribó a Miami a principios de febrero de 1965. Durante su asilo participó en numerosos incidentes y provocaciones contra los custodios cubanos y empleados de las sedes de Venezuela y México, y en campañas propagandísticas contra Cuba. Documentos del CIHSE, 2005.

relación con una supuesta fuente de la estación de la CIA en Miami que informó, el 21 de marzo, que Orta deseaba desertar y solicitaba ayuda.[42]

Earman comentó que perdió su posición en las oficinas del Primer Ministro cubano el 26 de enero de 1961, lo que al parecer sabía la mafia cuando le envió el veneno. Sin embargo, los altos funcionarios de la CIA, Edwards y O'Conell, "no conocieron del momento en que Orta perdió su posición [...] parece probable que mientras la agencia pensaba que los gángster tenían un hombre con fácil acceso a Castro, lo que tenían era un hombre disgustado por haber perdido este acceso". Pero parece que el inspector Earman se equivocaba. ¿Por qué el interés de la CIA en presentarlo, considerado por el Comité Selecto del Senado el primero en intentar asesinar a Fidel, como un funcionario insatisfecho, comprometido, reclutado y sobornado por la mafia y, además, cobarde?

Quizás la respuesta pudo haberla dado el propio Orta si el Inspector General lo hubiera entrevistado en Miami, adonde arribó en 1965. Quizás hubiera declarado que desde 1953 cumplía misiones como agente del Departamento de Estado en Santo Domingo o que era directamente atendido desde 1959 en la más completa clandestinidad por la estación local de la CIA en La Habana como agente indicador,[43] en los momentos en que trabajaba en las

[42] *CIA Assassination Plots. A report from the Inspector General on plots to assassinate Fidel Castro. Memorandum.* Peter Dale Scott. English Dept. University of California, Berkeley, p. 61.

[43] Entrevista con el exoficial de la CIA, John Meckples Espiritto. El detenido señaló que conoció a Orta en Santo Domingo en 1953, cuando este era agente del Departamento de Estado de Estados Unidos. Con posterioridad al triunfo revolucionario, trabajó como agente encubierto para la CIA, atendido desde la estación local en la sede diplomática de Estados Unidos en La Habana. Archivos del MININT, 1972.

oficinas del Primer Ministro cubano. De ser cierto, como aseguró la fuente citada, la CIA tendría que revelar algún día por qué ocultó ante Earman y el Comité Selecto esos vínculos secretos, o si estaba tratando de "protegerlo" para comprar su silencio, como hace hoy con el terrorista Luis Posada Carriles. O si le convenía más presentarlo ante la opinión pública norteamericana como un corrupto empleado de la mafia que como un agente a su servicio. Esto último podría explicar porqué la CIA no orientó directamente a su agente a ejecutar el magnicidio, sino prefirió utilizar como pantalla, en tan repugnante acto, a la mafia.

En aquellos primeros contactos con la mafia —según declaró el Inspector General— la CIA negó siempre "conocer" a los ejecutores directos. Esto le permitía, en el momento oportuno, negar su participación, de acuerdo al concepto de la "negación plausible".

Después de aquel fracaso, cuando faltaban pocas semanas para la invasión mercenaria, en medio de la frustración y anticipando el futuro revés, según Earman, la CIA aprobó la utilización del terrorista Manuel Antonio de Varona Loredo, cabecilla del FRD y del grupo terrorista Rescate,[44] para un nuevo proyecto criminal contra Fidel. Rosselli entregó el dinero acordado. Nuevas pastillas letales le dieron a Varona en una reunión en el Hotel Fointanebleau, de Miami, entre marzo y abril de 1961, para que las hiciera llegar a Cuba. Rosselli declaró, ante el Comité Selecto en 1975, que Maheu "[...] abrió su portafolio y colocó un montón de dinero sobre sus rodillas [...] y también sacó las cápsulas y explicó cómo iban a ser utilizadas [...] Según

[44] Según información del FBI de enero de 1961, se asociaba a Varona con la mafia, que supuestamente le brindaba dinero para sus operaciones subversivas en la Isla, a cambio de un "tratamiento privilegiado" en la Cuba del futuro. Documentos del CIHSE.

recuerdo, no podían ser usadas en sopas hirvientes y en cosas como esas, pero sí podían usarse en agua o algo parecido, con un efecto de duración limitada [...] todo tenía que hacerse lo más rápidamente posible [...]". Según comentó Earman: "[...] poco es conocido de los canales utilizados más allá de Varona [...] se cree que tenía una persona dentro de Cuba en posición de utilizar la pastilla contra Castro [...] Edwards[45] recuerda algo sobre un contacto que trabajaba en un restaurante frecuentado por Castro [...] Edwards cree que el plan fracasó porque Castro dejó de asistir a ese restaurante [...]".[46]

La CIA mentía al afirmar que desconocía los "canales utilizados más allá de Varona". Este dirigía desde Miami uno de los principales grupos terroristas que actuaban en Cuba, Rescate Revolucionario Democrático, abastecida con armas y explosivos por la Agencia. La propia CIA había situado a Varona al mando del FRC en 1960. Según rememora Earman, el alto oficial de la CIA Jacob Esterline, preocupado por la participación del cabecilla en aquel complot, intentó cancelar, sin éxito, la operación, al considerar a Varona una de las cinco figuras claves del FRD, fuertemente involucrado en el apoyo a la cercana invasión de Playa Girón.

En mayo de 1960, los seguidores del politiquero Antonio de Varona —exministro del gobierno de Prío y vinculado a la mafia— decidieron crear una nueva organización dada las contradicciones y ambiciones de poder que existían entre ellos, fundamentalmente por divergencias

[45] Edwards Sheffield, director de seguridad, CIA.

[46] *CIA Assassination Plots. A report from the Inspector General on plots to assassinate Fidel Castro. Memorandum.* Peter Dale Scott. English Dept. University of California, Berkeley. Versión en español, p. 25.

entre Varona y Prío. Así surgió RRD. Dirigido desde el exterior por Varona, se convirtió en uno de los principales grupos contrarrevolucionarios. En Estados Unidos contaba con capital y vínculos con la CIA para el suministro de materiales para la ejecución de sus planes subversivos y de terrorismo en Cuba. Alberto Cruz Caso fue uno de sus cabecillas y Leopoldina Grau Alsina ocupaba el frente femenino; ambos pertenecieron después a una red de espionaje dirigida por la CIA. Este movimiento planeó y organizó varios atentados al Comandante en Jefe.

La CIA trató de negar o al menos minimizar su responsabilidad en este nuevo complot, al declarar ante el Comité la posibilidad de que Varona estuviera incluido en operaciones independientes con la mafia para eliminar a Fidel, antes de que fuera contactado por primera vez en marzo de 1961. El propio Comité argüía que, de ser cierto, Estados Unidos había aprobado oficialmente, sin saberlo, una operación de asesinato independiente ya existente, lo que supuestamente los convertía en víctimas de una mentira y en rehenes de la mafia.

Sus argumentos resultaban sorprendentes: "Más bien parece que el crimen organizado ya tenía en progreso su plan de envenenamiento [...] cuando la CIA entró en escena fortuitamente [...] entonces el crimen organizado ocupaba una posición perfecta: si sus planes privados tenían éxito, entonces tendrían un potencial de chantaje de más alcance contra la CIA que podrían ejercer en el momento oportuno. Sin embargo, si fallaba podían asumir la posición de que solo ejecutaban las directivas del gobierno y posiblemente podían utilizar su participación como posible chantaje [...]".

El ex subdirector de la CIA, Richard Bissell, durante una entrevista con el Comité refirió que "él había llegado a sentir que la amenaza de chantaje por parte de las personalidades del hampa comprometidas habían constituido el peligro mayor de los planes [...]".[47]

Más asombrosa aún resultó la declaración del exdirector de la CIA, Richard Helms, ante el Comité en 1975, en la que ponía en duda que las píldoras hubieran salido de Estados Unidos, negando incluso que este proyecto se tratara de un verdadero plan de asesinato.[48] La actitud del señor Helms resultaba, por demás, cínica y ridícula, cuando declaró: "También entiendo que existía la cuestión de las píldoras envenenadas que se suponían que se trasladaran a La Habana. Nunca hubo pruebas de que se transportaran o salieran de Estados Unidos. Nunca hubo pruebas de que el plan saliera del territorio de la Florida y si de hecho era un plan de asesinato, se me informó mal, porque yo tenía entendido que era un esfuerzo para ver si se podía establecer conexión entre la mafia en la Florida y la mafia en La Habana. Hasta donde yo sé, nunca se hizo la conexión".

Documentos cubanos establecen que Alberto Ceferino Cruz Caso[49] recibió de manos de un miembro de su organización, enviada por Tony Varona, una pequeña caja de cápsulas blancas transparentes similares a las de creosotas o

[47] Anexo a la investigación sobre el asesinato de Kennedy. Actividades y organizaciones anticastristas, traducción al español, Washington, 1979, p. 88. Documentos del CIHSE.

[48] Ibídem, p. 79.

[49] Alberto Ceferino Cruz Caso: Exministro y representante a la Cámara durante el gobierno de Grau San Martín, conocido por el seudónimo de Esteban. Cabecilla de la organización terrorista Rescate, reclutado por la CIA. En unión de Leopoldina Grau se dio a la tarea de ubicar posibles cómplices que trabajaran en restaurantes que presumiblemente visitaba Fidel. Se valoraron el Pekín, El Recodo, la cafetería del hotel Habana Libre, entre otros. Solo tenemos evidencia de un posible intento fallido de envenenamiento en este último lugar, según declaraciones de su autor. Expediente personal. Documentos del MININT, 1965.

de aceite de hígado de bacalao, a principios de 1961. Algunas fueron entregadas a Leopoldina Grau Alsina *(Polita),*[50] que lo reconoció. Se desconoce la vía por la que fue introducida al país, aunque el propio Cruz Caso menciona, sin poderlo afirmar, la posibilidad de una vía secreta utilizada por pilotos o empleados de la línea aérea Pan American. Se poseen evidencias en otros casos de la utilización de este canal con fines subversivos. Existen indicios que señalan al ejecutivo de la Pan American en Cuba, Warren Payne, como agente de la CIA.

El terrorista Jesús Companioni Souza[51] relató que, en los primeros meses de 1961, se reunió con Polita en su domicilio de 5ta. Avenida y calle 14, en Miramar. Esta, conociendo de sus actividades contrarrevolucionarias en el sector gastronómico, solicitó su colaboración para atentar contra Fidel en algunos centros donde concurría a comer, para lo cual le entregó dos tabletas envueltas en papel de celofán, sin sabor al paladar y con efecto 24 horas después de ingeridas. El terrorista Santos de la Caridad Pérez Núñez confesó haberse reunido a principios de 1961 con su amigo Jesús Companioni en el parqueo de la calle 25 y M, en El Vedado, a un costado del Habana Libre donde laboraba, y recibió una pequeña cajita con dos tabletas envueltas en

[50] Leopoldina Grau Alsina. Coordinadora nacional femenina de Rescate. Participante en varios planes de atentado contra Fidel. Sobrina del expresidente Ramón Grau. Reclutada por la CIA en 1962. Detenida en 1965 y puesta en libertad a finales de los 70. Expediente personal. Documentos del MININT, 1965.

[51] Jesús Companioni Souza. Vinculado a casas de juego como *dealer.* Participó desde 1960 en actividades terroristas. Vinculado estrechamente al grupo Rescate. Reclutado para la CIA por Ramón Grau Alsina en 1963; llegó a dirigir su propia red de espionaje en contacto directo con la CIA; participó en planes de envenenamiento contra Fidel a partir de 1961, por sus múltiples contactos en el sector de la gastronomía. Detenido y juzgado en 1965. Expediente personal. Documentos del MININT, 1965.

papel celofán, que guardó en su taquilla, a la espera de una oportunidad propicia.

Santos de la Caridad comenzó sus actividades contrarrevolucionarias en 1960. Trabajador del hotel Habana Libre, confesó sus vínculos con otros terroristas en la preparación de un atentado allí, con motivo de la celebración de un evento al cual asistirían dirigentes de la Revolución. Fue reclutado por Companioni para atentar contra Fidel utilizando el veneno que le fue entregado en 1961. Según Santos, este veneno le fue sustituido cerca de un año después por otro, que describió como bolsitas tipo cápsulas envueltas en un nailon. El intento resultó frustrado, al romperse la cápsula en la nevera donde la guardaba. Fue detenido y juzgado en 1965.

En aquellos momentos arreciaban los planes de asesinato dentro del país, en vísperas de Playa Girón, a manos de grupos terroristas internos, estimulados por Estados Unidos. Los casos estudiados revelaban el interés de algunos grupos terroristas de hacer uso de armas y explosivos plásticos de alto poder en grandes avenidas y lugares públicos, introducidos ilegalmente por vía marítima al país por grupos de misiones especiales dirigidos directamente por la CIA. La Agencia conocía aquellos planes o los manipulaba indirectamente. La estación local o sus mercenarios conocían bien los lugares más asequibles para disparar, pues los habían estudiado con detenimiento, como las áreas cercanas al antiguo Palacio Presidencial, la céntrica calle Paseo, la Plaza de la Revolución o los accesos a un aeropuerto cercano a La Habana, utilizado para viajes ejecutivos.

La obsesión de la CIA por tratar de asesinar a Fidel no se detuvo un instante después de su derrota en las arenas de Playa Girón. La CIA declaró en 1967 que la operación de las pastillas envenenadas había sido cancelada después de Girón, pero se vio obligada a reconocer que cuando se reavivó, en abril de 1962, era una operación aún en marcha. La CIA no podía negar lo contrario ya que conocía que en 1965 la seguridad cubana había puesto al descubierto el complot de las pastillas envenenadas y sus principales autores dentro del país fueron llevados ante los tribunales; por otra parte, algunos de aquellos complotados colaboraban directamente con la Agencia desde 1962.

Richard Helms atestiguó que la intensa presión ejercida por la administración Kennedy para derrocar a Castro lo había llevado a percatarse de que la CIA estaba actuando dentro del marco de su autoridad al tratar de asesinar a Castro: "[...] esta presión se intensificó durante el período de la operación Mongoose [...]".

La operación Mangosta se desarrolló con fuerza desde finales de 1961 hasta principios de 1963 y tenía como objetivos crear condiciones mediante un proceso de desestabilización a través del sabotaje y la subversión que condujera a una sublevación interna y la consiguiente intervención de las fuerzas armadas norteamericanas. La operación incluía el desarrollo de planes de asesinato contra Fidel.

Según sus documentos, la CIA decidió declarar "indignos de confianza" y "excedentes"[52] a Giancana y a Maheu, lo que indicaba su propósito de guardar distancia con estos personajes, a los cuales ya no necesitaba, y mantener eventualmente sus contactos con Tony Varona, mientras a sus espaldas iba reclutando a los cabecillas de su propia red en Cuba.

Los documentos cubanos corroboran que desde febrero de 1962 la CIA comenzó a sostener contactos directos con cabecillas de Rescate involucrados en los planes de envenenamiento contra Fidel y orientó a sus nuevos agentes no enviar más información a Tony Varona, sino mantener el contacto directo con ella. En su declaración, Leopoldi-

[52] Informe Provisional del Comité Selecto del Senado de Estados Unidos para estudiar operaciones gubernamentales relacionadas con las actividades de inteligencia (20 de noviembre de 1975) F-15, tomo I). Documentos del CIHSE.

na Grau Alsina expuso: "[...] un día Norberto García llega clandestino a Cuba con armamentos y un grupo [...] se escondió en su casa y le habla a Mongo trabajar para la CIA [...] y entonces me pide a mí que deje de estar mandando noticias para Rescate, que ya Rescate prácticamente no funciona y que trabaje directamente con él allá [...] Norberto lo preparó a él en la cosa técnica [medios de enlace con escritura secreta] [...] mi trabajo era informar a Mongo lo que yo recibía a través de la red que yo tenía de Rescate, de mujeres [...]".[53]

Según el Comité Selecto, el alto oficial de la CIA, William Harvey, entregó las píldoras a Rosselli, quien había llegado a Miami el 21 de abril de 1962, diciéndole: "estas funcionan en cualquier parte y en cualquier momento con cualquier cosa". Rosselli le comunicó que los "cubanos" tenían la intención de utilizar las píldoras para asesinar al Che Guevara al igual que a Fidel y a Raúl Castro. Según él, Harvey estuvo de acuerdo con los "blancos", y declaró que "[...] todo está bien, lo que ellos deseen hacer [...]".[54]

Aunque puedan parecer inusuales estas afirmaciones ante un comité parlamentario de un país, la CIA actuaba con plena conciencia de la gravedad de su actuación pero intentaba aparecer públicamente como una simple "abastecedora" y hacía recaer en sus mercenarios la responsabilidad de la ejecución de una operación que no tenía paralelo en la historia del terrorismo. La Agencia no mencionó en 1967 ni en 1975 que el frasco enviado a Cuba poseía unas 500 pastillas venenosas para ser repartidas entre los

[53] Archivos del MININT. Expediente de Leopoldina Grau Alsina, 1965. Norberto García era agente de la CIA. Se infiltró en Cuba y logró escapar por La Coloma, Pinar del Río, a finales de 1962.

[54] Informe Provisional del Comité Selecto del Senado de Estados Unidos para estudiar operaciones gubernamentales relacionadas con las actividades de inteligencia. Doc. cit.

grupos contrarrevolucionarios relacionados con RRD, la organización creada por Tony Varona, según confesión de los detenidos.

Documentos cubanos revelan que el frasco de pastillas con el rótulo de aspirinas Bayer llegó a La Habana a través de un funcionario de una embajada europea acreditada en la capital, días después de su entrega por la CIA en Miami. El veneno lo recibió Leopoldina Grau, quien continuaba fungiendo como cabecilla de la sección femenina de Rescate. Polita guardó aquel frasco de pastillas blancas y consultó con sus jefes su destino. Años después declaró:

> Me llega por una embajada [...] me llega un pomo de esos corrientes de aspirinas [...] para Rescate, sin ninguna instrucción ni nada [...] Alberto Cruz vino con el coronel Álvarez Margolles (coordinador y jefe militar de Rescate, respectivamente) [...] entonces Álvarez Margolles se fascina con aquello y dice: "Bueno, Pola, déjame explicarte, este es un plan mío, hay que envenenar a algún dirigente, un peje gordo como se suele decir, para que Fidel vaya al entierro, entonces ya yo tengo preparada a la gente para hacerle el atentado a Fidel en el entierro, pero hay que repartir estas aspirinas" [...] El pomo quedó guardado en mi casa de contacto, que era la casa de Herminia Suárez [...] blancas, eran perfectamente unas aspirinas Bayer.[55]

[55] Declaración de la detenida Leopoldina Grau Alsina *(Polita)*. Expediente personal. Archivos del MININT, 1965, p. 220. Álvarez Margolles era un exmilitar del gobierno de Grau. A mediados de 1962 fue detenido cuando participaba en un plan de insurrección armada organizado por la CIA al calor de la operación Mangosta, que debía producirse en agosto, según documentos desclasificados por Estados Unidos años después.

Alberto Cruz Caso, coordinador de RRD, declaró en 1965 que “desde el exterior, Tony Varona, le envió en los primeros meses de 1962 a través de una representación diplomática, un frasco conteniendo 500 pastillas venenosas, semejantes a las cafiaspirinas, las cuales fueron recibidas por Leopoldina Grau Alsina, conjuntamente con una nota donde les orientaba que las distribuyesen a todas las organizaciones con las que mantenían relaciones [...]”. En otra declaración precisaba:

> [...] llegaron las pastillas a casa de Herminia[56] [...] Polita las había llevado allí [...]. El frasco tenía un papel adosado que explicaba se manejara con cuidado [...]. Al día siguiente yo vi a Polita que me entregó una carta de Varona en la que decía que las pastillas se disolvían rápidamente en líquido frío o caliente, que debían manipularse con cuidado, que eran insaboras, incoloras e inodoras, que las mismas debían ser usadas entre las principales figuras del régimen, que se distribuyese entre las organizaciones pero manteniendo control de las mismas, que se le avisara a él enseguida que se usaran, le dije a Polita que no dijera nada de aquello a nadie [...].[57]

Polita declaró entonces:

> [...] se quedó Herminia a cargo de las “aspirinas”, el coronel Álvarez Margolles me entregó tres para que

[56] Herminia Suárez. Mantenía relaciones conspirativas con Polita, quien utilizaba su vivienda como punto de contacto con miembros de su grupo contrarrevolucionario y para esconder materiales comprometedores.

[57] Declaración del detenido Alberto Cruz Caso. Expediente personal. Archivos del MININT, p. 89.

> yo las repartiera en la forma que yo estimara [...] le entregué dos a Manolo Companioni [...] las colocó creo que en el Hilton [...] yo me quedé con una pensando en colocarla en la rotonda [...] la de la Ciudad Deportiva, [restaurante El Recodo] pero cuando fui a buscar al muchacho que trabajaba allí nunca lo encontré [...] yo reintegré mi pastilla al pomo [...] entonces sucedió la detención de Margolles [...] todo aquello vino abajo. Se quedaron las aspirinas durmiendo el sueño eterno en casa de Herminia.

Polita declaró también que "[...] un día Margolles se me apareció con unas capsulitas verdes y me dijo le retirara las dos aspirinas a Companioni y que las sustituyera por estas cápsulas, que eran más eficaces [...] Las capsulitas se las di a Companioni [...]". Este último relata después que le sustituyó a Santos Armando el veneno y le entregó la otra cápsula a José Antonio Estévez, quien se la hizo llegar a Bartolomé Pérez García, maître de banquetes. Este confesó después que debía emplearla en un bufé en la clausura de un congreso médico adonde suponían que asistiría Fidel, lo que no se produjo.

Según documentos cubanos, José Antonio Estévez conspiró desde 1960 contra la Revolución en la organización terrorista FAL. Comenzó a trabajar en el Habana Libre de 1960 a 1964, como "mochila" del cabaret Caribe. Colaboró en los planes de asesinato organizados por Companioni, detenido y juzgado en 1965. Pérez García fue miembro desde 1960 de FAL. Desde muy joven trabajó como gastronómico en bares y cantinas, así como en el Havana Hilton desde su inauguración. Era accionista del bar restaurante El Gato Tuerto, el cual fue expropiado. Colaboró en la preparación de otro plan de atentado que se fraguaba en el Habana Libre con armas de fuego, desestimado por los complotados. Fue detenido y juzgado en 1965.

Y continuó describiendo la ruta seguida por el pomo de pastillas envenenadas: "[...] así que no pensé más en aquello hasta que Carlos Guerrero Costales[58] me vino a ver para pedirme las pastillas, que tenía un plan para desarrollarlo en Palacio [...] entonces yo le entregué a Costales el pomo de aspirinas [...] parece que después no pudo hacer su plan o cayó preso un poco después que yo le diera el pomo [...]".

Según documentos cubanos, en 1963 el agente de la CIA, Guerrero Costales, escondió el veneno en la casa de su cuñada María Antonia Nieckse Viera[59] y, tiempo después, le ordenó deshacerse de él. Las tabletas venenosas fueron arrojadas a la basura. Aquella siniestra operación iniciada en Miami terminó entre ratas y estiércol, en un basurero habanero, como se había iniciado.

Pero aquel nuevo intento de envenenamiento en abril de 1962 reveló también algo sorprendente, no reconocido por la agencia ante el Inspector General ni ante el Comité Selecto. Cuando la CIA entregó el frasco de pastillas en Miami a Rosselli para que lo hiciese llegar a Cuba a través de Tony Varona, ya se encontraba en el país su agente reclutador Norberto Martínez Díaz, miembro del grupo de Operaciones Especiales de la estación de Miami, con la misión de reclutar a los miembros o vincularlos al grupo Rescate "fortuitamente" complotados en el plan de envenenamiento. Sin duda, la CIA no deseaba dejar ningún cabo suelto y decidió monitorear directamente en el terreno aquella operación criminal. Leamos, en síntesis,

[58] Cirujano con más de 20 años de servicio. Segundo jefe de Rescate. En 1961 fue reclutado por la CIA, quedó al frente de una red de espionaje que mantuvo por varios años contactos directos con la Agencia. Detenido y juzgado en 1965. Expediente personal. Documentos del MININT, 1965.

[59] Guardaba en su casa materiales de espionaje entregados por la CIA. Detenida y juzgada en 1965. Expediente personal. Documentos del MININT, 1965.

una reconstrucción histórica sobre la infiltración de este agente:[60]

> En febrero Norberto Martínez Díaz se infiltró por la zona de Santa Lucía, en Pinar del Río. Pedro Fernández Díaz,[61] un carbonero que trabajaba para la CIA lo recibió y le dio su apoyo. Poco después se trasladó hacia La Habana [...]. En la capital se puso en contacto con Ramón y Leopoldina Grau Alsina, con quienes desde mucho antes mantenía comunicación por el correo ordinario desde Estados Unidos.
>
> A través de los hermanos Grau Alsina contactó con varias personas, como el excoronel Francisco Álvarez Margolles, español nacionalizado que había prestado sus servicios militares en la época del presidente Carlos Prío, con Rodolfo León Curbelo, el hombre que había traído las primeras pastillas con veneno antes de Playa Girón, con Manuel Companioni Souza, ex*dealer* del cabaret Sans Souci y Havana Hilton a las órdenes de Santos Trafficante, con Alberto Cruz Caso y el doctor Carlos Guerrero Costales, que había sido médico personal de Carlos Prío, estos dos últimos jefe y segundo jefe de la organización contrarrevolucionaria Rescate, y con otras personas relacionadas con la familia

[60] Norberto Martínez Díaz: Médico. Director del hospital siquiátrico Mazorra, en el gobierno de Grau. Miembro del Movimiento de Integración Democrática Americana (MIDA) en época de la tiranía y excandidato a representante en la farsa electoral de 1958. Expulsado del Directorio Revolucionario por traición. Después ingresó en la organización Triple A. Agente reclutador al servicio de la CIA. Abandonó Cuba en 1961 por vía legal. Testimonio del general de división Manuel Fernández Crespo. Estudio de casos de espionaje. Documentos del MININT, CIHSE, 1965.

[61] Pedro Fernández Díaz fue detenido en 1964.

> Grau [...] También contactó con Bartolomé Pérez García, capitán del restaurante de banquetes en ese hotel, Santos de la Caridad Pérez Núñez, gastronómico de la cafetería, José A. Estévez Romero, mochila del cabaret Caribe y Danilo Muñiz McBeath, cantinero, todos miembros de la citada organización, y conformó una red de espionaje que un año después participaría en un peligroso plan de atentado contra nuestro Comandante en Jefe Fidel Castro Ruz [...] Durante la estancia de Norberto Martínez Díaz en Cuba, Ramón Grau lo escondió varios días en su casa contigua [...].

Otros complots de asesinato, como el proyecto AM/LASH,[62] el de las "conchas marinas explosivas"[63] y el "traje de buzo contaminado",[64] planeados por la CIA después de Playa Girón, fueron reconocidos también por el Senado norteamericano en 1975. Pero este reconocimiento resulta pueril si tenemos en cuenta la enorme variedad de planes y complots de asesinatos organizados, promovidos, instigados o inspirados por los servicios especiales norteamericanos en aquellos tiempos.

[62] Según la CIA declaró, los contactos con el traidor Rolando Cubela (agente AM/LASH) se iniciaron a principios de 1961. La CIA facilitó armamentos y otros medios para intentar asesinar al Comandante en Jefe Fidel Castro Ruz. El agente AM/LASH fue detenido en 1966.

[63] Este complot tenía como propósito colocar un explosivo en una concha marina que, al ser arrebatada del fondo, hiciera explosión. Pretendían situarla en un área donde Fidel supuestamente acostumbraba a bucear.

[64] El proyecto se desarrolló en 1963 y consistía en impregnar un traje de buceo con un hongo que produciría una enfermedad incurable en la piel, así como la contaminación de la boquilla de la careta de goma con el bacilo de la tuberculosis, con el propósito de regalarla a Fidel.

La insurrección como preludio a la invasión

Aunque la estación local norteamericana junto a su embajada se había retirado de Cuba pocos meses antes, en enero de 1961, la CIA se había preparado para aquella contingencia. Desde finales de 1960 sus oficiales habían extendido los contactos con sus grupos terroristas para intentar lograr una unidad de acción que contribuyera a una insurrección interna y a la eliminación física de Fidel. En su afán de destruir la Revolución, la unidad entre sus grupos mercenarios había sido uno de los aspectos de mayor complejidad. Ayer como hoy, razones conocidas como el vacío ideológico, la falta de liderazgo y representatividad social, las ambiciones personales, el afán de poder, las pugnas entre los cabecillas de estos grupúsculos por el acceso al dinero hacían imposible lograr la unidad entre ellos, lo que se acentuaba aún más por la existencia de unos 300 grupos y organizaciones contrarrevolucionarias dentro y fuera de Cuba.

Según documentos cubanos, la CIA decidió crear en aquellos días, con la mayor rapidez posible, un denominado Frente Insurreccional Nacional, para agrupar las organizaciones terroristas más activas del momento y desencadenar una ola de sabotajes y actos terroristas capaz de desatar un "levantamiento", preludio a la invasión mercenaria. Allen Dulles lo negó ante la prensa pocos días después de la invasión, considerándolo "un error común", aunque mentía deliberadamente. Por su interés histórico, reproducimos un fragmento de la entrevista:

> Dulles hizo su primera aparición pública en el programa de televisión de la NBC Meet the Press. El moderador preguntó a Dulles: "Cuando Ud. lanzó la invasión de la Bahía de Cochinos, evidentemente esperaba un levantamiento popular que la apo-

> yara. Sin embargo, no se produjo ninguno. ¿Cómo es posible que estuvieran tan equivocados?"
> "¿Un levantamiento popular?" —preguntó Dulles con una expresión perpleja mientras aspiraba una bocanada de su pipa—. "Ese es un error común. Pero no, yo no diría que esperábamos un levantamiento popular. Era otra cosa lo que esperábamos que sucediera en Cuba [...] algo que no se materializó".[65]

¿Qué suceso esperaba el señor Dulles? Por razones desconocidas, el inspector general de la CIA, Jack Earman, no entrevistó al señor Allen Dulles, a pesar de que vivía aún en el momento de realizar su investigación.

Otros autores consideran que la oposición contrarrevolucionaria no contaba aun en aquellos momentos con la potencialidad requerida para llevar a cabo una revuelta de tal magnitud. Pero, como veremos, la CIA no apostaba solo a una carta.[66] "¿Habría una revuelta al iniciarse una invasión? [...] Pero habiendo dicho todo esto, yo considero que a pesar del tamaño y el poder de la resistencia, era improbable que la oposición armada en Cuba tuviera la capacidad de organización y militar en abril de 1961 para lanzar una revuelta del tipo imaginada por los planificadores en Washington y en Miami. Era simplemente demasiado pronto y consecuentemente, mi juicio sería —sujeto a revisión— que el plan de invasión estaba equivocado en su concepción. Simplemente no era posible".

El 27 de febrero de 1961, procedentes de Miami, se infiltraron por la zona de Santa Cruz del Norte, en la provincia de La Habana, los agentes de la CIA, William Patten

[65] Warren Hinckle y William Turner: Ob. cit., p. 95.

[66] Jorge Domínguez, tomado de James G. Blight: *Política de ilusiones.*

Tabares[67] y Julio Luis Orias Finalés,[68] para coordinar las acciones de un grupo de organizaciones contrarrevolucionarias internas y preparar un "levantamiento militar" en la zona central de la Isla. Entre los grupos terroristas más activos se encontraban, no por casualidad, el MDC, el M-30-11, el MRR, el MRP, la Triple A, el FRD, el RRD y la Unión Nacional Anticomunista, entre otros. Pero aquellos agentes y los principales cabecillas complotados fueron detenidos por la seguridad cubana el 8 de abril, en Camagüey.

Desde marzo de 1961, el norteamericano agente de la CIA Rafael Díaz Hanscon[69] y el traidor Humberto Sorí Marín[70] trabajaban secretamente por mandato de la Agencia

[67] Lawrence William Patten Tabares. Agente de la CIA, organizaba en Camagüey el apoyo a la invasión mercenaria de abril de 1961. General de división Manuel Fernández Crespo. Documentos del MININT, CIHSE. 2005.

[68] Julio Luis Orias Finalés: Agente CIA en la antigua provincia de Camagüey; se hacía llamar Rafael Álvarez Fernández. Contactó con el agente CIA Lawrence William Patten Tabares, infiltrado el 27 de febrero de 1961 por Santa Cruz del Norte, provincia La Habana. Cuando se encontraban reunidos trazando los planes conspirativos, detectados por los órganos de la seguridad, se produjo un enfrentamiento en el que resultó muerto. Documentos del CIHSE.

[69] Rafael Díaz Hanscon (1931): Entrenado por la CIA en Estados Unidos. Enviado luego a Cuba a sustituir al coordinador general del FRD. Detenido cuando participaba en una reunión conspirativa dirigida por Humberto Sorí Marín; su misión era atentar contra la vida de Fidel en el Instituto Nacional de Ahorro y Vivienda (INAV), donde trabajaba. Fue juzgado por la Causa No. 15/61. Documentos del CIHSE.

[70] Humberto Sorí Marín (1915): Excomandante del Ejército Rebelde. El 5 de enero de 1959 fue designado Ministro de Agricultura y renunció el 11 de junio. Detenido en diciembre de 1960 por actividades conspirativas. Recluido en prisión domiciliaria, se fugó y marchó clandestinamente a Estados Unidos, donde refirió que contactó en solo una semana en Miami con seis oficiales de la CIA de diferentes departamentos y algunos cubanos, entre ellos el excapitán Tato Alomá, elemento cercano a Nino Díaz. Se infiltró en Cuba el 13 de marzo de 1961, acompañando un importante cargamento de armas: 11 sacos de yute y 13 mochilas con nitro almidón de alto poder explosivo, 160 granadas incendiarias, 25 granadas de fragmentación, 120

en el occidente, para reorganizar otros grupos terroristas en un llamado Frente de Unidad Revolucionaria e intensificar el terrorismo urbano. Díaz Hanscon había ingresado legalmente semanas antes proveniente de Miami y estudiaba la posibilidad de colocar un artefacto explosivo para hacerlo estallar el 27 de ese mes en el salón de reuniones del Instituto Nacional de Ahorro y Vivienda, en ocasión de la posible visita de Fidel. Con anterioridad, había elaborado un proyecto en el que proponía la construcción de viviendas de bajo costo, con lo cual pretendía atraer el interés y la presencia del mandatario. El plan fracasó pues fue detenido junto con Sorí Marín y otros terroristas. Unos días antes, visitó Oriente para ultimar los detalles de un posible simulacro de agresión a la base de Guantánamo. Consistía en preparar a un grupo de contrarrevolucionarios que dispararían contra la base desde territorio cubano, lo que provocaría un incidente capaz de originar la agresión militar de Estados Unidos.

Humberto Sorí Marín había ingresado ilegalmente por vía marítima junto a otros terroristas, apoyado por un comando de la CIA, en el área costera de Santa Cruz del Norte, en La Habana, el 13 de marzo de 1961, con indicaciones de ultimar detalles para una operación de autoagresión en la Base Naval de Estados Unidos en Guantánamo, promover alzamientos en diferentes lugares del país y realizar atentados personales. Pocos días antes, había sostenido estrechos contactos en Miami con enviados de Higinio Díaz.

El agente de la CIA, Rogelio González Corso, coordinador nacional del MRR, organizaba otro plan de asesinato contra

---

petacas incendiarias, armas largas M1 y M3, pistolas, 27 cajas de espoletas de granadas, entre otros, para la campaña de terrorismo que debía desatarse en el país antes de la invasión. Detenido el 18 de marzo de 1961, cuando se encontraba reunido con un grupo de contrarrevolucionarios. Juzgado en la Causa 152/61. Documentos del MININT, 1961.

Fidel en un acto de recordación que se realizaría frente al antiguo Palacio Presidencial, con motivo del aniversario de la Huelga del 9 de abril, que no se efectuó. Este grupo planeaba un sabotaje a la planta eléctrica de Tallapiedra en la capital y un amplio plan de sabotajes a lo largo de todo el país. González Corso había regresado desde la provincia de Oriente, donde fraguaba también un acto provocativo de autoagresión a la Base Naval.

En la provincia más oriental, coincidente con el desembarco de Playa Girón, se infiltró clandestinamente otro grupo de la CIA, el 17 de abril de 1961, dirigido por el principal cabecilla del Directorio Revolucionario Estudiantil (DRE), Alberto Müller Quintana,[71] quien por instrucciones de la Agencia planeaba realizar un alzamiento en la Sierra Maestra como parte de un acto de distracción del golpe principal que constituía la propia invasión. Müller fue apresado dos días después. Estando en prisión, acusó a la CIA y al cabecilla Manuel Artime de haberlo traicionado, pues consideró que habían sido sacrificados inútilmente. La infiltración de Müller podría relacionarse con los planes diversionistas del enemigo en la provincia de Oriente, para tratar de distraer la atención en momentos en que se producía el desembarco mercenario en la península de Zapata.

Las acciones de los agentes de la CIA, Patten Tabares, Orias Finalés, Sorí Marín, Díaz Hanscon, González Corso y Alberto Müller guardaban cierta relación y coherencia, dado el corto período anterior a la invasión en que se produjeron y la semejanza de sus objetivos, en especial la pretendida

[71] Alberto Müller Quintana. Seudónimo: La Joya. Nacido en Cuba en 1939. Al triunfo de la Revolución militó en organizaciones terroristas. El 15 de julio de 1960 se asiló en la embajada de Brasil y marchó a Estados Unidos, donde organizó el DRE. Se infiltró en Cuba, cumplió prisión y abandonó el país en 1976. Realizó intervenciones por Radio Mambí, en Miami, a favor del terrorista Orlando Bosch Ávila. Documentos del CIHSE.

"revuelta general", el asesinato de Fidel y la autoagresión a la Base Naval de Estados Unidos en Guantánamo.

El extraño periplo de Higinio Díaz

La CIA movía sus últimas fichas antes de la invasión y cifraba quizás aún algunas esperanzas en poder arrastrar al gobierno de Kennedy a una intervención militar directa. Algunos funcionarios dentro de la CIA compartían este criterio. Un exoficial declaró años después: "[...] Entonces se cambiaron los planes originales de la invasión para incluir la creación de un incidente que exigiera un ataque completo por parte del ejército de Estados Unidos. Kennedy no debía saber este cambio [...] Uno de aquellos planes era tratar de alguna forma que Castro atacara Guantánamo haciéndole creer que rebeldes estaban atacando desde allí [...]".[72]

La CIA intentó en julio otra provocación similar en las cercanías de la Base Naval. Consistía en disparar con un mortero desde una finca cercana a la cerca perimetral para provocar que se sintieran agredidos, respondieran a la supuesta agresión de tropas cubanas y se iniciara un conflicto que culminara en invasión militar directa. Se combinaría con atentados contra Fidel y Raúl en La Habana y Santiago de Cuba, respectivamente, como parte de la operación Patty, frustrada por los órganos de seguridad cubanos días antes de los actos por el 26 de julio.

La CIA mantuvo mutismo sobre una operación marítima por Guantánamo, que el terrorista Higinio Díaz *(Nino)*[73]

[72] James Wilcott. Declaraciones de exagente CIA ante el Comité Selecto sobre asesinatos (22-3-78). Documentos del CIHSE.

[73] Higinio Díaz Ané (*Nino*) (1925). Excomandante del Ejército Rebelde, degradado por graves violaciones en 1958. Involucrado en la conspiración de Matos, evadió la justicia y se asiló en la Base Naval. Salió de Cuba el 13 de

llevó a cabo mientras tenía lugar la invasión de Playa Girón. Algunos autores se han referido a este suceso como un simulacro de desembarco con fines de "distracción". El propio coronel Jack Hawkins lo calificó en esos términos.[74] Documentos cubanos de la época arrojan luz y permiten establecer nuevas hipótesis. Por su incuestionable valor histórico, seleccionamos algunos fragmentos del testimonio ofrecido por Enrique Fernández Ruiz, exagente de la inteligencia militar norteamericana, de origen cubano, capturado en 1963 después de haberse infiltrado, quien formó parte del contingente de Nino Díaz en los sucesos de playa Mocambo, en Guantánamo. Al respecto, expresó:[75]

> En esos días B. me llevó a hablar con Nino Díaz [...] Fuimos y nos planteó de venir a Cuba para las

---

mayo de 1960, y en octubre se infiltró con otros terroristas por Oriente. Perseguidos, se refugiaron en la Base, donde se desempeñó como jefe militar de los exiliados. Encabezó un grupo diversionista preparado para penetrar en Cuba por la región oriental, acción no materializada. Cursó estudios militares en Fort Benning, en 1963. Organizó planes de atentado contra Fidel Castro. Tuvo contactos con la dictadura chilena y actuó desde Puerto Rico contra Cuba. Detenido en Miami en 1991 por tenencia ilegal de armas, sancionado a tres años. En octubre de 2000 organizaba un plan de acciones terroristas contra Cuba. Documentos del CIHSE.

[74] Memorando para antecedente, 5 de mayo de 1961. "Acción paramilitar contra el gobierno de Castro en Cuba", capítulo 5: "Resultados del programa de resistencia interna de septiembre de 1960 a abril de 1961". Documentos del CIHSE.

[75] Enrique Fernández Ruiz de la Torre *(Pedrito)*. Miembro del MRP. Agente de la Inteligencia Militar de Estados Unidos (DIA), se infiltró en Cuba por la bahía de Cárdenas, Matanzas, a fines de agosto de 1963 y fue detenido en Pinar del Río el 6 de diciembre, cuando se marchaba clandestino. En los interrogatorios, relató sus contactos con Nino y su participación con el grupo de mercenarios en los hechos de playa Mocambo, Guantánamo, mientras tenía lugar la invasión. Manuel Fernández Crespo: Estudio de casos de espionaje. Documentos del MININT, CIHSE, 1963.

lomas y que tendríamos el apoyo de suministros necesario [...] que los americanos se lo daban y él vendría con 50 hombres para dividirse en pequeños grupitos y fomentar entonces las guerrillas. [...] así Nino partió para el campamento y a finales de enero partimos nosotros [...] se nos llevó para el aeropuerto y por la noche cogimos un avión para New Orleans [...] nos esperaba un pisicorre con dos americanos [...] nos metieron en un camioncito cerrado, donde nos dieron vueltas por espacio de dos o tres horas [...] al abrir la puerta, nos encontramos en el campamento donde había como cien hombres, entre ellos Nino que nos salió a recibir. Estuvimos hablando toda la madrugada pues él nos había engañado, pero esgrimió que los planes se irían llevando por pasos [...] él no tenía mando de ningún tipo, sino que eran los americanos [...] B. se encontró a varios compañeros y yo también. Ñico Crespí y Tato Alomá tenían incondicionales de Nino [...] allí habíamos unos 168 hombres, los instructores eran americanos, un alemán y un filipino que daba las clases de explosivos [...] el 7 u 8 de abril nos sacaron en camiones cerrados hasta la cabeza de la pista [...] fuimos a parar a Cayo Hueso [...] nos llevaron a un muelle donde estaba el barco que resultó ser el *Santa Ana* [...] el capitán era americano y responsable de la operación [...] en el barco había unas cuantas toneladas de armas, desde cañón sin retroceso 75 mm hasta mortero de 81 mm [...] el día 11 nos dieron un sobre con las instrucciones y nos enteramos que era por la playa Mocambo y que estarían esperándonos [...] B. fue designado por Nino para bajar con una patrulla de reconocimiento de nueve hombres [...] el día 12 bajamos en una balsa con motor, veíamos algunas

> luces en las lomas y pensamos que eran señas pero no estaban en el plan, el barco nos dejó muy lejos de la costa [...] eran casi las cuatro de la madrugada una cosa imposible ya de hacer nada [...] en la carretera se veían de cerca pasar camiones con las luces apagadas y comprendimos que había movilización [...] cuando llegamos al barco le informamos a Nino [...] el radio operador del barco era amigo nuestro [...] por él supimos la orden era desembarco como fuera [...] el día 13 bajamos y se sumó otro al grupo, era Máximo Torres que fue alcalde en Santiago y amigo de Nino [...] cuando llegamos a la playa Mocambo se rompieron las propelas y quedamos al garete con remos en la costa [...] veíamos a la milicia y cuando hablaban, sus voces llegaban a nosotros; un camión giró en la carretera y casi con sus luces nos descubre [...] de allí salimos a remo [...] vinieron a recogernos [...] le comunicamos a Nino que aquello estaba lleno de ejército y milicia y que desembarcar era que nos mataran a todos [...] nos alejamos de la costa y por radio se le comunicó al barco tomar rumbo a Casilda [...] llegamos a Girón el 19 o 20 [...] en alta mar por poco nos fajamos con los propios barcos de Girón pues ellos pensaban que era un barco de Fidel pues nosotros íbamos de verde olivo [...] nos comunicaron que todo se había perdido y los habían mandado a retirarse para Vieques, Puerto Rico [...].

De haberse tratado de una maniobra de distracción, como afirmó Hawkins, ¿por qué ocultar la presencia del contingente y escapar ante la presencia de algunos milicianos, sin un intento de desembarco o al menos sin acometer alguna acción capaz de llamar la atención del mando cubano? Quizás esto hubiera requerido una dosis de decisión y coraje que no abundaba mucho en aquellos mercenarios, pero si la orden radiada era realmente "desembarcar como fuera" resulta incomprensible que a Higinio Díaz no se le haya exigido la responsabilidad debida ante tal conducta. Si ocurrió, lo desconocemos.

El testimonio de Fernández Ruiz incorpora otros elementos discordantes con la tesis de Hawkins. Según el agente Fernández Ruiz, Higinio Díaz definió el propósito de aquella misión como "fomentar guerrillas", lo que resultaba una evidente contradicción. La leyenda de "distracción" se desmoronaba poco a poco. ¿Por qué vestir de verde olivo a aquellos mercenarios, que incluso fueron confundidos días después en alta mar como hombres "de Fidel" por sus propios camaradas de la Brigada 2506? Esa circunstancia podría indicar que el propósito perseguido una vez desembarcados era precisamente hacerlos aparecer como una supuesta tropa rebelde. ¿Por qué intentar desembarcar subrepticiamente en playa Mocambo, a solo unas millas de la Base Naval, en momentos en que una flota mercenaria, escoltada por la marina estadounidense se acercaba a su destino final en las playas de Girón? ¿Por qué trasladar morteros de 81 mm o cañones sin retroceso de 75 mm como no fuera para disparar contra la Base y provocar un terrible incidente de consecuencias imprevisibles en un momento tan crítico? ¿Existió alguna relación entre esta operación y los planes de autoagresión a la base yanqui que fraguaban en esos momentos los agentes de la CIA Sorí Marín, Díaz Hanscon y González Corzo? ¿Acaso no era otra artimaña de la CIA para obligar al presidente Kennedy a autorizar la invasión directa de sus fuerzas armadas? Sea o no cierto, aquella nueva jugarreta de la CIA y el Pentágono también fracasó.

A modo de conclusiones

En correspondencia con aquella política criminal, los planes de asesinato contra Fidel Castro nunca cesaron. Los servicios especiales norteamericanos y sus mercenarios desarrollaron todos los elementos de guerra sucia. Los exiguos grupos de bandidos que habían sobrevivido a la Limpia del Escambray se dispersaron y ocultaron cobardemente en espera de la prometida invasión. La CIA no pudo lograr su objetivo final, a pesar de contar con la más poderosa base de operaciones secretas en el Caribe que actuaba desde Miami y el apoyo de grupos mercenarios dentro y fuera del país.

Para ese entonces, los sueños del imperio de una oposición unificada y organizada dentro del país, la existencia de una guerra irregular en las montañas de Cuba y de una insurrección general armada capaz de apoyar la invasión mercenaria eran parte ya del fracaso total que sobrevendría el 19 de abril en Playa Girón, lo que propinó el golpe mortal al "Programa de Acciones Encubiertas" de Eisenhower. El propio Inspector General de la CIA, Lyman B. Kirkpatrik incapaz de reconocer aquella realidad, pocos meses después se lamentó escribiendo en su informe: "[...] el estudio de toda la inteligencia disponible hubiera demostrado a los funcionarios de la Agencia que las operaciones paramilitares clandestinas habían fracasado casi totalmente, que no había un movimiento clandestino efectivo controlado para unirse a las fuerzas invasoras [...]". Su prepotencia le impedía añadir las verdaderas causas de la derrota mayor sufrida por la CIA hasta entonces a manos del pueblo cubano.

Después de la derrota en Playa Girón, el gobierno norteamericano no solo continuó su incesante obsesión, sino que multiplicaron sistemáticamente los complots de asesinato, todos descubiertos y liquidados gracias a la acción popular, así como las acciones de guerra económica y aislamiento internacional. Fue la resistencia del pueblo, dirigido por Fidel Castro, quien neutralizó a la contrarrevolución organizada y armada por Estados Unidos, en solo unos años. Se quebró así el mito de la invencibilidad del imperio norteamericano.

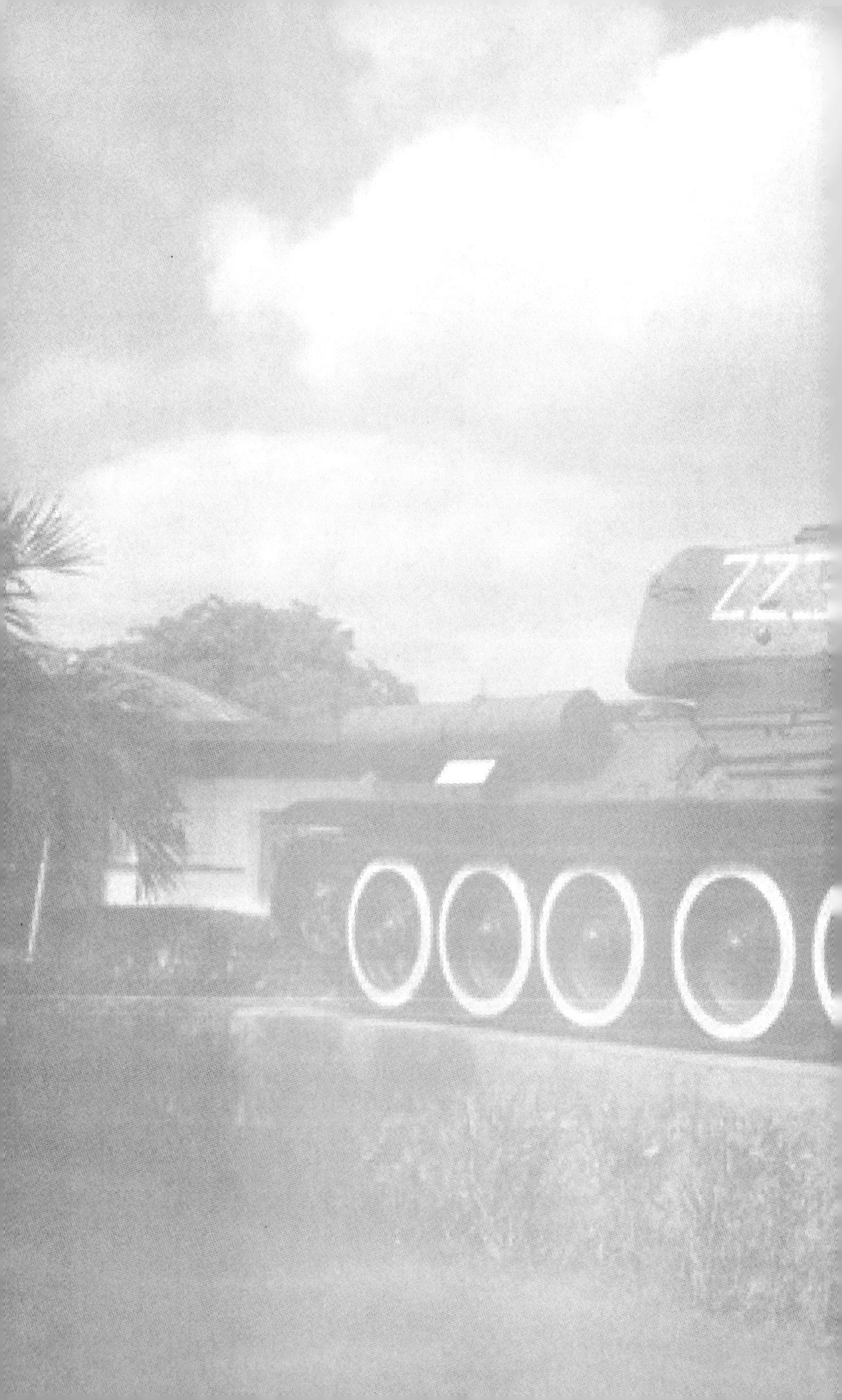

Testimonio Gráfico

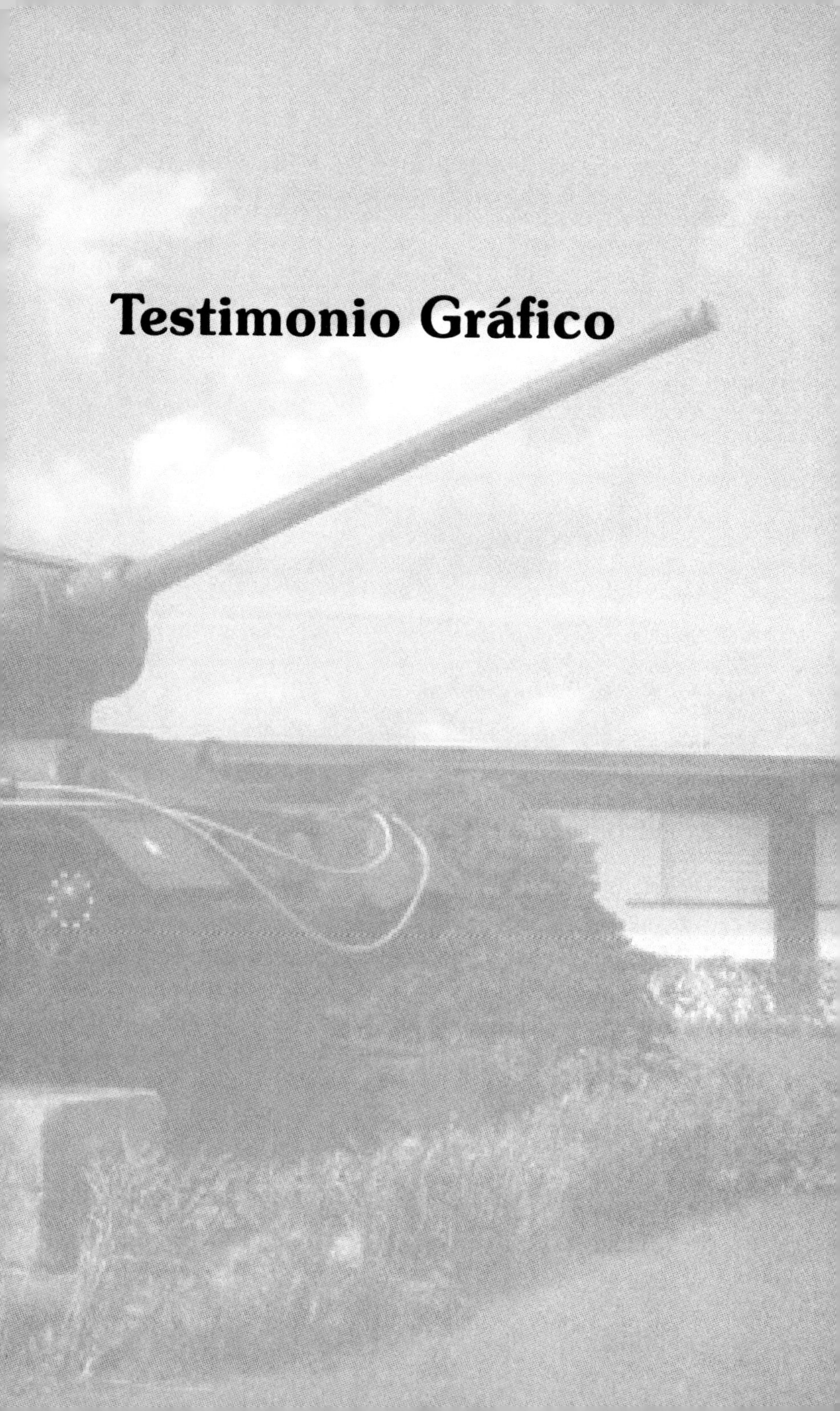

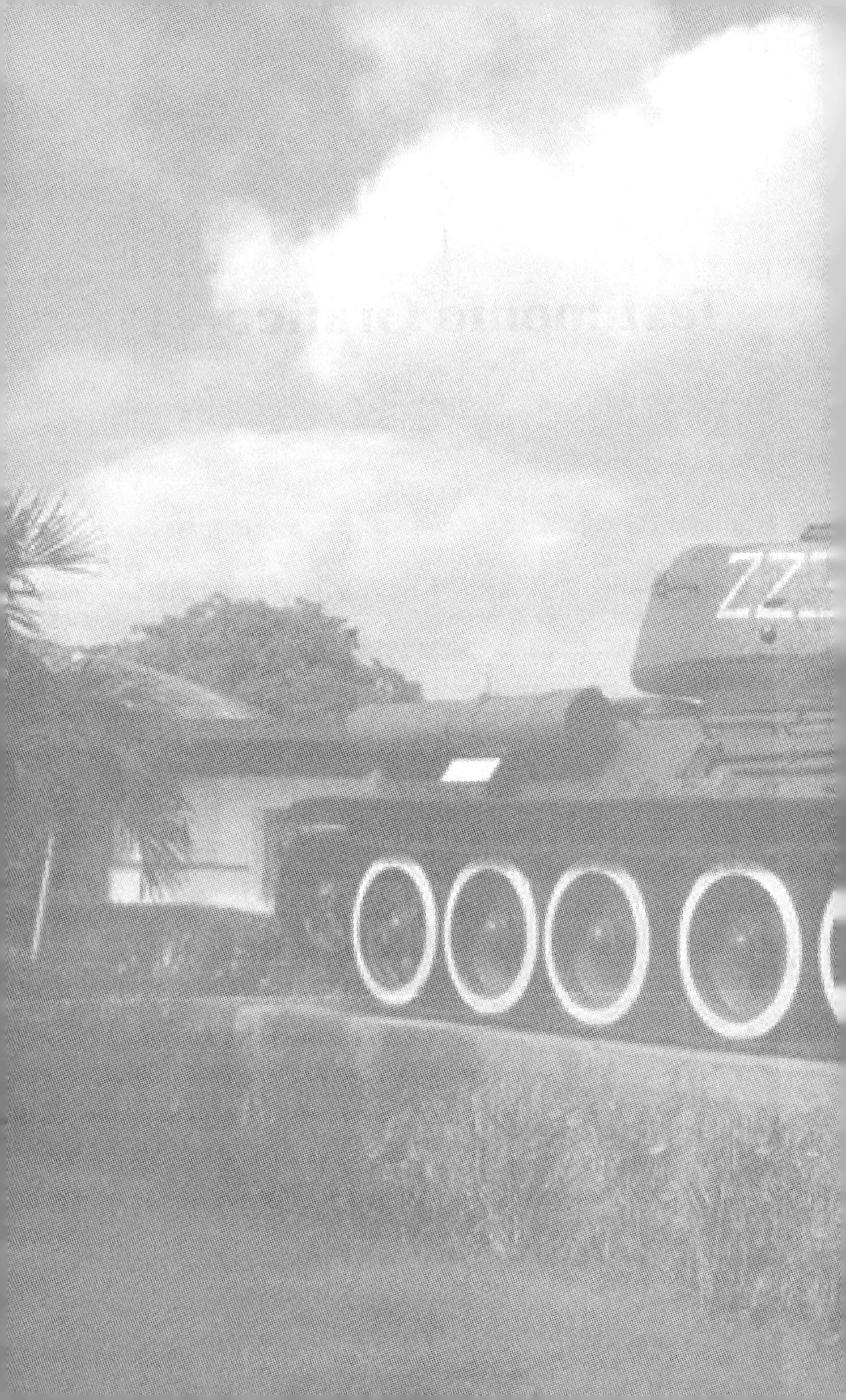

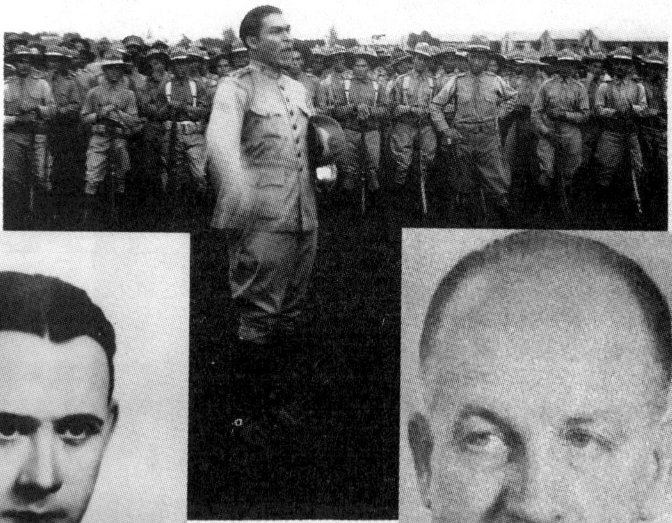

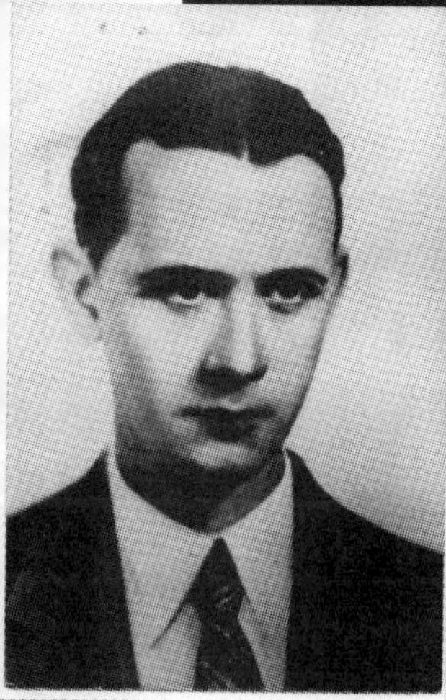

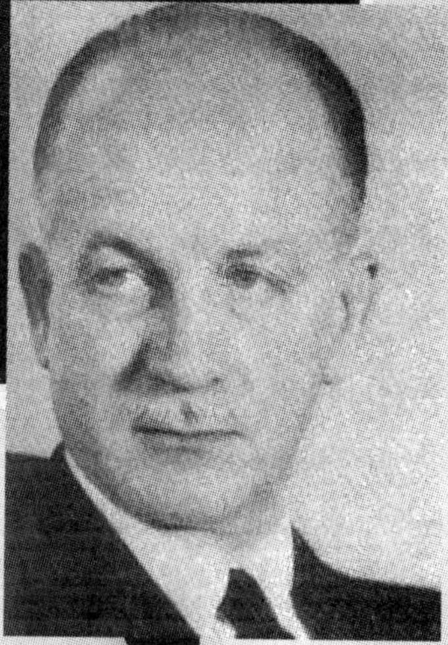

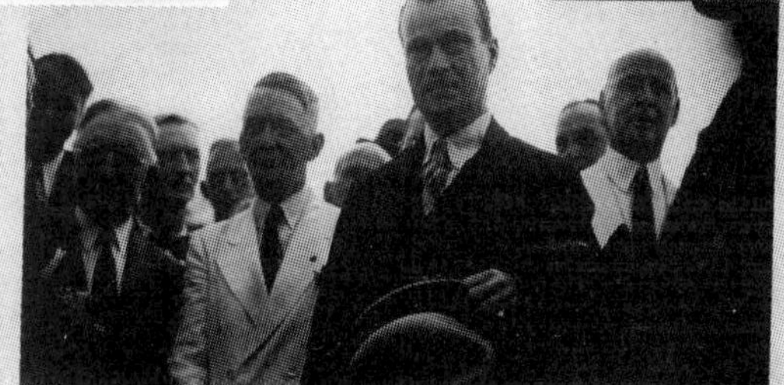

JEFFERSON CAFFERY A SU LLEGADA AL AEROPUERTO, RECIBIDO POR PERSONEROS DE LA ÉPOCA

Los antecedentes de la actividad subversiva contra Cuba a partir de 1959 pueden encontrarse en las realizadas para frustrar la Revolución del 30. Sumner Welles (centro derecha) y Jefferson Caffery (abajo), en su mediación para evitar una victoria revolucionaria, identificaron al coronel Batista (centro arriba, en acto de salutación de Welles) como el instrumento adecuado. Con el asesinato de Antonio Guiteras(centro izquierda) por órdenes de Batista, en mayo de 1935, se eliminó la figura más progresista del Gobierno de los Cien Días y la de mayor liderazgo y potencialidad revolucionaria en el momento.

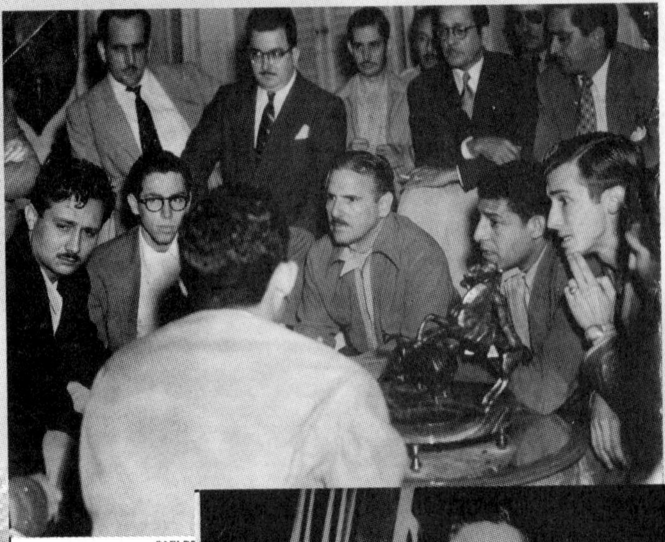

CARLOS

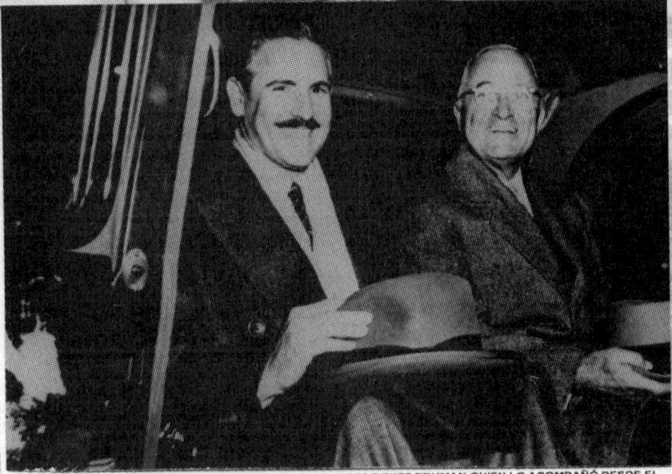

CARLOS PRÍO A SU LLEGADA A ESTADOS UNIDOS Y EL PRESIDENTE TRUMAN QUIEN LO ACOMPAÑÓ DESDE EL AEROPUERTO POR LA AVE. PENSILVANIA HASTA BEAIR HOUSE

La Guerra Fría que sucedió a la II Guerra Mundial trajo consigo un mayor enfrentamiento a las ideas revolucionarias y progresistas. La creación de la CIA en 1947 fue ejemplo de ello. Bajo el gobierno de Carlos Prío (arriba, de visita en Washington, en unión del presidente Truman) se incrementó la persecución de los comunistas. El 10 de marzo de 1952 se inauguró una nueva etapa de represión sangrienta. Los principales dirigentes estudiantiles, arriba, exigieron infructuosamente al presidente Prío armas para enfrentar el golpe de Estado batistiano. Poco después Prío abandonaba el país.

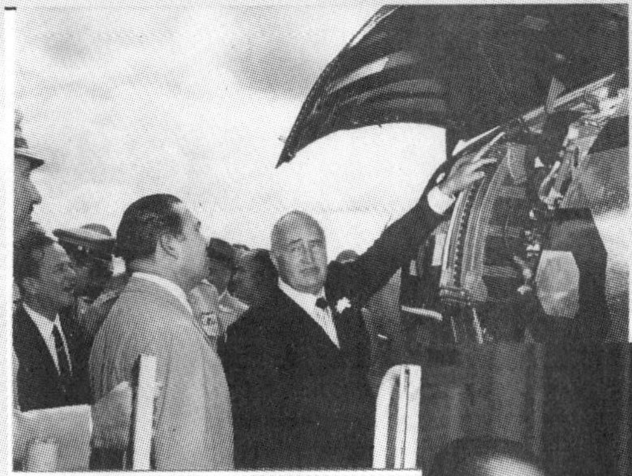

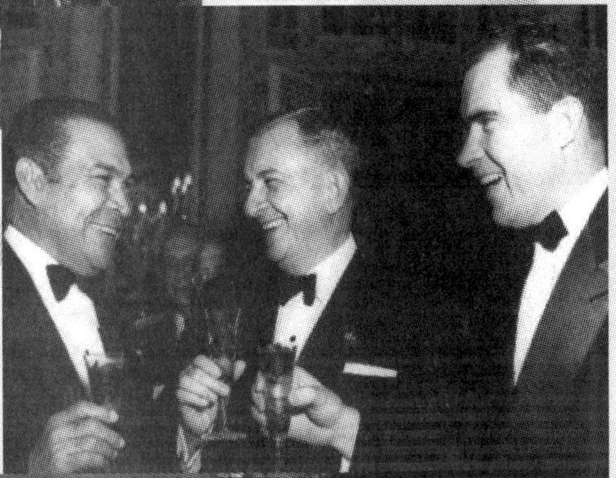

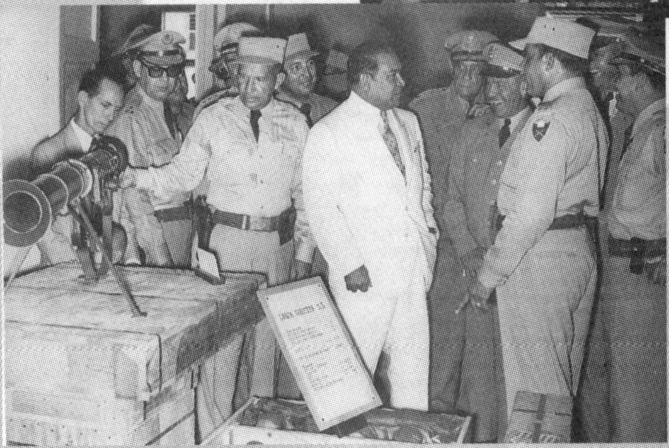

El gobierno de Estados Unidos fue cómplice de las torturas y asesinatos perpetrados por la tiranía batistiana. El vicepresidente Richard Nixon mostraba a Batista su simpatía y apoyo (centro derecha). El embajador Arthur Gardner (arriba, derecha) le muestra las características de un avión militar entregado en cumplimiento del programa de cooperación militar, y recibe explicaciones (abajo) acerca de las características de otras armas y pertrechos de guerra utilizados en la represión del pueblo.

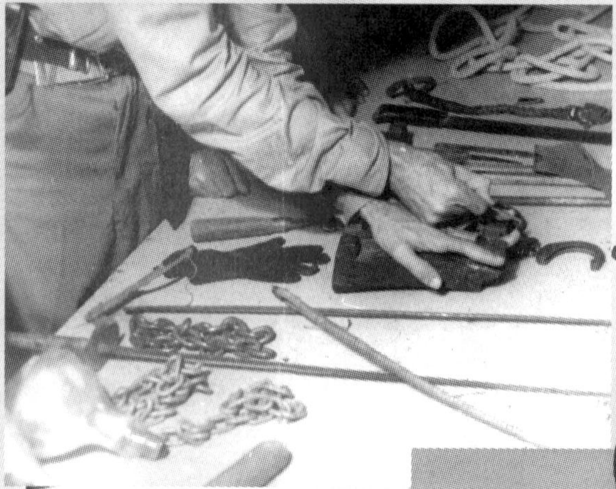

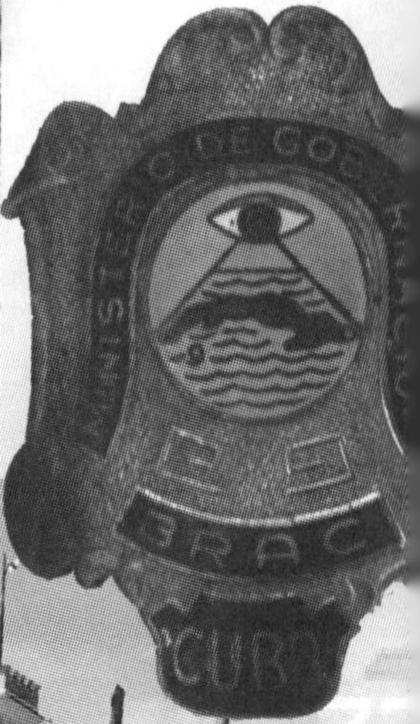

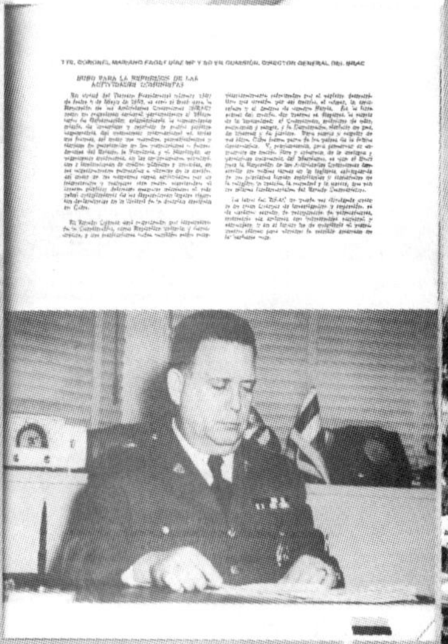

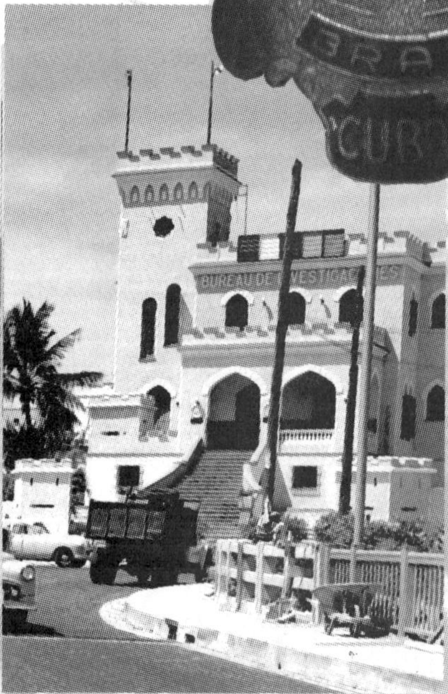

El respaldo y asesoramiento a la tiranía batistiana por el gobierno de Estados Unidos abarcaba todo el aparato represivo. El Buró para la Represión de Actividades Comunistas (logotipo arriba, derecha) recibió una particular atención. Una publicación interna de los servicios policíacos (izquierda) pondera a su jefe, teniente coronel Mariano Faget. El símbolo más adecuado de aquel corrupto sistema lo constituían sus instrumentos de tortura (arriba, izquierda). El Buró de Investigaciones fue otro antro represivo de la tiranía.

Un intento encaminado a despojar de legitimidad la continuidad de la lucha revolucionaria tras la fuga del tirano Batista se materializó a través de una Junta Cívico Militar, de efímera existencia. En la foto, el general Eulogio Cantillo (a la izquierda) y el magistrado Carlos M. Piedra.

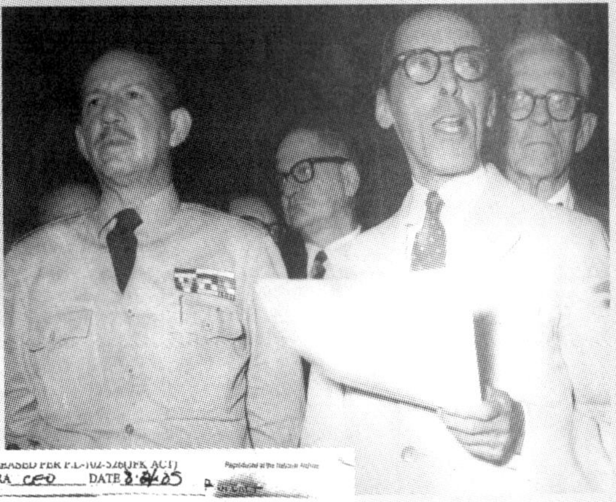

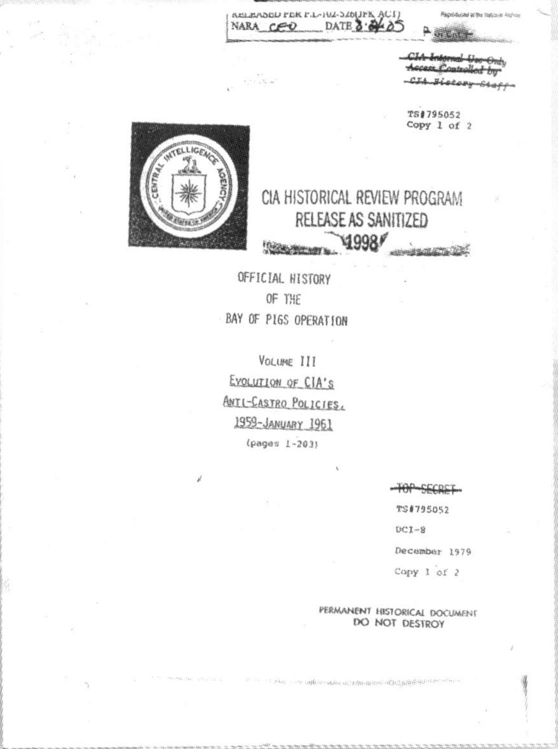

RELEASED PER P.L-102-526(JFK ACT)
NARA CEO DATE

~~CIA Internal Use Only~~
~~Access Controlled by~~
~~CIA History Staff~~

TS#795052
Copy 1 of 2

CIA HISTORICAL REVIEW PROGRAM
RELEASE AS SANITIZED
1998

OFFICIAL HISTORY
OF THE
BAY OF PIGS OPERATION

VOLUME III
EVOLUTION OF CIA'S
ANTI-CASTRO POLICIES,
1959-JANUARY 1961
(pages 1-203)

~~TOP SECRET~~
TS#795052
DCI-8
December 1979
Copy 1 of 2

PERMANENT HISTORICAL DOCUMENT
DO NOT DESTROY

Durante 1958, la CIA intentó fortalecer una "tercera fuerza" militar que impidiese el acceso al poder del Movimiento Revolucionario 26 de Julio y el Ejército Rebelde. Un estudio interno de la Agencia revela que con ese fin programaron un amplio abastecimiento de armamento para el II Frente Nacional del Escambray, que resultó posteriormente frustrado.

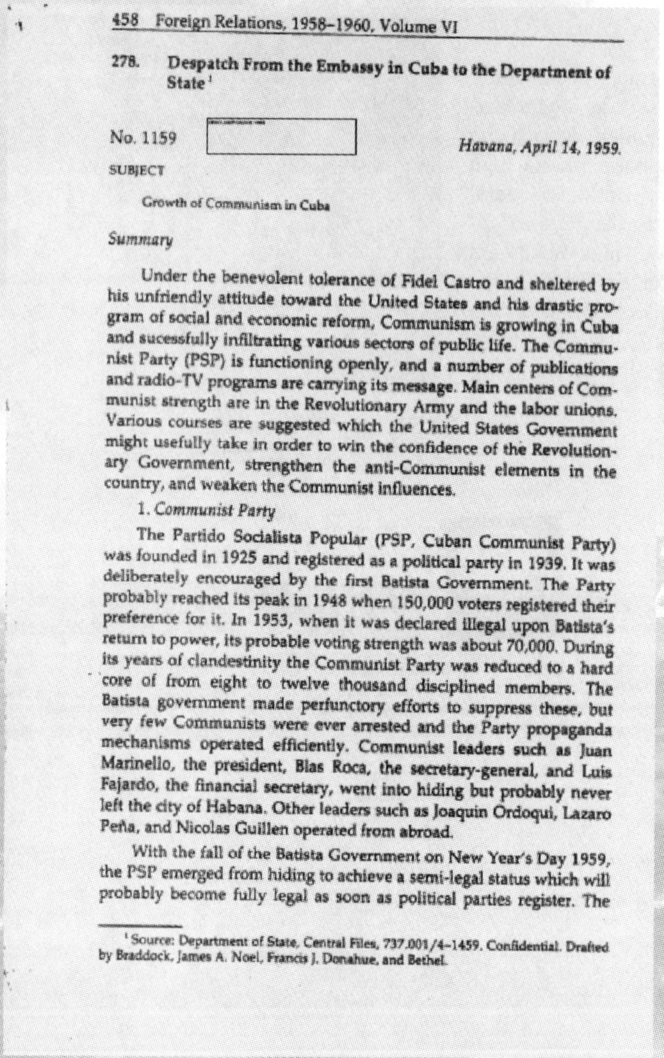

458 Foreign Relations, 1958–1960, Volume VI

278. Despatch From the Embassy in Cuba to the Department of State[1]

No. 1159 *Havana, April 14, 1959.*

SUBJECT

Growth of Communism in Cuba

Summary

Under the benevolent tolerance of Fidel Castro and sheltered by his unfriendly attitude toward the United States and his drastic program of social and economic reform, Communism is growing in Cuba and sucessfully infiltrating various sectors of public life. The Communist Party (PSP) is functioning openly, and a number of publications and radio-TV programs are carrying its message. Main centers of Communist strength are in the Revolutionary Army and the labor unions. Various courses are suggested which the United States Government might usefully take in order to win the confidence of the Revolutionary Government, strengthen the anti-Communist elements in the country, and weaken the Communist influences.

1. *Communist Party*

The Partido Socialista Popular (PSP, Cuban Communist Party) was founded in 1925 and registered as a political party in 1939. It was deliberately encouraged by the first Batista Government. The Party probably reached its peak in 1948 when 150,000 voters registered their preference for it. In 1953, when it was declared illegal upon Batista's return to power, its probable voting strength was about 70,000. During its years of clandestinity the Communist Party was reduced to a hard core of from eight to twelve thousand disciplined members. The Batista government made perfunctory efforts to suppress these, but very few Communists were ever arrested and the Party propaganda mechanisms operated efficiently. Communist leaders such as Juan Marinello, the president, Blas Roca, the secretary-general, and Luis Fajardo, the financial secretary, went into hiding but probably never left the city of Habana. Other leaders such as Joaquin Ordoqui, Lazaro Peña, and Nicolas Guillen operated from abroad.

With the fall of the Batista Government on New Year's Day 1959, the PSP emerged from hiding to achieve a semi-legal status which will probably become fully legal as soon as political parties register. The

[1] Source: Department of State, Central Files, 737.001/4–1459. Confidential. Drafted by Braddock, James A. Noel, Francis J. Donahue, and Bethel.

En su libro de memorias *Los años en la Casa Blanca*, el presidente Eisenhower expresó que "Pocas semanas, después que Castro entrara en La Habana, nosotros en el Gobierno comenzamos a examinar las medidas que podían ser efectivas para reprimirlo". En la reunión 400 del Consejo de Seguridad Nacional de Estados Unidos, realizada el 26 de marzo de 1959, el Gobierno de Estados Unidos decidió el derrocamiento de la Revolución. De apenas dos semanas después es el primer documento rector conocido, sobre un plan de influencia subversiva de la embajada de Estados Unidos en La Habana. Entre sus autores, el jefe de la Estación CIA, el agregado de Prensa y el representante de la Agencia de Información (USIS).

ago, but this has not been followed up in any practical way so far as known, and the Segundo Frente is a relatively small military and non-political organization, with little following in the general public.

8. *Attitude of the Church*

The Catholic Church has taken an active interest in resisting the spread of Communism, but except where the JOC is concerned, has not been particularly effective. This is due principally to the difficulty of separating the Communist activities from the genuine revolutionary activities, and the unwillingness of important elements in the Church to challenge the revolutionary program. A Church program of religious instruction in various Army camps was recently terminated by order of Raul Castro.

9. *Reasons for Communist Successes*

It seems clear that in the present situation Communism has made alarming headway in Cuba in many fields. This seems to be due to a number of reasons, among which the following are important: (1) the Communists did cooperate to some extent with other revolutionary groups in overthrowing the Batista regime and thereby won the right to exist openly after January 1; (2) the Communists have not had to oppose the Castro regime on any fundamental issue to date; Castro has attacked the United States as much as even they could have wished, and his radical social and economic program parallels Communist objectives in many respects; (3) the Communists were ready with trained people to move into many of the vacuums created by the overthrow of Batista, especially the labor field.

10. *Suggestions for Combatting Communism in Cuba*

1. The U.S. Government should take a positive, friendly line toward Cuba, Castro, and the objectives of the revolution, but an unyielding attitude toward Communism in Cuba as elsewhere. The Communists are trying to drive a wedge between the revolution and the United States.

2. Embassy officers and leaders of the American business community should make a concerted effort to develop friends within the Government ministries and agencies. Sympathy could be expressed with the basic aims of the Government, such as the agrarian program, elimination of corruption, industrialization, etc., but at the same time politely but firmly getting over the idea that the growth of Communism is something that should not be tolerated since in the end it will destroy the revolution and bring untold grief on the Cuban people.

3. Try to isolate Castro from Communistic influences around him. A press campaign could be stimulated which would throw the spotlight on Communists in positions of importance.

4. Expose local Communist activities in the press of Cuba, the United States and the free world.

5. Strengthen existing anti-Communist elements in their efforts against Communism. Targets:

Government
Armed Forces
Labor unions
Press, and individual writers; radio and TV, political parties and action groups
Church
Students

6. Study Communism and 26th of July objectives and methods for the purpose of discovering any important differences between them. For example, the efforts of the 26th of July to capture all important labor positions to the exclusion of other groups is a particularly sore point with the Communists. This and other differences could be played up and magnified.

7. Try through unattributed methods to build up local and international esteem and prestige for responsible non-Communist figures such as Felipe Pazos, Rufo Lopez Fresquet, Justo Carrillo, Ramon Barquin, and others, in an effort to increase their influence in Cuban Government policy and with Fidel Castro.

8. Provide background material of an attributed and unattributed nature on the international Communist conspiracy to friendly editors and editorialists, with emphasis on recent Communist plots in Mexico and Argentina.

9. Have prepared, to give to Castro at a suitable time, a relation of Communistic developments in Cuba and of known Communists and fellow travelers. Prepare also a collection of Castro's own sayings on Communism and contrast with his attacks on United States.

10. Try, through OAS, local Latin American diplomats, and discreet publicity, to get Cuban Government to confirm its adherence to the Bogota, Washington, and Caracas Resolutions on Communism.[2]

11. The trip to Washington, if it goes off well, may take some of the sting out of Castro's anti-Americanism. If he comes back a little less anti-American and a little more disposed to see more realistically Cuba's place in the international scheme of things, this may well create a point of friction with the Communists, a situation of which we should take full advantage.

12. Expand greatly the program of leader grants in order to provide some of the new leaders with a more accurate picture of the United States than that portrayed by the Communists and fellow travelers.

13. Help anti-Communists to get U.S. visas.

---

[2] Resolution XXXII, "The Preservation and Defense of Democracy in America," adopted at the Ninth International Conference of American States, Bogota, Colombia, March 30–May 2, 1948 (*Final Act of the Ninth International Conference of American States* (Washington: Pan American Union, 1948), pp. 46–47); Resolution III, "Inter-American Military Cooperation," adopted at the Fourth Meeting of Consultation of Ministers of Foreign Affairs of American States, Washington, D.C., April 7, 1951 (*American Foreign Policy, 1950–1955: Basic Documents*, vol. I, pp. 1294–1295; "Declaration of Solidarity for the Preservation of the Political Integrity of the American States Against International Communist Intervention," adopted at the Tenth Inter-American Conference, Caracas, March 28, 1954 (*ibid.*, pp. 1300–1302).

; acciones subversivas de más amplio
pacto público, durante 1959, tuvieron
carácter paramilitar, cuya cabeza vi-
le fue el tirano dominicano Rafael L.
ujillo Molina (izquierda).

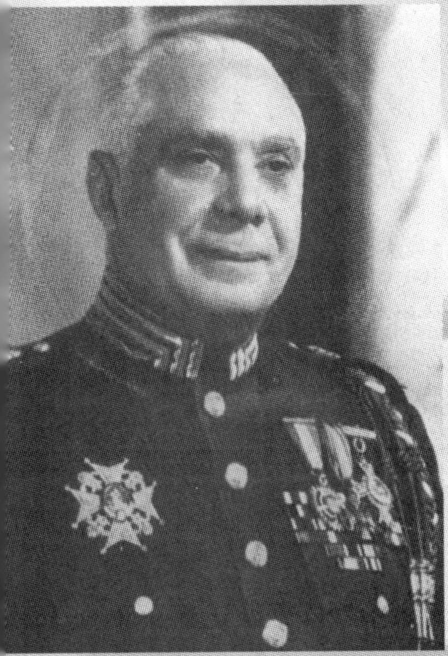

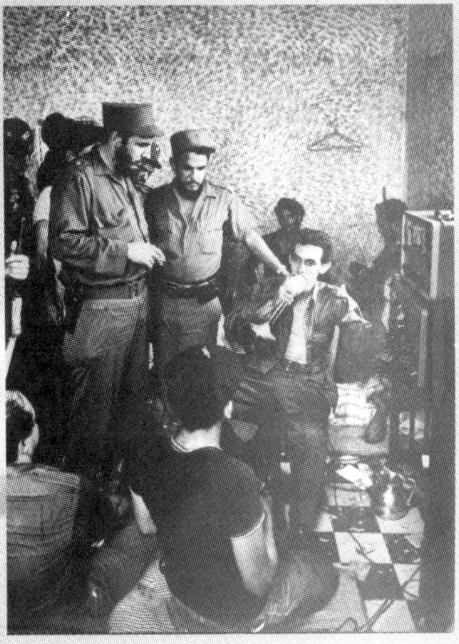

Fidel Castro dirigió una brillante estrata-
ema (derecha) que desinformó a Trujillo
posibilitó ocupar gran cantidad de arma-
ento. En reflexión del 4 de julio de 2008 Fidel escribió "Los enviados de Trujillo y demás jefes mercenarios fueron arrestados. Hubo bajas. Esa misma noche visité a los heridos de ambos bandos" culminó así la denominada conspiración "trujillista" en agosto de 1959.

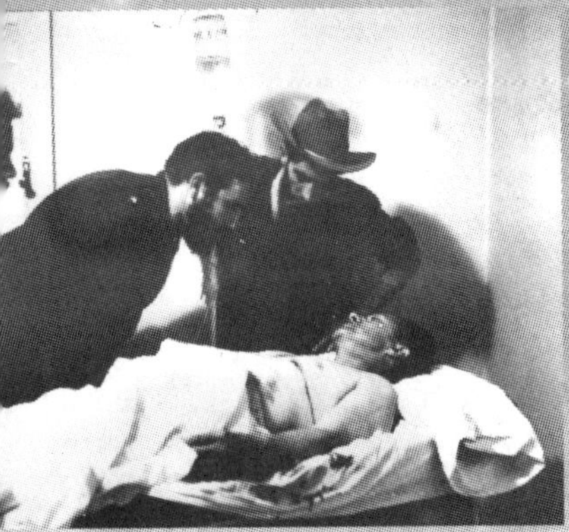

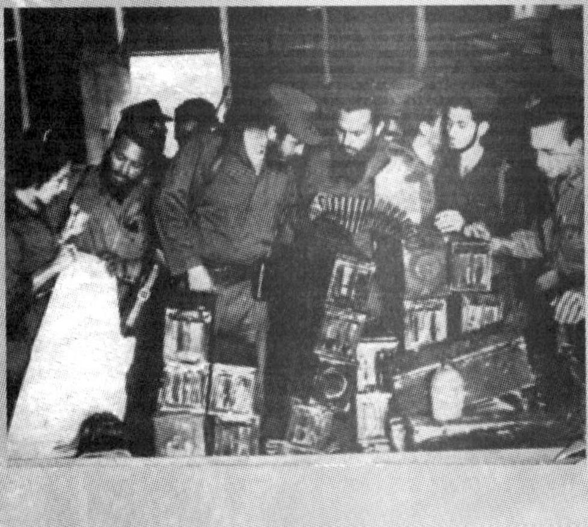

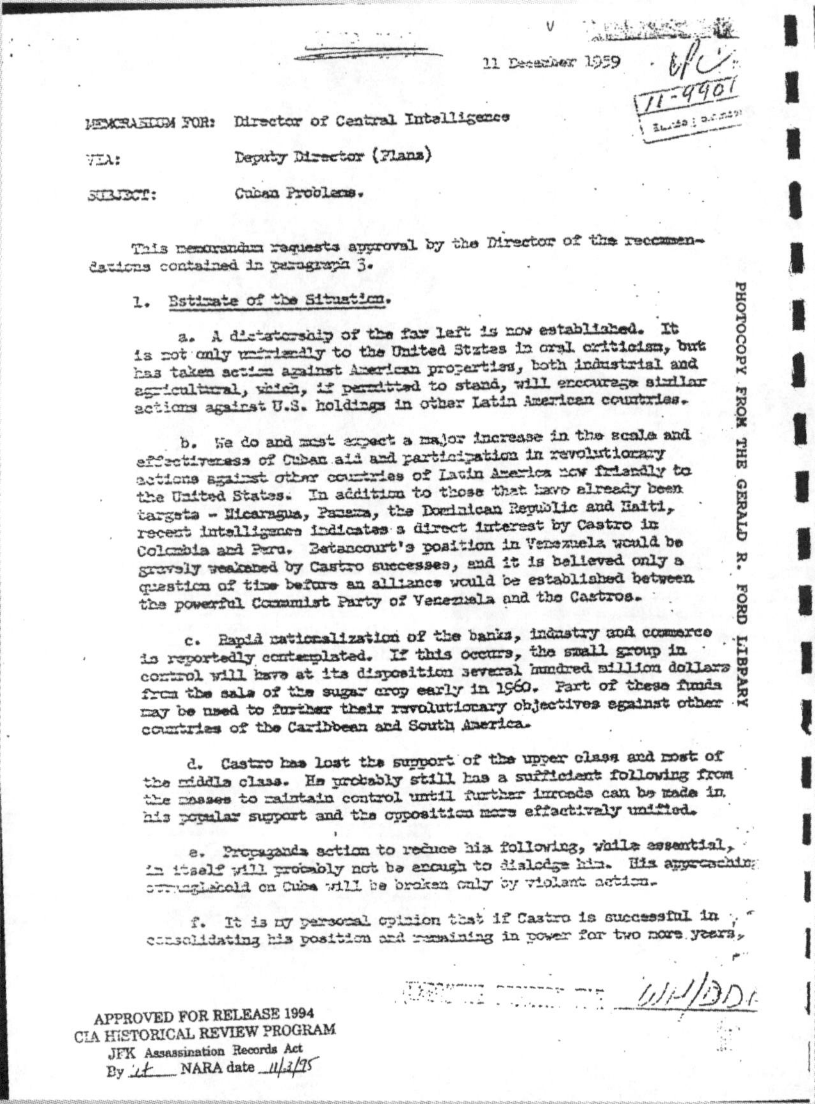

11 December 1959

MEMORANDUM FOR: Director of Central Intelligence

VIA: Deputy Director (Plans)

SUBJECT: Cuban Problems.

This memorandum requests approval by the Director of the recommendations contained in paragraph 3.

1. Estimate of the Situation.

a. A dictatorship of the far left is now established. It is not only unfriendly to the United States in oral criticism, but has taken action against American properties, both industrial and agricultural, which, if permitted to stand, will encourage similar actions against U.S. holdings in other Latin American countries.

b. We do and must expect a major increase in the scale and effectiveness of Cuban aid and participation in revolutionary actions against other countries of Latin America now friendly to the United States. In addition to those that have already been targets - Nicaragua, Panama, the Dominican Republic and Haiti, recent intelligence indicates a direct interest by Castro in Colombia and Peru. Betancourt's position in Venezuela would be gravely weakened by Castro successes, and it is believed only a question of time before an alliance would be established between the powerful Communist Party of Venezuela and the Castros.

c. Rapid nationalization of the banks, industry and commerce is reportedly contemplated. If this occurs, the small group in control will have at its disposition several hundred million dollars from the sale of the sugar crop early in 1960. Part of these funds may be used to further their revolutionary objectives against other countries of the Caribbean and South America.

d. Castro has lost the support of the upper class and most of the middle class. He probably still has a sufficient following from the masses to maintain control until further inroads can be made in his popular support and the opposition more effectively unified.

e. Propaganda action to reduce his following, while essential, in itself will probably not be enough to dislodge him. His approaching stranglehold on Cuba will be broken only by violent action.

f. It is my personal opinion that if Castro is successful in consolidating his position and remaining in power for two more years,

WH/DDP

PHOTOCOPY FROM THE GERALD R. FORD LIBRARY

APPROVED FOR RELEASE 1994
CIA HISTORICAL REVIEW PROGRAM
JFK Assassination Records Act
By ___ NARA date 11/3/95

Desde agosto de 1959, la CIA comenzó los pasos de la operación subversiva que culminó con la invasión por Bahía de Cochinos. Un memorando del 11 de diciembre de 1959 contiene los elementos básicos del plan elevado por la CIA al Consejo de Seguridad Nacional. Se consignaba que la medida de mayor importancia, dada su "atracción magnética" sobre las masas, era la eliminación de Fidel Castro.

or his companion Che Guevarra, have the same mesmeric appeal to the masses. Many informed people believe that the disappearance of Fidel would greatly accelerate the fall of the present Government.

SIGNED
J.C. King
Chief, Western Hemisphere Division

cc: DDCI

CONCUR: 12 DEC 1959
(sgd) Richard M. Bissell, Jr.
Deputy Director (Plans)

The recommendation contained in paragraph 3 is approved:

SIGNED
Director of Central Intelligence

Date 12 DEC 1959

Hand carried in by DD/P on Sat 12/12 & orig signed by DCI. DDP's secty states ok to file DCI cy in ER. [signature] 12/15

DEC 12 11 07 AM '59

~~EYES ONLY~~

~~SECRET~~

16 March 1960

A PROGRAM OF COVERT ACTION AGAINST THE CASTRO REGIME

1. Objective: The purpose of the program outlined herein is to bring about the replacement of the Castro regime with one more devoted to the true interests of the Cuban people and more acceptable to the U.S. in such a manner as to avoid any appearance of U.S. intervention. Essentially the method of accomplishing this end will be to induce, support, and so far as possible direct action, both inside and outside of Cuba, by selected groups of Cubans of a sort that they might be expected to and could undertake on their own initiative. Since a crisis inevitably entailing drastic action in or toward Cuba could be provoked by circumstances beyond control of the U.S. before the covert action program has accomplished its objective, every effort will be made to carry it out in such a way as progressively to improve the capability of the U.S. to act in a crisis.

2. Summary Outline: The program contemplates four major courses of action:

a. The first requirement is the creation of a responsible, appealing and unified Cuban opposition to the Castro regime, publicly declared as such and therefore necessarily located outside of Cuba. It is hoped that within one month a political entity can be formed in the shape of a council or junta, through the merger of three acceptable opposition groups with which the Central Intelligence Agency is already in contact. The council will be encouraged to adopt as its slogan "Restore the

~~EYES ONLY~~

~~SECRET~~

Después de su valoración, por el Grupo Especial del Consejo de Seguridad Nacional, el plan propuesto por la CIA ("Un programa de acción encubierta contra el régimen de Castro") fue aprobado por el presidente Dwight D. Eisenhower, el 17 de marzo de 1960.

Revolution", to develop a political position consistent with that slogan, and to address itself to the Cuban people as an attractive political alternative to Castro. This vocal opposition will: serve as a magnet for the loyalties of the Cubans; in actuality conduct and direct various opposition activities; and provide cover for other compartmented CIA controlled operations. (Tab A)

b. So that the opposition may be heard and Castro's basis of popular support undermined, it is necessary to develop the means for mass communication to the Cuban people so that a powerful propaganda offensive can be initiated in the name of the declared opposition. The major tool proposed to be used for this purpose is a long and short wave gray broadcasting facility, probably to be located on Swan Island. The target date for its completion is two months. This will be supplemented by broadcasting from U.S. commercial facilities paid for by private Cuban groups and by the clandestine distribution of written material inside the country. (Tab B)

c. Work is already in progress in the creation of a covert intelligence and action organization within Cuba which will be responsive to the orders and directions of the "exile" opposition. Such a network must have effective communication and be selectively manned to minimize the risk of penetration. An effective organization can probably be created within 60 days. Its role will be to provide hard intelligence, to arrange for the illegal infiltration and exfiltration of individuals, to assist in the internal distribution of illegal propaganda, and to plan and organize for the defection of key individuals and groups as directed.

d. Preparations have already been made for the development of an adequate paramilitary force outside of Cuba, together with mechanisms for the necessary logistic support of covert military operations on the Island. Initially a cadre of leaders will be recruited after careful screening and trained as paramilitary instructors. In a second phase a number of paramilitary cadres will be trained at secure locations outside of the U.S. so as to be available for immediate deployment into Cuba to organize, train and lead resistance forces recruited there both before and after the establishment of one or more active centers of resistance. The creation of this capability will require a minimum of six months and probably closer to eight. In the meanwhile, a limited air capability for resupply and for infiltration and exfiltration already exists under CIA control and can be rather easily expanded if and when the situation requires. Within two months it is hoped to parallel this with a small air resupply capability under deep cover as a commercial operation in another country.

3. Leadership: It is important to avoid distracting and devisive rivalry among the outstanding Cuban opposition leaders for the senior role in the

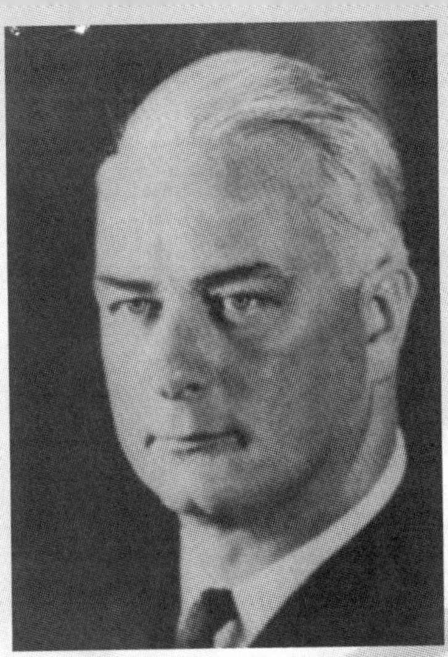

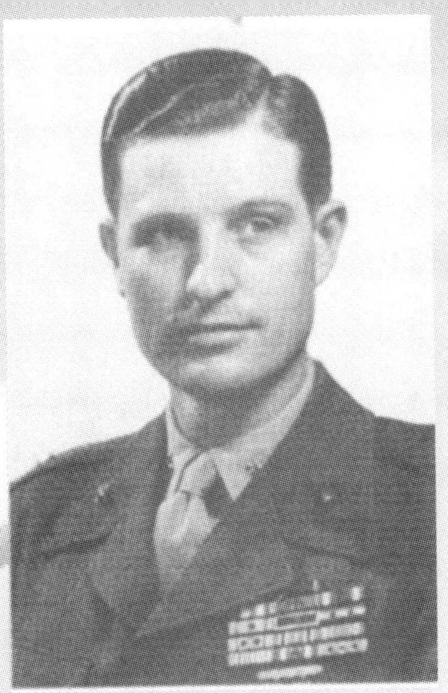

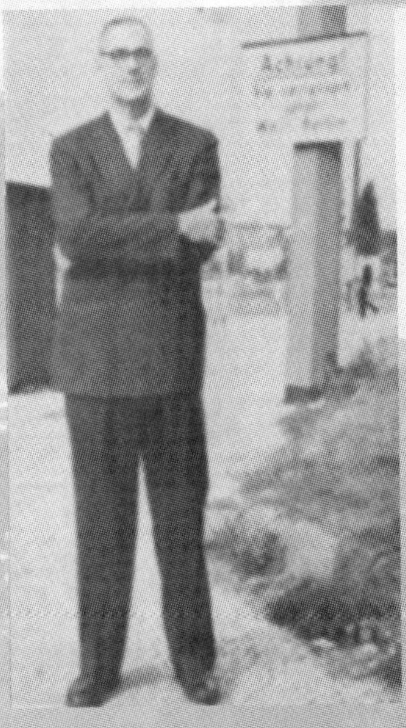

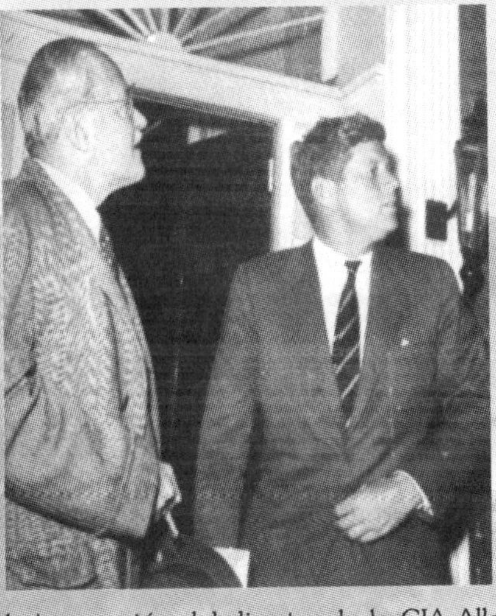

El presidente Kennedy (abajo, derecha), en unión del director de la CIA Allen Dulles le dio continuidad al Proyecto Cuba heredado de la administración Eisenhower. El jefe de la Dirección de Planes de la CIA, Richard M. Bisell (arriba, derecha), fue su arquitecto fundamental. El coronel del cuerpo de Marines Jack Hawkins (abajo, izquierda) dirigió las operaciones paramilitares. El inspector general Lyman Kirkpatrick (arriba, izquierda) hizo una disección a fondo de la operación, tras su derrota, que no fue del agrado de Dulles, Bisell y otros jefes principales.

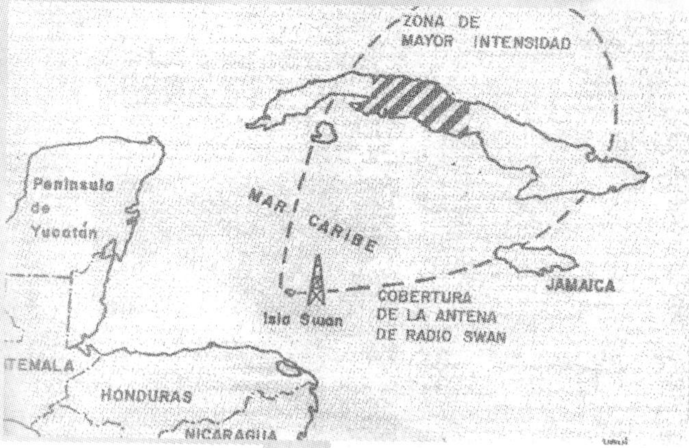

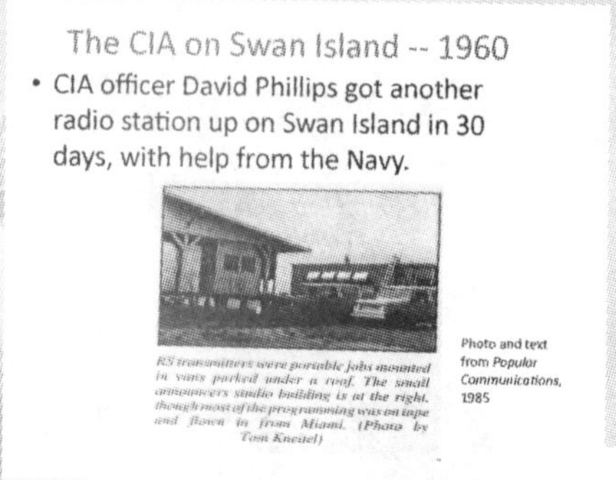

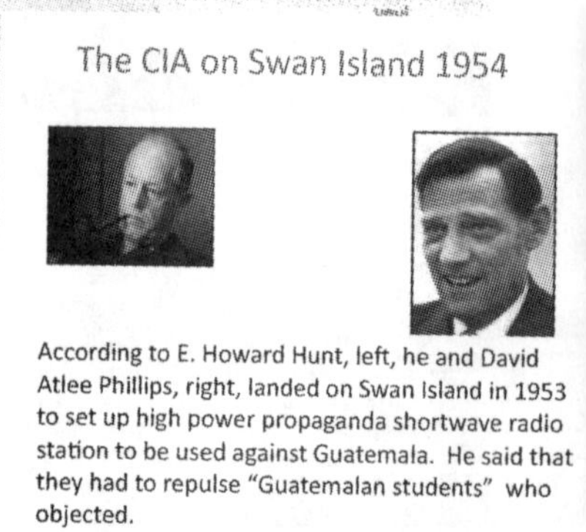

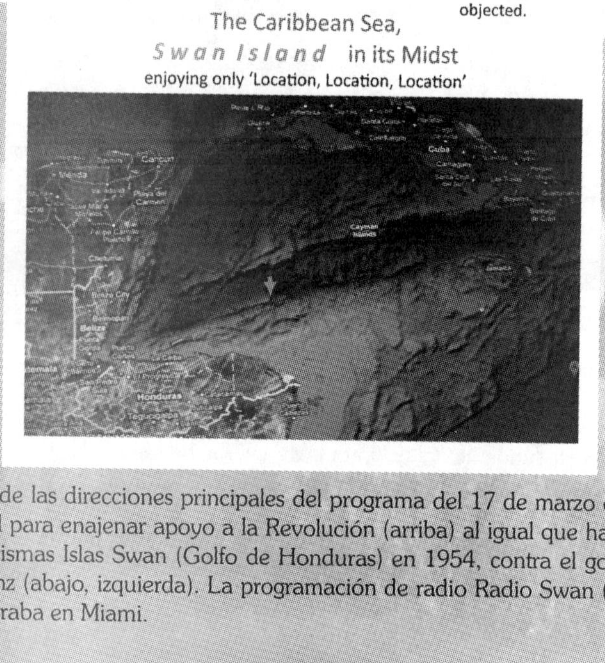

Otra de las direcciones principales del programa del 17 de marzo era la propaganda radial para enajenar apoyo a la Revolución (arriba) al igual que habían hecho desde las mismas Islas Swan (Golfo de Honduras) en 1954, contra el gobierno de Jacobo Arbenz (abajo, izquierda). La programación de radio Radio Swan (abajo derecha) se elaboraba en Miami.

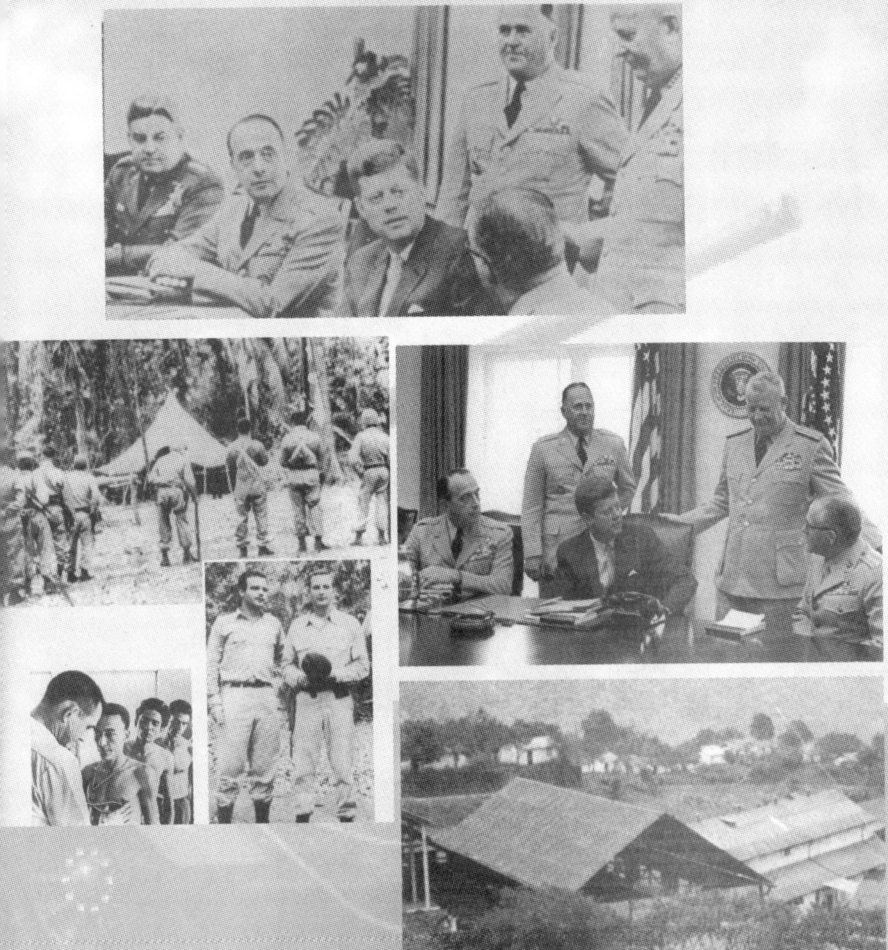

La creación de una fuerza paramilitar externa fue una de las direcciones del programa subversivo aprobado por Eisenhower. Dos de sus centros principales de entrenamiento se ubicaron en Guatemala (arriba, izquierda y derecha). El presidente Kennedy pidió a los principales jefes militares (abajo, izquierda y derecha) una evaluación del plan de la CIA. Su resultado: la inclusión de un "desembarco diversionista por un lugar remoto" (en las cercanías de la Base Naval en bahía de Guantánamo) que propiciaría la intervención militar directa. Esa sería otra de las direcciones de aquel programa subversivo del 17 de abril de 1960.

REVOLUCION

La Habana, Sábado, 2 de Abril de 1960

Quema 300 mil arrobas de caña en Matanzas

Cada nuevo golpe que asestan los enemigos de la Patria al pueblo cubano une más y más a este en torno a la Revolución y su máximo líder, el doctor Fidel Castro. Cada zarpazo que lanzan se vuelve contra ellos como un tremendo "boomerang".

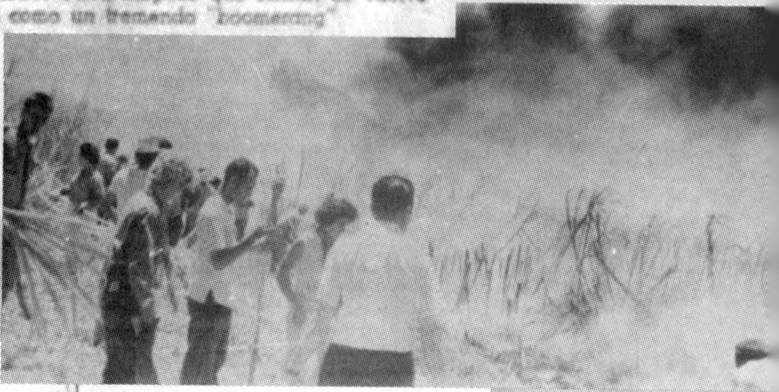

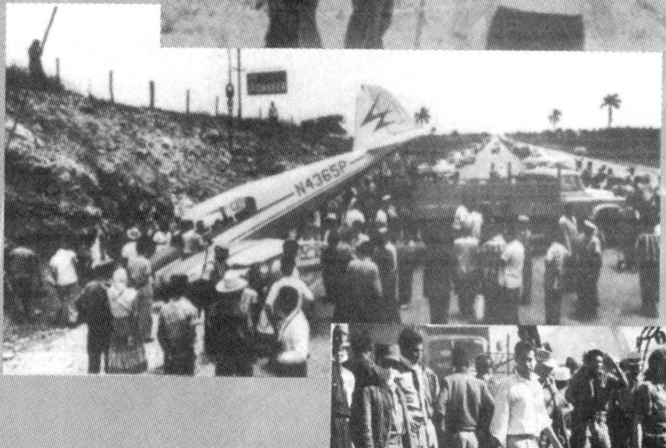

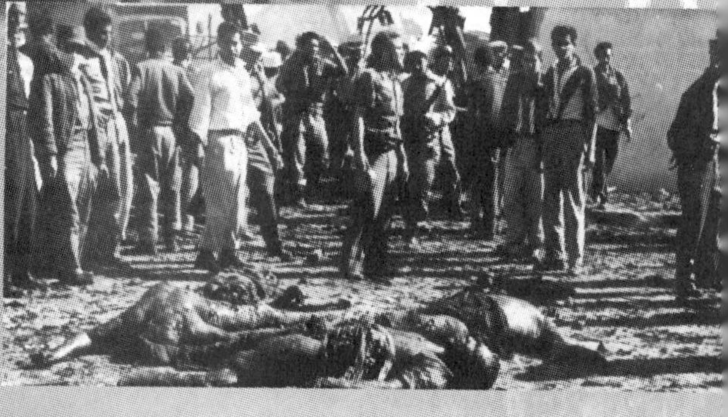

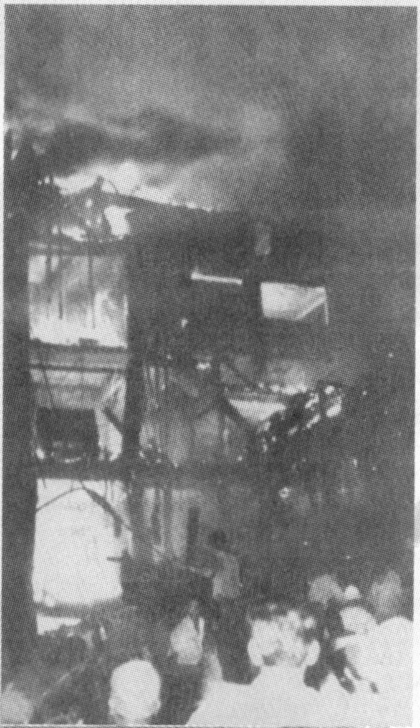

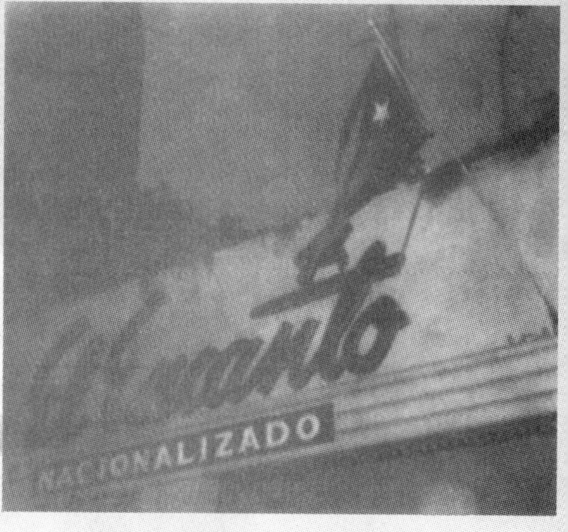

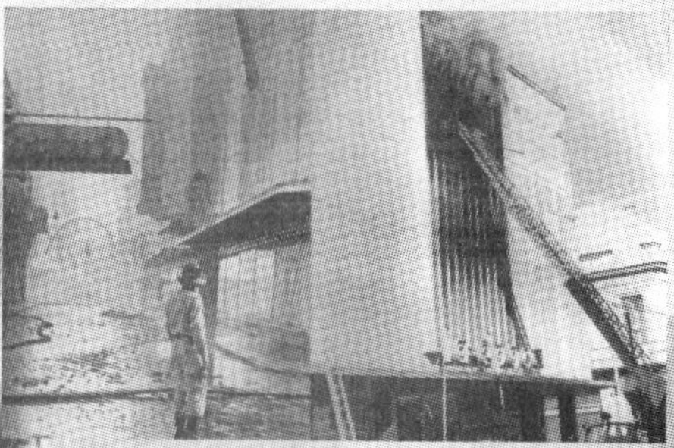

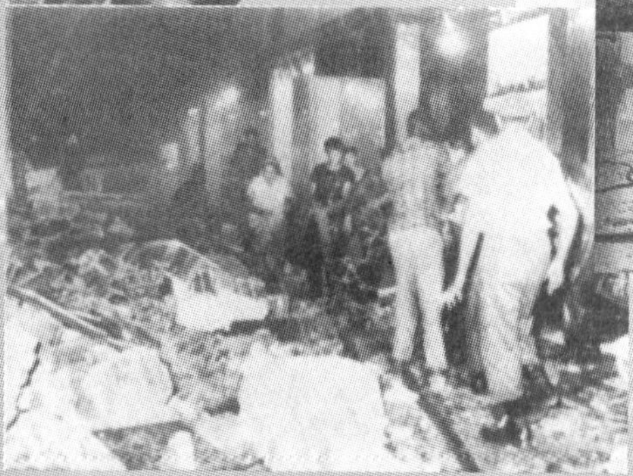

La guerra sucia contra Cuba, desatada como antesala de la invasión de Playa Girón, provocó asientos de víctimas y pérdidas económicas millonarias. Entre otras muchas, el criminal sabotaje al buque francés *La Coubre* y los sabotajes a instalaciones económicas, comerciales y de servicios. El bombardeo de centrales azucareros y plantaciones cañeras con sustancias incendiarias se inició desde octubre de 1959 (abajo). La avioneta Pipper Apache N4365P derribada, pilotada por el estadounidense Matthew E. Duke, realizaba su incursión pirata número 33.

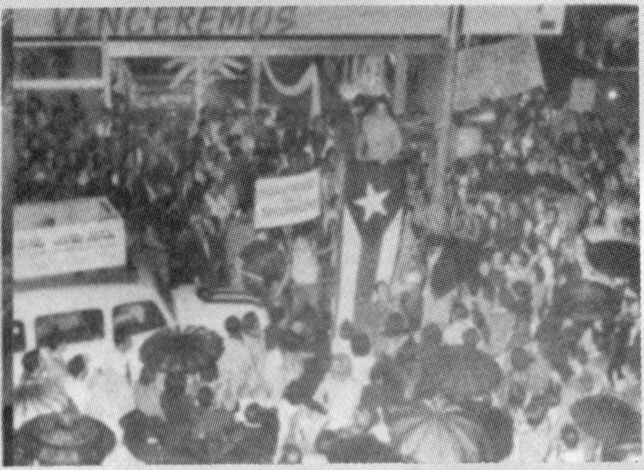
VENCEREMOS

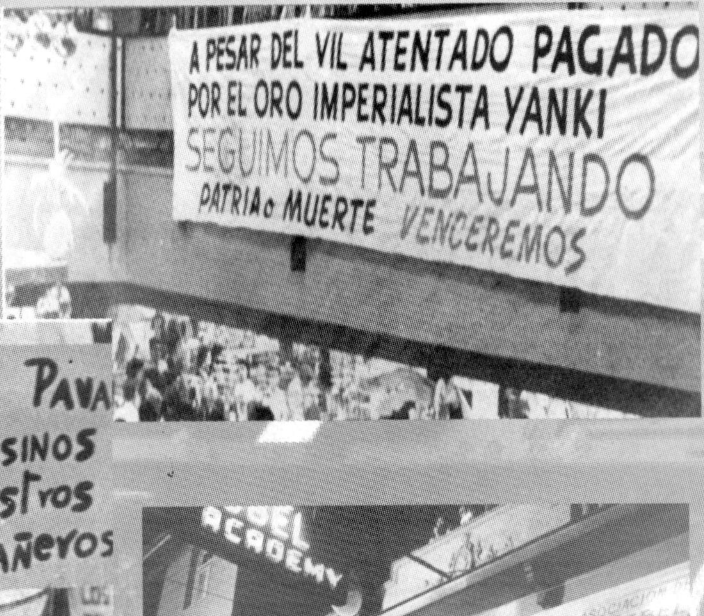
A PESAR DEL VIL ATENTADO PAGADO
POR EL ORO IMPERIALISTA YANKI
SEGUIMOS TRABAJANDO
PATRIA o MUERTE VENCEREMOS

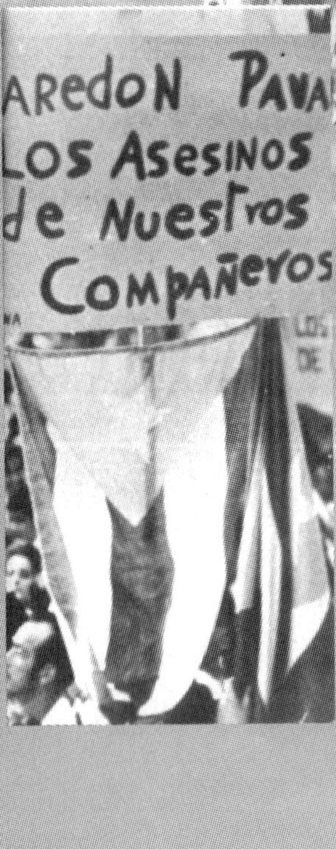
aredoN PaRa
LOS ASESINOS
de NuestRos
CompaÑeros

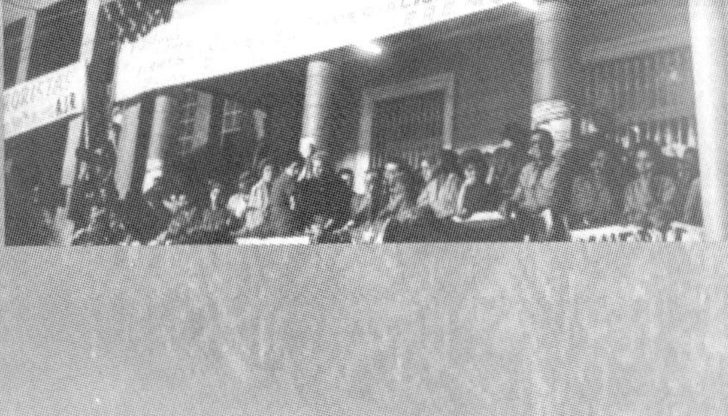
ACADEMY
S. B. Rafael

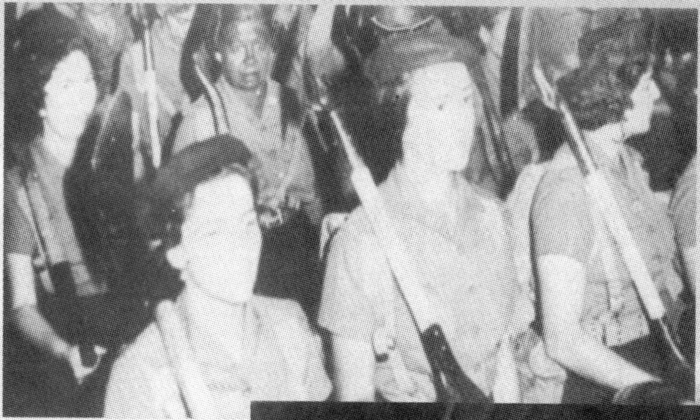

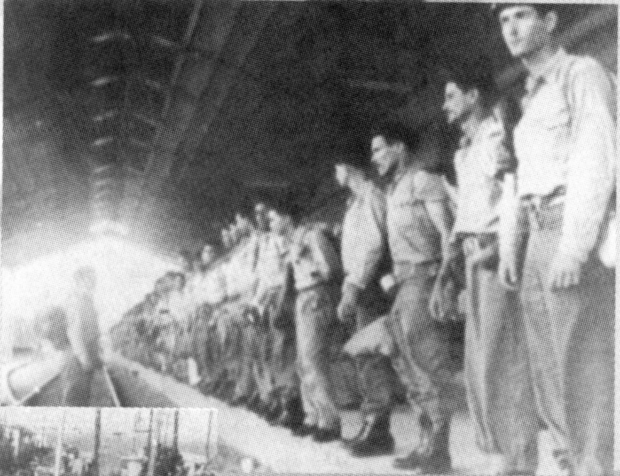

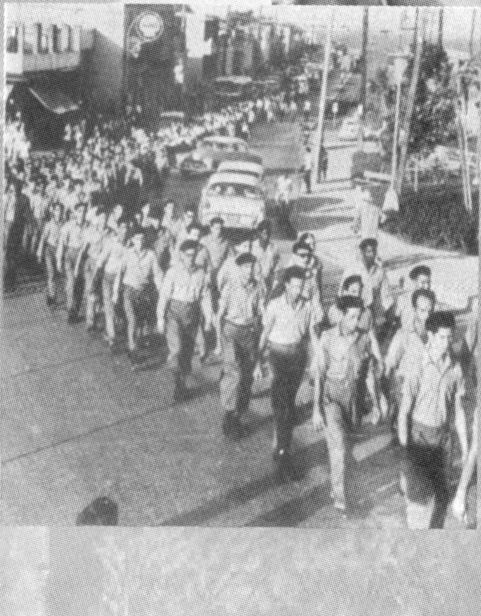

Las masas populares enfrentaron valientemente las acciones terroristas. El batallón de milicianas Lidia Doce protegió las instalaciones económicas. Las milicias se movilizaban para la defensa a lo largo y ancho del país.

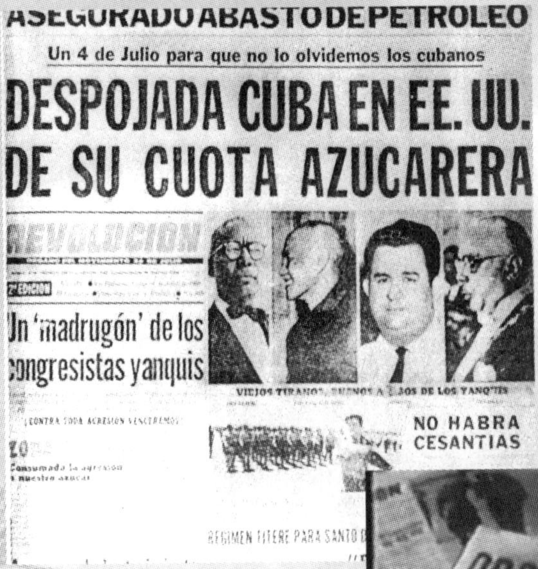

ASEGURADO ABASTO DE PETROLEO

Un 4 de Julio para que no lo olvidemos los cubanos

DESPOJADA CUBA EN EE. UU. DE SU CUOTA AZUCARERA

REVOLUCION

7ª EDICION

Un 'madrugón' de los congresistas yanquis

NO HABRA CESANTIAS

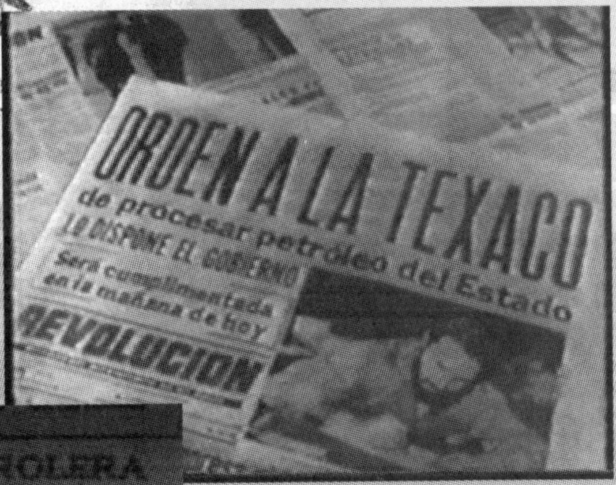

ORDEN A LA TEXACO de procesar petróleo del Estado

LO DISPONE EL GOBIERNO

Será cumplimentada en la mañana de hoy

REVOLUCION

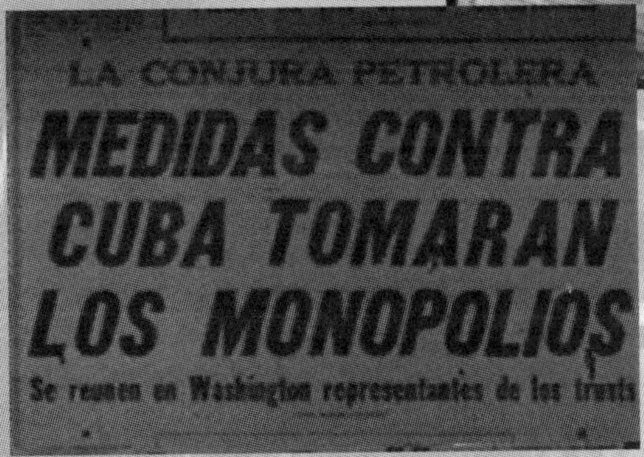

LA CONJURA PETROLERA

MEDIDAS CONTRA CUBA TOMARAN LOS MONOPOLIOS

Se reunen en Washington representantes de los trusts

Otra de las direcciones anticubanas del Programa subversivo que concluyó en Playa Girón fue la guerra económica. Dos de sus más importantes manifestaciones fue la suspensión de suministro de petróleo y la cancelación de la cuota azucarera cubana en el mercado estadounidense.

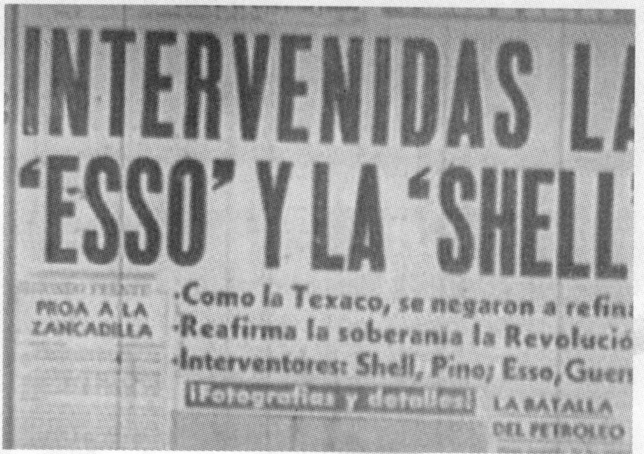

INTERVENIDAS LA
"ESSO" Y LA "SHELL"

PROA A LA ZANCADILLA

- Como la Texaco, se negaron a refin
- Reafirma la soberanía la Revolució
- Interventores: Shell, Pino; Esso, Guer

¡Fotografías y detalles!

LA BATALLA DEL PETROLEO

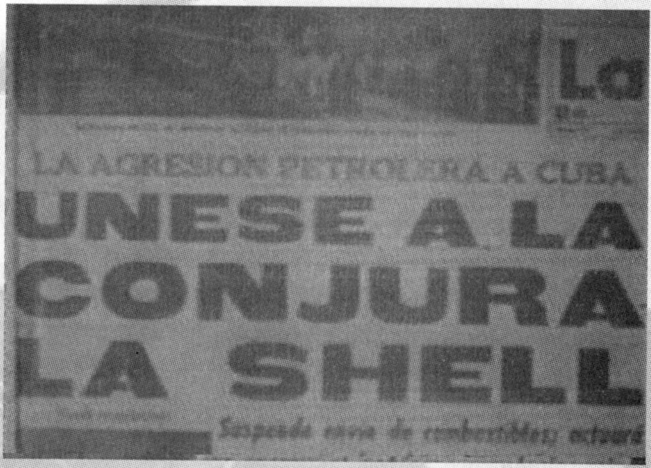

LA AGRESION PETROLERA A CUBA

UNESE A LA CONJURA LA SHELL

Suspende envío de combustibles; actuará

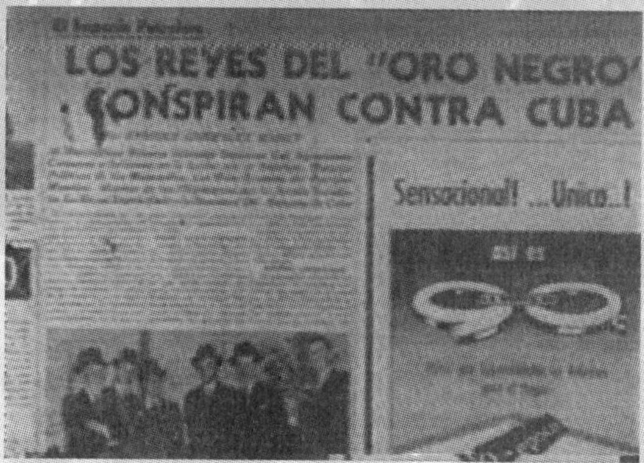

LOS REYES DEL "ORO NEGRO"
CONSPIRAN CONTRA CUBA

Sensacional! ...Unico...!

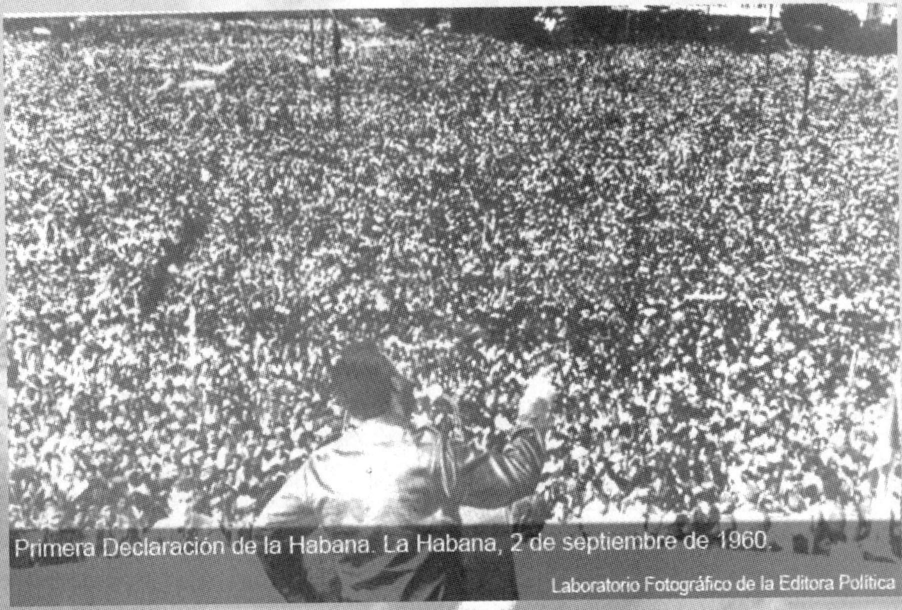

Primera Declaración de la Habana. La Habana, 2 de septiembre de 1960.

Laboratorio Fotográfico de la Editora Política

Otra dirección del arsenal contra la Revolución fueron los intentos de aislamiento internacional de Cuba. La reafirmación de apoyo popular a la Revolución se expresó en la I Declaración de La Habana, el 2 de septiembre de 1960, en respuesta a la VI Reunión de Cancilleres de países miembros de la OEA, realizada en el mes de agosto, en San José, Costa Rica.

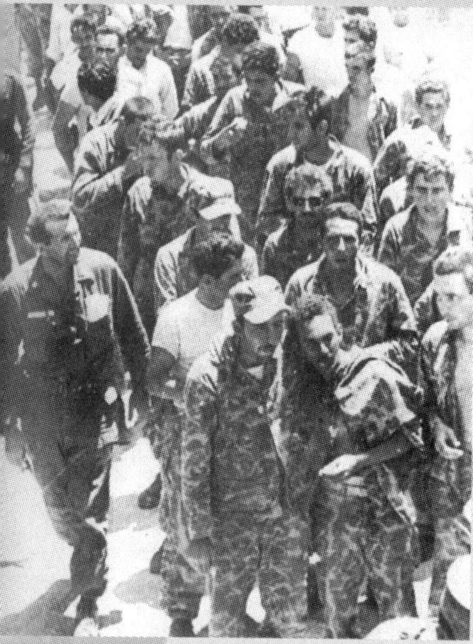

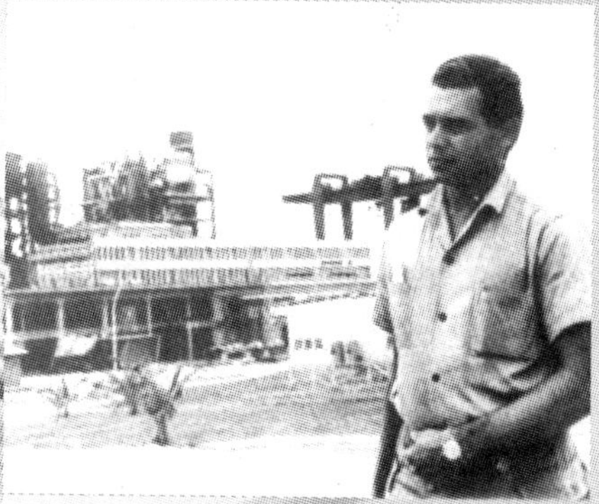

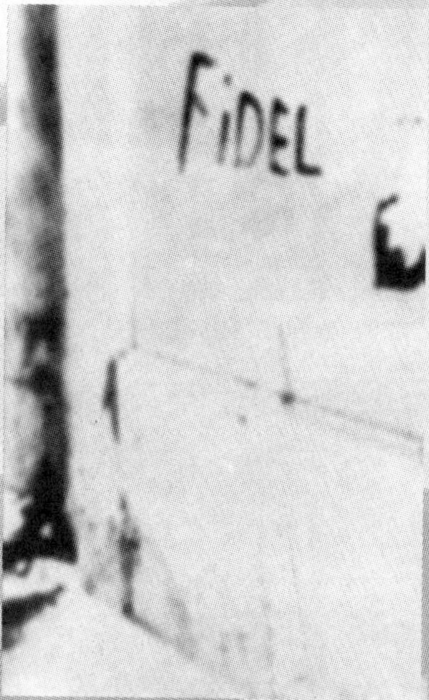

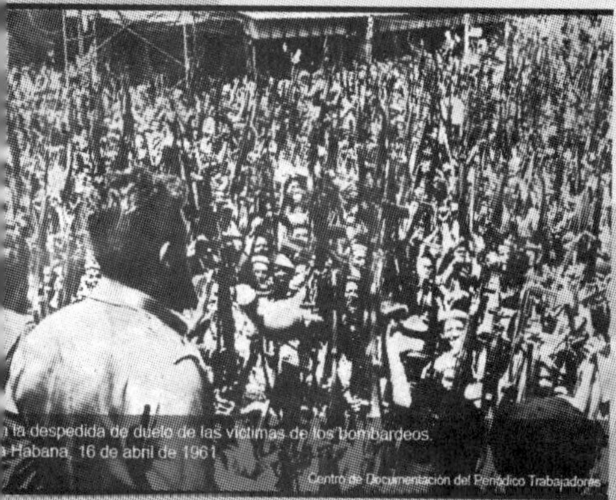

n la despedida de duelo de las víctimas de los bombardeos.
a Habana, 16 de abril de 1961

Centro de Documentación del Periódico Trabajadores

Fidel proclamó el carácter socialista de la Revolución en el sepelio de las víctimas de los bombardeos a aeródromos, vísperas de la invasión. Uno de los fallecidos, Eduardo García Delgado, escribió, con su sangre, el símbolo de todo el pueblo en pie de lucha. El miliciano Ramón Rafael González Suco (arriba, derecha) dirigió la escuadra de milicianos en Playa Larga que repelió el primer grupo de mercenarios que arribaba a la costa. Tras 66 horas de combate, las fuerzas cubanas lograron una aplastante victoria.

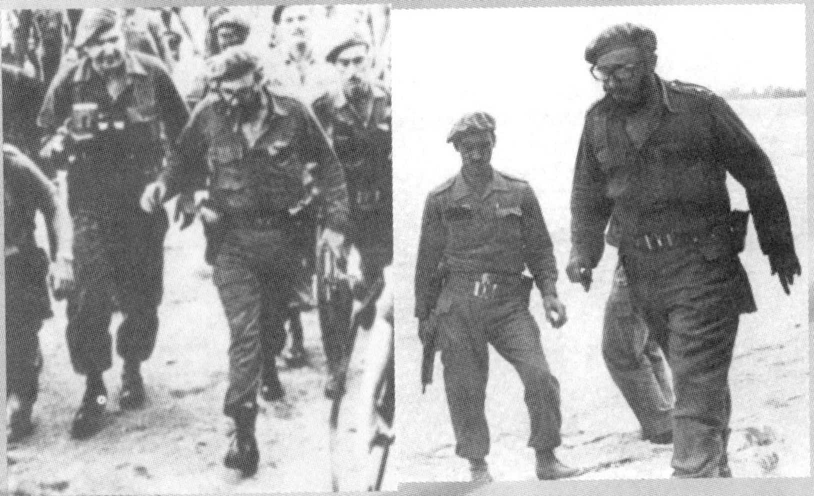

El comandante en Jefe Fidel Castro dirigió personalmente los combates. La ofensiva como principio básico del arte militar cubano, puesta en práctica desde las primeras cargas al machete durante las guerras de independencia, impidió que las fuerzas invasoras pudiesen apoderarse de una cabeza de playa desde la cual un gobierno títere solicitaría la invasión militar estadounidense bajo el manto de la OEA.

Se quebró así, por vez primera en américa Latina, el mito de invencibilidad del imperio norteamericano.

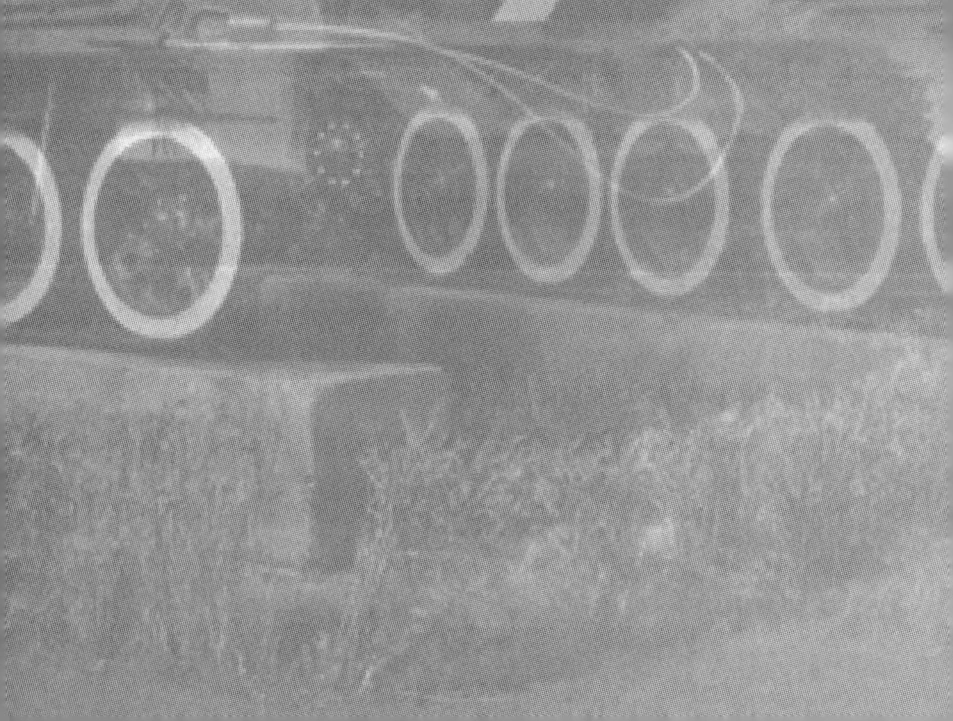

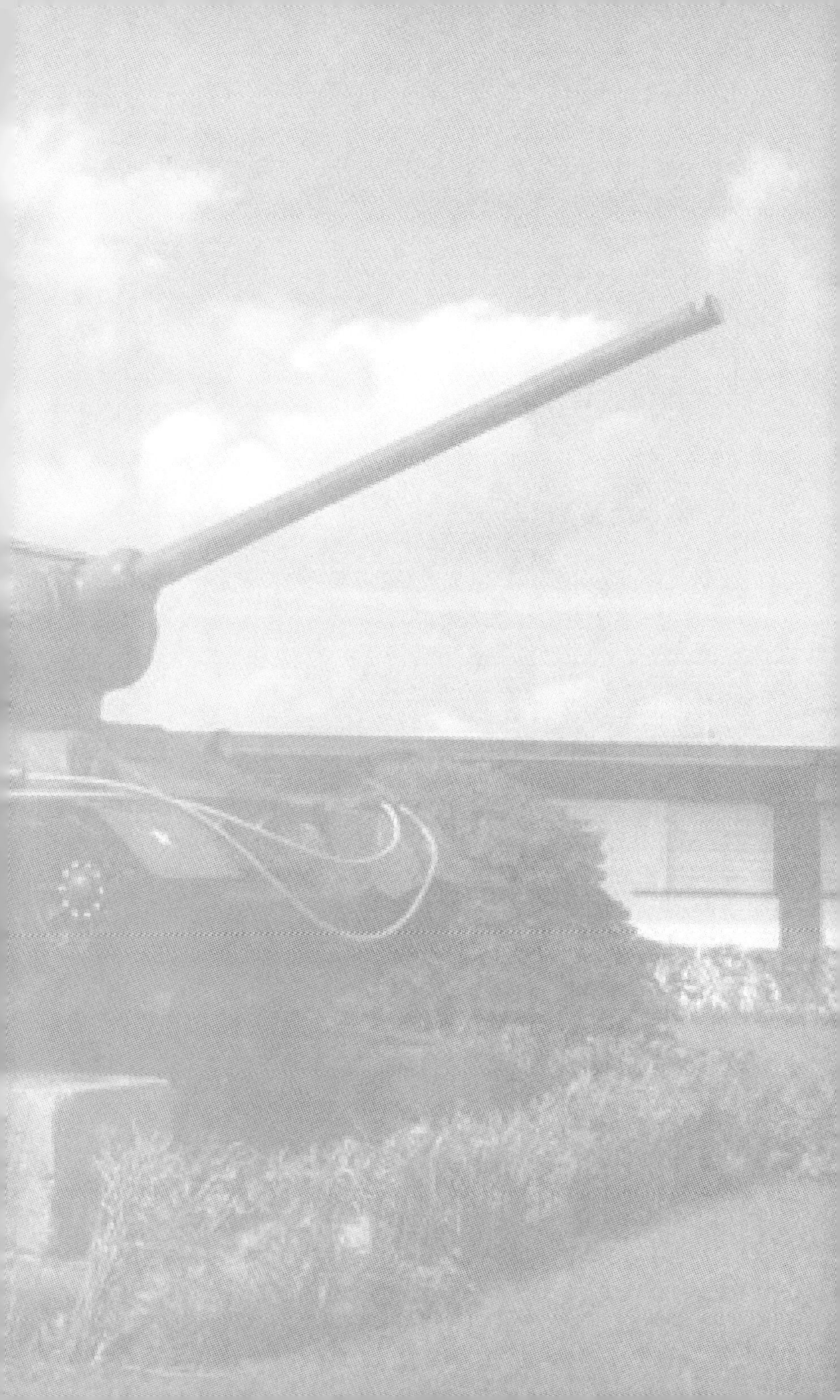

Bibliografía básica

Documentos oficiales estadounidenses

Central Intelligence Agency: *CIA Assassination Plots. A report from the Inspector General on plots to assassinate Fidel Castro.* April 24, 1986. Introduction by Peter Dale Scott, Ph.D., from the editors at Prevailing Winds Research, 1994.

_______________: *An Analisis of the Cuban Operation by the Deputy Director (Plans) Central Intelligence Agency,* January 18, 1962. Peter Kornbluh, ed.: Bay of Pigs Declassified. The Secret CIA Report on the Invasion of Cuba, *The New Press,* New York, 1998, pp. 23-132.

_______________: *Inspector General´s Survey of the Cuban Operation,* October 1961. Peter Kornbluh, ed.: Bay of Pigs Declassified. The Secret CIA Report on the Invasion of Cuba, *The New Press*, New York, 1998, pp. 133-234. (Se tomó en cuenta del documento original desclasificado de la CIA el Anexo A, referido a los datos biográficos de altos oficiales que participaron en la operación).

_______________: *Memorando para el Director de la Agencia Central de Inteligencia, a través del Subdirector de*

Planes, de parte del jefe de la División del Hemisferio Occidental J. C. King, 11 de diciembre de 1959, Archivo de Seguridad Nacional de la Universidad George Washington.

Department of State: *Foreign Relations of United States. Cuba. 1958-1960*. Volume VI. United States government printing office, Washington, 1991.

Documento 18: *Despatch From the Consulate at Santiago de Cuba to the Department of State*, February 21, 1958, pp. 30-36.

Documento 25: *Despatch From the Embassy in Cuba to the Department of State*, March 3, 1958, pp. 46-48.

Documento 42: *Memorandum From the Deputy Director of the Office of Middle American Affairs (Stewart) to the Deputy Assistant Secretary of State for Inter-American Affairs (Snow)*, March 24, 1958, pp. 68-70.

Documento 47: *Memorandum From the Deputy Director of Intelligence and Research (Arneson) to the Secretary of State*, April 1, 1958, pp. 77-78.

Documento 77: *Instruction From the Department of State to the Embassy in Cuba*, July 2, 1958, pp. 124-125.

Documento 135: *Memorando From the Chief of the Division of Research and Analysis for American Republics (Wardlaw) to the Assistant Secretary of States for Inter-American Affairs´ Special Assistant (Hill)*, September 25, 1958, pp. 216-217.

Documento 180: *Telegram From the Embassy in the Dominican Republic to the Department of State*, December 15, 1958, p. 293.

Documento 194: *Telegram From the Embassy in the Dominican Republic to the Department of State*, December 29, 1958, pp. 313-314.

Documento 257: *Despatch From the Embassy in Cuba to the Department of State*, February 25, 1959, pp. 410-420.

Documento 278: *Despatch From the Embassy in Cuba to the Department of State*, April 14, 1959, pp. 458-466.

Documento 328: *Cuban Economic Prospects, 1959 and Proposed U. S. Action,* July 1, pp. 546-551.
Documento 361: *Instruction From the Department of State to All Diplomatic and Consular Posts in the American Republics,* September 15, 1959, pp. 599-602.
Documento 405: *Memorando From the Assistant Secretary of State for Inter-American Affairs' Special Assistant (Hill) to the Assistant Secretary of State (Rubottom),* December 4, 1959, pp. 689-692.
Documento 481: *A Program of Covert Action Against the Castro Regime,* March 16, 1960, pp. 850-851.
Informe de la Comisión Taylor sobre las causas del fracaso de la invasión por Playa Girón, 13 de junio de 1961.
National Archives And Records Administration (NARA): "Acción paramilitar contra el gobierno de Castro en Cuba". Memorando para antecedente, 5 de mayo de 1961.
Senado de Estados Unidos: *Supuestas conspiraciones de asesinatos involucrando a líderes extranjeros. Informe Provisional del Comité Selecto del Senado de Estados Unidos para estudiar operaciones gubernamentales relacionadas con las actividades de inteligencia.* Tomos I y II, Imprenta del gobierno de Estados Unidos, Washington, 20 de noviembre de 1975.
______________: *Declaraciones ante el Comité Selecto del Senado sobre Asesinatos,* 22 de marzo de 1978.

Libros e investigaciones

Agee, Philip: *Inside the Company: CIA Diary,* Penguin Books, London, 1975.
Alzugaray, Carlos: *Crónica de un fracaso imperial. La administración Eisenhower y el derrocamiento de la dictadura de Batista,* Editorial de Ciencias Sociales, La Habana, 2000.
Arboleya, Jesús: *La contrarrevolución cubana,* Editorial de Ciencias Sociales, La Habana, 2000.

Báez, Luis: *El mérito es estar vivo,* Editorial La Buganville, Barcelona, 2002.

Barquín, Ramón: *Las luchas guerrilleras en Cuba. De la colonia a la Sierra Maestra,* Colección Plaza Mayor, Playor S.A., Madrid, 1975.

Beruvides, Esteban M.: *Cuba. Anuario histórico 1959. Enero-Marzo,* 12th Ave. Graphics, 4016 Salzedo Street, Coral Gables, Florida, 1996.

Bissell Jr., Richard M.: *Reflections of a Cold Warrior: From Yalta to the Bay of Pigs,* Yale University Press, New York, 1996.

Blanco, Katiuska: *Todo el tiempo de los cedros. Paisaje familiar de Fidel Castro Ruz,* Casa Editora Abril, La Habana, 2004.

Blight, James G. and Peter Kornbluh, eds.: *Politics of Illusion. The Bay of Pigs Invasion Reexamined,* Lynne Rienner Publishers, Boulder-London, 1998.

Buch Rodríguez, Luis M.: *Gobierno revolucionario cubano: génesis y primeros pasos,* Editorial de Ciencias Sociales, La Habana, 1999.

Buch Rodríguez, Luis M. y Reinaldo Blanco Suárez: *Otros pasos del gobierno revolucionario cubano,* Editorial de Ciencias Sociales, La Habana, 2002.

Campos Calderón, María Cristina: *Estudio de casos de espionaje,* Centro de Investigaciones Históricas de la Seguridad del Estado, La Habana, 2005.

Carré Lezcano, Elio: *Girón, una estocada a fondo,* Departamento de Orientación Revolucionaria del Comité Central del Partido Comunista de Cuba, 1976.

Carrillo, Justo: *A Cuba le tocó perder,* Ediciones Universal, Miami, Florida, 1993.

Casaus, Víctor: *Girón en la memoria,* Colección Premio Casa de las Américas, La Habana, 1970.

Castro Ruz, Fidel: *El pensamiento de Fidel Castro. Selección temática,* Editora Política, La Habana, 1983.

Departamento de Orientación Revolucionaria del CC del PCC: *Informe del Comité Central del PCC al Primer Congreso,* La Habana, 1975.

Departamento de Seguridad del Estado: *Informe de la Seguridad del Estado sobre un grupo de siete cubanos que desembarcaron el 19 de noviembre de 1961 por Punta de Cocos, en la ensenada de Cortés, al sur de Pinar del Río,* 12 de diciembre de 1961. Informe cubano desclasificado durante el evento "La Crisis de Octubre, 40 años después", La Habana, octubre de 2002.

______________: *Acta de la Oficina Jurídica.* 8 de enero de 1962. Desclasificado durante la conferencia internacional "La Crisis de Octubre, 40 años después", La Habana, octubre de 2002.

Diez Acosta, Tomás: *Confrontación Estados Unidos-Cuba,* Editora Política, La Habana, 2003.

______________: *La guerra encubierta contra Cuba,* Editora Política, La Habana, 1997.

Dulles, Allen: *My Answer on the Bay of Pigs,* Allen W. Dulles Papers, Box 244, Mudd Library.

Eisenhower, Dwight D.: *Mis años en la Casa Blanca. Segundo Mandato, 1956-1960,* Editorial Bruguera, S.A., 1966.

Escalante Font, Fabián: *Cuba: la guerra de la CIA,* Editorial de Ciencias Sociales, La Habana, 1993.

______________: *La guerra secreta: acción ejecutiva,* Editorial de Ciencias Sociales, La Habana, 2003.

______________: *La guerra secreta: cronología del crimen 1959-2000,* Editorial Imágenes, La Habana, 2005.

Espaillat, Arturo: *Trujillo: The Last Caesar,* Henry Regner Company, Chicago, 1963.

Etcheverry Vázquez, Pedro y Santiago Gutiérrez Oceguera: *Bandidismo: Derrota de la CIA en Cuba (1959-1965),* Editorial Capitán San Luis, La Habana, 2005.

Fernández Crespo, Manuel: *Estudio de casos de espionaje,* Centro de Investigaciones Históricas de la Seguridad del Estado, La Habana, 2005.

Fernández, José Ramón y José Pérez Fernández: *La guerra de EE.UU. contra Cuba,* Ocean Press-Editora Política, La Habana, 2001.

Gálvez, William: *Frank, entre el sol y la montaña,* Ediciones Unión, La Habana, 1991.

Gleijeses, Piero: *La esperanza destrozada, la revolución guatemalteca y los Estados Unidos 1944-1954,* Editorial de Ciencias Sociales, La Habana, 2004.

González Gómez, Roberto: *Estados Unidos: doctrinas de la guerra fría 1947-1991,* Centro de Estudios Martianos, La Habana, 2003.

Hinckle, Warren and William Turner: *The Fish is Red, the Story of the Secret War Against Castro,* Harper & Row, Publishers, New York, 1981.

Hunt, E. Howard: *Give Us These Day,* Popular Library, Nueva York, 1973.

I Declaración de La Habana, Editora Política, La Habana, 1965.

Ibarra Guitart, Jorge Renato: *El fracaso de los moderados en Cuba. Las alternativas reformistas de 1957 a 1958,* Editora Política, La Habana, 2000.

______________: *Sociedad de amigos de la República. Historia de una mediación,* Editorial de Ciencias Sociales, La Habana, 2003.

Johnson, Haynes: *The Bay of Pigs, the Leader´s Story of Brigade 2506,* Norton, New York, 1964.

Kirkpatrick, Lyman: *The Real CIA,* The Macmillan Company, New York, 1968.

Marchetti, Víctor and John D. Marks: *The CIA and the cult of intelligence,* Dell Publishing Co. Inc., New York, 1975.

Mencía, Mario: *La prisión fecunda,* Editora Política, La Habana, 1980.

Méndez Méndez, José Luis: *Investigación sobre* La Coubre. *(Estudio en desarrollo),* Archivos del CIHSE, 2005.

Ministerio del Interior: *Playa Girón: la gran conjura,* Editorial Capitán San Luis, La Habana, 1991.

Núñez Jiménez, Antonio: *En marcha con Fidel. 1959,* Editorial de Ciencias Sociales, La Habana, 2002.

Padula Jr., Alfred L.: *The Fall of Bourgeoisie: Cuba, 1959-1961,* Disertación doctoral, Universidad de Nuevo México.

Paterson, Thomas G.: *Contesting Castro. The United States and the Triumph of the Cuban Revolution,* Oxford University Press, New York, 1994.

Pérez Fernández, José M.: *Historia para no olvidar,* Centro de Investigaciones Históricas de la Seguridad del Estado, La Habana, 1998.

Pérez Rivero, Roberto: *Desventura de un ejército,* Premio Ensayo Emilio Bacardí 2002, Editorial Oriente, Santiago de Cuba, 2003.

Pérez San Román, José: *Respuesta. La verdad sobre Girón,* Imprenta Carlos Miami Press, Miami, 1979.

Phillips, David A.: *The Night Watch,* Ballantine Books, New York, 1977.

Pino Machado, Quintín: *La batalla de Girón, razones de una victoria,* Editorial de Ciencias Sociales, La Habana, 1983.

Playa Girón, derrota del imperialismo, Ediciones R, La Habana (cuatro tomos).

Richardson, Jeffre: *The U.S. Intelligence Community,* Ballanger Publishing Company, Cambridge, 1998.

Rivero Collado, Carlos: *Los sobrinos del Tío Sam,* Editorial de Ciencias Sociales, La Habana, 1976.

Rodríguez Mendigutía, Félix: *Guerrero en la sombra,* Pocket Books, Simon and Schuster, 1989.

Rodríguez, Juan Carlos: *Girón. La batalla inevitable,* Editorial Capitán San Luis, La Habana, 2005.

Ros, Enrique: *Girón, la verdadera historia,* Ediciones Universal, Miami, Florida, 1994.

Schlesinger, Jr., Arthur M.: *A Thousand Days: John F. Kennedy in the White House*, Houghton Mifflin Company, New York, 1965.

Smith, Earl E.T.: *The Fourth Floor: An Account of the Castro Communist Revolution,* Random House, New York, 1962.

Smith, Wayne: *The Closest of Enemies. A Personal and Diplomatic Account of U.S.- Cuban Relations Since 1957.* W.W., Norton and Company, New York-London, 1987.

Stonor Saunders, Frances: *La CIA y la guerra fría cultural*, Editorial de Ciencias Sociales, La Habana, 2003.
Stockwell, John: *En busca de enemigos. Una historia de la CIA*, Editorial de Ciencias Sociales, La Habana, 1980.
Suárez Salazar, Luis: *Madre América. Un siglo de violencia y dolor (1898-1998)*, Editorial de Ciencias Sociales, La Habana, 2003.
Szulc, Tad and Karl E. Meyer: *The Cuban Invasion. The Chronicle of a Disaster*, Ballantine Books, Inc., New York, 1962.
Thomas, Evan: *The Very Best Men: Four Who Dared*, Simon & Schuster, New York, 1995.
Torreira Crespo, Ramón y José Buajasán Marrawi: *Operación Peter Pan, un caso de guerra psicológica contra Cuba*, Editora Política, La Habana, 2000.
Urrutia Lleó, Manuel: *Democracia falsa y falso socialismo. Precastrismo y castrismo*, Vega Publishing Company, Inc., New Jersey.
Valdés-Dapena Vivanco, Jacinto: *Operación Mangosta*, Editorial Capitán San Luis, La Habana, 2004.
______________: *La CIA contra Cuba*, Editorial Capitán San Luis, La Habana, 2002.
Wise, David and Thomas B. Ross: *The Invisible Government*, Random House, New York, 1964. (Publicado en Cuba como *El gobierno invisible*, Ediciones Venceremos, La Habana, 1966).
Wyden, Peter: *Bay of Pigs, the Untold History*, Simon & Schuster, New York, 1979.
Zaldívar Diéguez, Andrés: *Bloqueo, el asedio económico más largo de la historia*, Editorial Capitán San Luis, La Habana, 2003.

Entrevistas

Al general de división Manuel Fernández Crespo, asesor del Centro de Investigaciones Históricas de la Seguridad del Estado, 20 de enero de 1976, archivo de los autores.

A Orestes del Río Herrera, miembro del Movimiento 26 de Julio en Santiago de Cuba, 27 de enero de 2006, grabación en archivo de los autores.

A Raúl Camacho, miembro del Movimiento 26 de Julio en Santiago de Cuba, 27 de enero de 2006, grabación en archivo de los autores.

Al historiador militar Roberto Pérez Rivero, de la Escuela Militar Superior General Máximo Gómez, archivo de los autores.

Al teniente coronel (r) José Veiga Peña (*Morán*), oficial del Caso Ópera, 2 de febrero de 2006, archivo de los autores.

A los coroneles (r) Ramón Oroza Naverán y Miguel Ángel Sánchez Curbelo; y los tenientes coroneles (r) Israel Behar Dueñas; Reinaldo Granados Fernández y Valiente González Morales, realizadas por el teniente coronel José Lorences González, Centro de Investigaciones Históricas de la Seguridad del Estado, 2003.

Artículos de prensa

Castro Ruz, Fidel: Comparecencia en el programa Ante la Prensa, Periódico *Revolución,* 3 de julio de 1959.

______________: Discurso del 26 de octubre de 1959.

______________: Comparecencia televisiva del 12 de noviembre de 1959.

______________: Comparecencia en el programa televisivo Ante la Prensa, 18 de febrero de 1960.

______________: Despedida de duelo de las víctimas de la explosión del vapor *La Coubre,* La Habana, 5 de marzo de 1960.

______________: Discurso en el primer aniversario del sabotaje de *La Coubre,* Muelle del Puerto de La Habana, *Obra Revolucionaria no. 8,* marzo de 1961.

______________: Discurso en acto por X aniversario del MININT, *Granma,* 7 de junio de 1971.

______________: Acto central conmemorativo por el XV aniversario del Ministerio del Interior, *Obra Revolucionaria,* enero-marzo, 1976.

______________: Discurso con motivo del XXVI aniversario del desembarco del *Granma* y la fundación de las FAR, *Obra Revolucionaria,* octubre-diciembre de 1982.

Gleijeses, Piero: *Ships in the Night: the CIA, the White House and the Bay of Pigs,* Journal of Latin American Studies 17, February, 1995, pp. 1-42.

Historia de una agresión, Ediciones Venceremos, La Habana, agosto de 1962.

Periódico *Revolución* de 30 de mayo, 12 de octubre, 18 de diciembre, 29 de diciembre, 30 de diciembre de 1960; y 2 de enero, 7 de enero, 1ro. de marzo, 14 de marzo de 1961.

Periódico *Granma,* entrevista a José Antonio Díaz, 27 de febrero de 1980.

"Exhortación del Episcopado", en *Bohemia,* no. 10, 9 de marzo de 1958, p. 71.

"Así torturaban los esbirros de Batista", en *Bohemia,* año 51, no. 2, 11 de enero de 1959, p. 96.

Meskil, Paul: *In Havana, Rooms Under the Pool, The New York Daily News,* June 20, 1975.

Ojito, Mirta: *Fin de exiliados era dar un golpe contra Castro,* en *El Nuevo Herald,* Miami, Florida, domingo 14 de junio de 1992.

Publicaciones electrónicas

CD multimedia *Cuba acUSA,* Centro de Investigaciones Históricas de la Seguridad del Estado y CITMATEL, La Habana, 2003.

Conferencia científica "Girón 40 años después", Sitio Web del gobierno de Cuba, La Habana, 2000.
Monografía de la historia de los servicios clandestinos de la CIA basada en el Informe del coronel Jack Hawkins, http://www.foia.ucia.gov/frame2.htm, fotocopia en archivos del CIHSE.
Sánchez Núñez, Wilfredo: *Breve historia de los aparatos represivos desde 1902 hasta 1958,* + NCVXBCZX 214.htm.
Valdés-Dapena Vivanco, Jacinto: *La propaganda radial en el esquema de las operaciones de subversión político-ideológica de la guerra psicológica contra Cuba,* Multimedia *Cuba acUSA,* CIHSE-CITMATEL, La Habana, 2003.
Valdés-Dapena Vivanco, Jacinto y Manuel Hevia Frasquiere (directores científicos): Multimedia *Operación Mangosta,* Génesis Multimedia y CIHSE, 2004.

Conferencia científica "Girón 40 años después". Sitio Web del gobierno de Cuba. La Habana, 2001.

Monografía de la historia de los servicios clandestinos de la CIA basada en [illegible] archivos de CIDSE [illegible]

[illegible] Wilfredo [illegible] de los [illegible]

[illegible] de la guerra [illegible] CIDSE [illegible] La Habana, 2003.

[illegible] Mario [illegible] Tomás Martínez [illegible] CIDSE, 2004.

ÍNDICE ONOMÁSTICO

A

B

C

Ch

D

E

F

G

H

I

J

K

N

O

P

R

S

T

U

V

W

Y

Z

Índice

Empresa de Artes Gráficas
Federico Engels